重庆高校物证技术创新团队项目（KJTD201301）

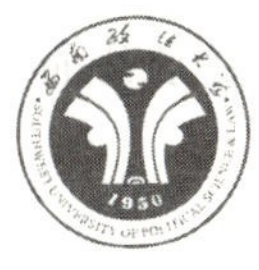

西南政法大学刑事侦查学院公安学学术文库

人类干细胞研究的法律规制与医学实践

向　静　著

群众出版社
·北　京·

自　序

笔者毕业于中国人民解放军第三军医大学，有11年在第三军医大学附属医院神经内科从事临床、科研、教学的工作经历。在硕士研究生期间，研究方向为人类干细胞对神经系统疾病的治疗作用，在三年的研究生生涯中通过一系列实验证实了人类干细胞在修复神经细胞、提高神经疾病模型的认知能力方面有一定的疗效。在博士研究生期间，笔者也一直致力于老年人认知功能的研究。这些事无巨细而纷繁复杂的医学实验和临床研究成了笔者主要的医学研究背景。2012年11月，笔者到西南政法大学任职，研究方向也转向了需要医学和法学交叉背景的领域。

干细胞研究是过去十年生物医学研究中最为热门的领域之一。人们对干细胞关注和激烈争论的内容也已远远超出科学研究本身。究其原因，是以干细胞和干细胞技术为主要内容之一的再生医学研究为人类战胜难治疾病、健康长寿地生活带来了巨大的希望。尽管近几十年的社会经济发展和医学进步使人们的平均预期寿命不断延长，但许多疾病仍不能被治愈，且严重影响着人们的健康和生活质量。对这些疾病所涉及的组织和器官的老化及损伤，目前临床实践中尚无有效的治疗方法。而干细胞具有多分化特性，可分化为组成人体的各种细胞，干细胞的这种特性给予了研究者无限的空间去发现治疗疾病的新方法，为老年痴呆症、脊髓损伤、帕金森病、肝硬化、白血病、心脏病、糖尿病等难愈疾病的治疗带来了希望。

然而近年来，我国干细胞治疗的开展似乎一直处于两个极端：一边广受热捧，另一边饱受非议。不断有媒体爆料称，大量医疗机构正是利用患者的期待，在并无干细胞治疗资质的情况下进行虚假宣传，号称“包治百病”，不但费用高昂，损害了患者的经济利益，而且使患者延误治疗，甚至付出生命的代价。可以说，这些干细胞治疗还不具备充分的科学依据，缺乏透明度，也没有监督机制。

在开展得最多的使用干细胞移植方法治疗糖尿病和神经系统疾病的热潮中，中华医学会糖尿病学分会在2010年年底发表了一项声明：干细胞治疗糖尿病尚处在临床应用前的研究阶段，不建议将干细胞移植技术应用于常规的临床实践，且在进行临床试验时，不得向参加实验的糖尿病患者收取费用。

相比之下，将干细胞应用于神经系统疾病的治疗距离临床应用更加遥远。神经细胞和其他细胞不一样，如胰岛细胞，其生长起来就可以分泌胰岛素了。神经细胞不仅要在身体里生长起来，还要建立正确的神经网络系统，才能发挥正常的功能，因此更有难度。

目前干细胞治疗的研究仍只限于临床前研究。人类对干细胞的了解还远远不够，除了已知的排异反应和可能的致瘤性外，干细胞疗法的很多不良反应还不为人知，这也是笔者及整个课题组基于安全性、有效性、稳定性的考虑，将人类干细胞的研究仅限于动物实验的原因。

我国具有比西方国家开展干细胞研究更好的文化和法律环境。但由于科学研究和技术发展等相关方面的政策法规不一致，从整体上来讲，好的环境难以被充分利用起来以促进干细胞研究的发展。虽然我国政府在资金投入、干细胞研究推动方面已经作出了相当大的努力，但我国的投入远低于其他干细胞研究的重要国家。目前，我国在干细胞研究或技术改进方面取得一些成绩的实验室，研究工作所使用的仪器设备、耗品和试剂乃至细胞系与动物，仍有大部分是从国外进口的，并且在关键技术的攻关和创新上离创新国家的要求还有很大差距。

另外，对我国来说，发展生命科学和生物技术，同世界先

附　录

第一编　人类干细胞研究的法律规制

第一章　干细胞的类型与应用

第一节　干细胞的概念及类型

一、干细胞的概念

干细胞的“干”是从英文“stera”翻译而来的，意为“树”、“干”和“起源”。正如树的干可以长出许许多多的枝叶，干细胞可以分化出各种不同类型的细胞。干细胞在形态上具有共性，通常呈圆形或椭圆形，细胞体积小，核相对较大，细胞核多为常染色质，并具有较高的端粒酶活性。干细胞又叫起源细胞，是一类具有自我更新、无限增殖和多分化潜能的细胞。干细胞技术是一种再造组织器官的新医疗技术，它将使任何人都能用自己（或者他人）的干细胞和干细胞衍生的新组织器官来替代病变或衰老的组织器官，从而广泛应用于传统医学方法难以医治的多种顽症的治疗。因此，干细胞又被医学界称为“万用细胞”。

二、干细胞的类型

根据干细胞的分化潜能，它可以分为全能干细胞、多能干细胞和专能干细胞；根据干细胞所处的发育阶段，它又可以分为胚胎干细胞和成体干细胞。

干细胞具有经培养不定期地分化并产生特化细胞的能力。在正常的人体发育环境中，干细胞得到了最好的诠释。人类的生命起源于受精卵，一个精子进入卵子与之结合形成受精卵之后，一个细胞变成两个细胞，两个变成四个，四个变成八个……受精卵经过数天的发育，形成囊胚，分化成内层和外层。按照遗传信息的指令，其外层将演变为胎盘以及胎儿在子宫内发育所需的其他支持组织，其内层（内细胞群）将发育为人体内的各种组织和器官。若没有外层的支持，囊胚无法从母体得到滋养，不能形成胎儿，因此，内层的细胞团不是全能干细胞，而是多能干细胞。分化到八个细胞阶段的全能胚胎干细胞就有可能发展成一个人，分化到八个细胞以后的多能胚胎干细胞会发展成人体的不同组织。在继续发育的过程中内细胞群又分化为内、中、外三个胚层，外胚层将分化形成皮肤、眼睛和神经系统等，中胚层将分化形成骨豁、血液和肌肉等，内胚层将分化形成肝、肺和肠等。在此过程中，多能干细胞转化成各种具有特殊功能的干细胞，这类干细胞只能向一种类型或者与之密切相关的细胞分化，因此称为专能干细胞。例如，造血干细胞在不断地向人体补充血细胞——红细胞、白细胞和血小板的过程中起着很关键的作用。近年来的研究发现，在一定的条件下专能干细胞也可能转化为其他类型的干细胞。当一个完整的人形成后，组成人体的绝大部分细胞不再具有分化的能力。干细胞的分类不同，面对的伦理困境也有所不同，下文将详述。

（一）胚胎干细胞

胚胎干细胞（Embryonic Stem Cells，ESCs 细胞）是来自胚泡，即4~5天的胚胎（blastocyst）内层细胞团（inner cell mass）的一组细胞，具有全能性、高度未分化性的特点。从胚泡分离后，这些细胞可培养成胚胎干细胞。有学者根据其生物学特性提出了界定 ESCs 细胞的标准：来源于囊胚内细胞团（胚泡）上的胚层；能无限增殖并保持未分化状态（保持完整的、正常的染色体核型）；可分化为来源于三个胚层的各种细胞；可与发育期中各种胚胎组织整合（形成嵌合体动物）；单一的 ESCs 细胞可产生具有相同遗传特性的细胞（克隆）；可分化为卵子和精子；表达转录因子 Oct-4 以保持其增殖未分化状态；可被诱导继续增殖或分化；细胞周期中缺少 G1 限制点（checkpoint），大部分时间处于 S 期；不存在 X 染色体失活。

胚胎干细胞在一定条件下可以诱导分化为包括生殖细胞在内的三个胚层的所有细胞类型。胚胎干细胞可以分化为原始生殖细胞、精子、卵子，精子和卵子结合后，其胚胎又可分离为原始生殖细胞和胚胎干细胞。胚胎干细胞具有全能性，可以自我更新并具有分化为体内所有组织的能力。早在 1970 年，Martin Evans 就已从小鼠中分离出胚胎干细胞并在体外进行培养。而人体的胚胎干细胞的体外培养直到最近才获得成功。进一步说，ESCs 是一种高度未分化细胞，它具有发育的全功能性，能分化出成体动物的所有组织和器官，包括生殖细胞。研究和利用 ESCs 细胞是当前生物工程领域的核心问题之一。ESCs 的研究可追溯到 20 世纪 50 年代，由畸胎瘤干细胞的发现开始了 ESCs 细胞的生物学研究历程。

人类胚胎干细胞是一种取自人体囊胚内细胞团且具有形成所有三个胚层细胞能力的全能细胞，取自体外培养的人囊胚内细胞团具有发育全能性，能在体外长期增殖且保持不分化状态和发育潜能。

（二）成体干细胞

成体干细胞作为一个不断发展的概念，长期以来一直没有一个明确的定义。传统的观念认为，成体干细胞是存在于成体组织的，是具有不断增殖、自我更新和组织特异性定向分化潜能的一类特殊的细胞群体。例如，造血干细胞在体内能定向分化成多种血细胞，但后来许多实验证明成体干细胞并不像人们想象的那样“安分守己”。现在一般认为，成体干细胞即处于干细胞状态的成体细胞，它不仅来源于成年动物，还包括未成年动物的组织干细胞。成体干细胞是存在于胎儿和成体不同组织内的多潜能干细胞，在自然条件下倾向于分化成所在组织的各种细胞，用于维持机体的新陈代谢。但在特定的外界条件诱导下，一种组织的成体干细胞可以“横向分化”成其他组织的功能细胞，参与组织的损伤修复。当机体需要的时候，细胞的命运是可被改变的。成体干细胞横向分化潜能的发现不仅从理论上改写了“组织特异性干细胞只能定向分化”的经典概念，而且为许多疾病的细胞学治疗提供了新的思路和前景。

成体干细胞具有自我复制能力，并能产生不同种类的具有特定表型和功能的成熟细胞，能够维持机体功能的稳定，发挥更新生理性细胞和修复组织损伤的作用。成体干细胞的优点：获取相对容易；源于患者自身的成体干细胞在应用时不存在组织相容性的问题，避免了移植排斥反应和使用免疫抑制剂；理论上，成体干细胞致瘤风险很低，而且所受伦理学争议较少；成体干细胞还具有多向分化潜能。如今已从骨髓、脐带血、脑、骨骼肌、脂肪组织、肝脏和外周血中提取到干细胞，并将其诱导分化为心肌、神经、骨、软骨、脂肪、胰岛、肝脏等组织细胞。因此，人们对成体干细胞在临床治疗中的应用寄予了很高的期望。下面着重介绍用得最多的两类成体干细胞。

1. 脐带血干细胞

在现阶段，脐带血之所以能够应用于临床，治疗多种疾病，与其含有丰富的造血干细胞直接相关。脐带血干细胞主要含间充质干细胞和造血干细胞，其他如内皮细胞和非限制性体细胞等含量较少，所以在此只介绍间充质干细胞和造血干细胞。

（1）间充质干细胞。间充质干细胞是中胚层发育的早期细胞，具备干细胞的基本特性。不同物种甚至不同实验室来源的间充质干细胞特性都不尽相同，主要从形态学、表面标记、功能特点等多方面对其定义，至今还没有可以鉴定间充质干细胞特异的表面标记。所以如何定义间充质干细胞，仍是学术界争论的焦点。目前已经在很多组织（包括骨髓、脐带血等）中分离得到了间充质干细胞。

来源于脐带血的间充质干细胞不但可以分化为骨、软骨、脂肪，还可以转变成带有神经、骨骼肌、肝脏特异标记的细胞，并且具有应用到组织损伤修复、基因治疗载体和造血干细胞移植等方面的潜力，但由于单份脐带血样本中可分离得到的间充质干细胞的数量较少，所以需要体外扩增至一定数量才能满足移植需要。

（2）造血干细胞。造血干细胞具有两个基本特性：一个是高度的自我更新能力或自我复制能力，可以保持干细胞数量恒定；另一个是进一步分化为各系祖细胞及成熟血细胞的能力，这是造血干细胞生命意义的体现。造血干细胞常以 CD34 为标记区分为 CD34+细胞群和 CD34-细胞群，其中，CD34+细胞群占 95%以上，而 CD34-细胞群只有不到 5%，通常所说的造血干细胞指的就是 CD34+细胞群。在数量上，CD34+细胞所占比例与骨髓相似，高于外周血，占到核细胞的 1%~3%。但在质量上，体外长期培养中的 CD34+CD45-细胞明显高于骨髓，CD34+CD38-和 CD34+CD33-细胞的比例也显著高于骨髓，且 CD34+CD38-细胞的增殖分化能力高于骨髓。此外，脐带血中造血干细胞的含量高于骨髓中造血干细胞的含量。这可能就是少量脐带血（50~200ml）可以替代大量骨髓来满足临床移植需要的原因。很多实验室已经利用 DNA 芯片、基因表达序列分析、消减杂交技术等方法对造血干细胞基因表达谱进行了研究，这些研究有助于鉴定这些干细胞中哪些功能已知基因表达，哪些功能未知基因表达。造血干细胞蛋白质组学的研究是对其基因组研究的有益补充，很多实验室正通过高表达或低表达的方法对鉴定出来的基因和蛋白进行研究，但到目前为止由于不能很好地区分开 CD34+细胞中的各细胞亚群，这些研究还只停留在实验室阶段，与临床应用还有一定距离。

2. 骨髓干细胞

干细胞研究取得了诸多突破性进展，其中，骨髓干细胞在体内外多向分化潜能的发现及在临床疾病治疗中的应用显示出重大的科学价值和实用价值。骨髓干细胞的材料来源方便、含量丰富，已在分离纯化、扩增培养、诱导分化以及临床应用方面取得了较大进展。骨髓组织中至少存在造血干细胞和间充质干细胞两种不同特性的干细胞，最近在骨髓组织中发现有分化潜能更强的胚胎干细胞样多潜能成体祖细胞，此外，还可能存在其他类型的干细胞。这些表型特征、分化潜能及功能不同的干细胞之间的内在联系及是否来源于骨髓组织中更早期的同一类型干细胞尚不清楚，但其可塑性已得到证实，它们的可塑性在疾病治疗中具有重大意义。在适宜刺激下，骨髓干细胞能在体内外分化为脂肪、软骨、骨、肌腱、肝、肾、神经、皮肤、肌肉等十余种成熟细胞，可用于心脏病、肝病、皮肤病、糖尿病、肺脏疾病、肾脏疾病、神经系统疾病等多器官系统疾病的治疗。

第二节　人类干细胞的获取途径

一、胚胎干细胞的来源

（一）应用体细胞核移植技术取得

应用体细胞核移植技术产生干细胞，即通过体细胞核移植取得干细胞，就是将一个卵子的细胞核除去，再将一个成人体细胞的细胞核植入该去核的卵子，制造早期胚胎，再从这些胚胎中取得干细胞。

因供体核的来源不同，胚胎干细胞移植可分为胚细胞核移植与体细胞核移植两种。胚细胞核移植技术，就是将供体细胞核移入去核的卵母细胞中，使后者不经过精子穿透等有性过程（无性繁殖）即可被激活、分裂并发育成新个体，使核供体的基因得到完全复制。体细胞核移植又称体细胞克隆，是动物细胞工程技术的常用技术手段，即把体细胞核移入去核卵母细胞中，使其重组并发育为新的胚胎，最终发育为动物个体。用核移植方法获得的动物称为克隆动物，如克隆羊“多利”。由于体细胞高度分化，恢复全能性困难，所以体细胞核移植的原理就是细胞核的全能性。

应用体细胞核移植技术产生人类干细胞胚胎克隆这一研究具有重大意义：第一，它将大大促进干细胞基础理论研究、临床医疗及干细胞在生物学、药物学及各个分支领域中的广泛应用；第二，干细胞通过核移植技术与基因工程相结合，可利用外源基因导入、特定基因缺失和基因突变为基因治疗提供全新的手段；第三，干细胞通过核移植技术与定向诱导分化技术相结合可以得到大量基础和临床医用细胞；第四，应用体细胞核移植技术产生人类干细胞可建立研究人胚胎发育、分化和遗传等问题的理想模型；第五，将某人单个体细胞利用体细胞核移植技术，建立此健康人或病人胚胎干细胞系是克服器官移植组织配型免疫排斥的难得的理想办法；第六，由体细胞核移植技术产生的胚胎与经体外受精产生的胚胎不同的是体外受精可能产生很多胚胎和不同细胞，而体细胞核移植技术可产生一个特殊种类的细胞，可以治疗身体免疫性的疾病。

到目前为止，核移植成功率普遍比较低，重构胚的发育率低，畸形胚的比率高，因而即使核移植技术发展较快，也仍然存在许多问题，仍需要人类去研究、探索。

（二）从体外受精培养的剩余胚胎中取得

体外受精培养的剩余胚胎，即从体外受精培养的早期胚胎（又称囊胚）取得干细胞。这些早期胚胎最初多半是为治疗不孕症而培养的，但在人工生殖后仍有剩余。经捐赠夫妇同意后，可以从这些生育的胚胎自囊胚期的内细胞直接分离出多能干细胞，即胚胎干细胞。

用不孕症治疗后的剩余胚胎进行干细胞研究利大于弊。研究者使用实验室胚胎研究可以详细地了解干细胞提取的过程。提取干细胞的条件和方法不同，因而干细胞的特性也不同，科学家可以从实验室里根据不同的提取方法而得到一些关于干细胞特性的重要发现。这些研究都对干细胞应用于临床治疗有指导意义。

（三）应用选择性流产的人类胚胎组织取得

应用选择性流产的人类胚胎组织，即从堕胎之胎儿的器官或生殖细胞取得干细胞。经捐赠者同意后，可从妊娠终止的胎儿内取出其卵巢或睾丸组织进一步培养产生干细胞，这种方式取得的干细胞称为胚胎生殖细胞。

（四）为研究而捐献配子创造胚胎

为研究而捐献配子创造胚胎，即为了研究而专门以体外受精的方式创造早期胚胎，并从这些胚胎中取得多能干细胞。这种方式目前还没有被科学界及社会选择。

二、成体干细胞的来源

干细胞亦可以从婴儿出生时的脐带血、骨髓、脑、骨骼肌、脂肪组织、肝脏和外周血中提取。

成体干细胞的优点：获取相对容易；源于患者自身的成体干细胞在应用时不存在组织相容性的问题，避免了移植排斥反应和使用免疫抑制剂；理论上，成体干细胞致瘤风险很低，而且所受伦理学争议较少；成体干细胞还具有多向分化潜能。因此，人们对成体干细胞在临床治疗中的应用寄予了很高的期望。

人们对成体干细胞的研究始于 20 世纪 60 年代人们对造血干细胞（Hematopoietic Stem Cells，HSCs）的研究。HSCs 是目前研究得最为清楚、应用最为成熟的成体干细胞，经它移植治疗血液系统及其他系统恶性肿瘤、自身免疫病和遗传性疾病等均取得了令人瞩目的进展，极大地促进了这些疾病的治疗，同时也为其他类型成体干细胞的研究和应用奠定了坚实的基础。

骨髓间充质干细胞（Bone Marrow Stroma Stem cells，BMSSCs）首次分离后被证明在不同的诱导环境下可以分化为骨、软骨、脂肪、胰岛、肝脏和神经等不同组织细胞，是目前治疗骨骼疾病最常用的种子细胞，但随着体外培养时间的延长，其移植回体内后成骨能力明显下降，而且其多向分化能力也逐渐消失。

其他组织来源的细胞亦能够分化为成骨细胞，目前已从胸腺、脾脏、骨骼肌筋膜、肌卫星细胞、骨髓毛细血管壁周细胞、血管平滑肌细胞、脂肪组织基质细胞等组织来源的细胞诱导分化得到了骨组织。

成体干细胞的应用研究是再生医学的一个重要组成部分，是很多疾病可供选择的治疗手段，同时又是一个多学科交叉的领域，需要分子和细胞生物学家、胚胎学家、病理学家、临床医生、生物工程师和伦理学家等共同参与。随着对成体干细胞可塑性研究的不断深入和临床应用研究的不断扩展，成体干细胞最终走向临床应用的希望越来越大。

第三节 人类干细胞的应用

干细胞是一类原始而未特化的细胞，具有自我更新和多向分化潜能的特性，一方面，可以通过自我更新来获得更多的干细胞；另一方面，可以在一定的条件下分化为某种特化细胞，治疗多系统疾病。干细胞及其衍生组织、器官可以应用于临床，形成一种全新的治疗手段或“药物”，推动再生医学的发展和产业化，对提高人类的生活质量具有重大意义。干细胞的临床研究和应用给人类多种重大疾病的治疗带来了希望，干细胞和再生医学已成为当今最受瞩目的生命科学研究领域。

一、干细胞对于疾病治疗的应用

干细胞治疗，是指利用不同来源的干细胞修复、替代或重建人的细胞、组织和器官，并恢复其正常功能，对多种基础学科及临床专科都会产生重要影响。现将近年来干细胞治疗应用较多的研究介绍如下：

（一）干细胞治疗与心血管疾病

对急性心肌梗死疾病应用间充质干细胞移植疗法的报道最早出现在德国。该报道指出，这种疗法主要是将患者骨髓干细胞通过导管移植到心肌梗死的人体内，从而使梗死范围明显缩小，心脏指数和心排出量明显上升，治疗效果明显。这种治疗方法的机制在于干细胞本身可分化再生的心肌细胞以及可神经血管化。另外，以色列工学院宣布，科学家首次从胚胎干细胞中培养出了人类心脏组织，并且具有新生心脏组织的电特性和机械性，这将为心血管相关疾病的治疗开辟新的道路。

（二）干细胞治疗与血液病

截至目前，血液病的治疗总是与造血干细胞移植紧密相连。这是由于脐带血和胎盘含有大量的干细胞，而干细胞又具有极强的造血功能。因此，在血液病的治疗过程中造血干细胞不断受到医生的青睐，不断受到重视。

（三）干细胞治疗与肾病

科学家经过若干次实验和不懈努力，用骨髓干细胞培育出了肾脏组织。实验表明，间充质干细胞可分化为肾小管上皮细胞，移植间充质干细胞不仅对肾脏的组织结构和功能有恢复作用，对受损肾脏有修复功效，而且能对肾衰竭的治疗能起到非常重要的作用。

（四）干细胞治疗与神经系统疾病

据报道，瑞典神经学家通过将从流产胎儿脑中分离的神经组织细胞移植入患者脑中的方法来治疗帕金森病。将人的骨髓间充质干细胞移植到损伤周围皮质区，能明显改善该区域的感觉运动功能，而且移植的间充质干细胞能向神经元前体细胞或神经元样细胞分化，有助于神经系统疾病的治疗。

（五）干细胞治疗与骨关节疾病

将骨髓间充质干细胞与支架材料复合之后移植到创伤部位，可以用于修复骨缺损。使用人骨髓间充质干细胞治疗腔骨骨折后的骨不连，能加快骨形成的速度，而且通过植入物骨折后的骨头可向成骨和软骨转化。

（六）干细胞治疗与肝病

研究表明，当肝脏严重受损时，骨髓间充质干细胞可分化为肝卵原细胞，从而以肝源性干细胞的增殖为主要修复手段，替代坏死的组织，并刺激受体组织再生，以治疗各种原因所致的肝脏损伤。此外，将通过体外基因修复的肝脏干细胞再移植给有相应基因缺陷的受体肝脏，使其分化为具有正常功能的肝细胞，可以用于改善肝脏代谢疾病。

（七）干细胞治疗与糖尿病

科学家通过实验证明，干细胞治疗对糖尿病有一定的疗效。将胰岛干细胞体外诱导后分化成胰岛素的 e 细胞移植到糖尿病小鼠体内，发现其血糖浓度控制良好，而对照组（没有使用干细胞治疗）的小鼠则死于糖尿病。

二、生殖性克隆和治疗性克隆的应用

（一）生殖性克隆

生殖性克隆，是指出于生殖目的而使用克隆技术在实验室制造人类胚胎，然后将胚胎植入人类子宫发育成胎儿或婴儿。世界上多国进行过这项克隆实验，多以动物为主，但是由于克隆技术在理论和技术上还很不成熟，终以失败告终。以克隆牛为例，日本、法国等国培育的许多克隆牛在降生后两个月内死去；到 2000 年 2 月，日本全国已共有 121 头体细胞克隆牛诞生，但存活的只有 64 头。通过观察分析结果发现，部分牛犊胎盘功能不完善，其血液中含氧量及生长因子的浓度都低于正常水平；有些牛犊的胸腺、脾和淋巴腺未得到正常发育；克隆动物胎儿普遍有比一般动物发育快的倾向。这些都可能是造成克隆牛死亡的原因。在理论上，分化的体细胞克隆对遗传物质进行重编，即细胞核内所有或大部分基因关闭，细胞重新恢复全能性的过程还不能得到很好的解释；克隆动物是否会记住供体细胞的年龄，克隆动物的连续后代是否会累积突变基因，以及在克隆过程中胞质线粒体所起的遗传作用等问题还没有得到解决。在实践中，克隆动物的成功率很低，在大家熟知的“多利”羊的实验中，融合了相当数量的卵细胞，但是最后成活的也仅有“多利”一只。而且，在当时看起来正常发育的“多利”，后来也被发现有早衰迹象，最终早死。核移植后的去分化和再分化过程不彻底，可能是导致克隆效率低、流产率和出生后夭折率高的原因。因此，仅从世界多国进行的克隆实验技术上考虑，就可以有充分的理由拒绝克隆人。目前，绝大多数国家都禁止生殖性克隆。

（二）治疗性克隆

治疗性克隆，是指运用克隆技术获得人体早期胚胎，但目的不是将胚胎培育成人，而是提取全能型的胚胎干细胞，然后在合适的条件下，使其发育成为人体的任何一个器官，包括大脑、肌肉、血液和神经，再将这些器官组织用于医疗。治疗性克隆具体的做法是：把人体的体细胞核取出，然后转入去核的卵细胞中，在体外发育成囊胚，然后取其内细胞群培养产生干细胞。人类由于有遗传这一独特性，由从某个胚胎获得的胚胎干细胞分化而成的细胞、组织和器官，用于对其他病人的移植治疗会产生免疫排斥；而通过病人自身的体细胞核移植而获得的干细胞培养而成的细胞、组织和器官，却能获得与病人遗传上的一致性，从而消除免疫排斥。体细胞核移植方法在免疫排斥上的独特优势吸引了众多科学家从事治疗性克隆的探索研究。鉴于干细胞的诱人前景和已经形成的竞争之势，众多国家都允许和支持治疗性克隆。

第二章　人类干细胞研究进展及相关问题

人类干细胞研究和治疗受到世界各国的广泛关注，但它所涉及的胚胎使用、人体组织细胞的使用、治疗性克隆、临床试验与临床转化以及干细胞新技术等问题的伦理和道德争议同样备受重视。

第一节　人类胚胎干细胞研究进展及相关问题

一、人类胚胎干细胞研究进展

由于胚胎干细胞具有全能性（能发育为构成机体的不同细胞类型中的任何一种细胞）、体外不断扩增性（在体外适宜条件下，能在未分化状态下无限扩增）和可操作性（可进行遗传操作选择，如导入异源基因、基因打靶）等生物学特性。因此，它在生命科学各个领域都发挥着重要的作用和影响，尤其在克隆动物，转基因动物生产，发育生物学，药物的发现和筛选，动物和人类疾病模型，细胞、组织和器官的修复与移植治疗以及组织工程等方面都有着诱人的应用前景。

2003 年 8 月 13 日，伦敦大学英皇学院宣布，人类胚胎干细胞首次在英国成功培植。由于干细胞理论上可以变成任何类型的细胞，所以研究员希望能够正确地改变这些细胞，令它们变成可制造多巴胺或胰岛素的细胞，作移植用途，并进行大量培植，用以研究治疗帕金森病和 1 型糖尿病，让更多病人受惠。这次研究使用的胚胎由一对已完成人工受孕治疗的夫妇捐出。但是反对组织称有关研究是不道德且不必要的。有反堕胎组织抨击，从胚胎抽取干细胞的做法始终违反道德，因为先要牺牲一个小生命，并指出大部分干细胞研究都应利用成人干细胞进行。不过其他科学家坚称，利用胚胎干细胞做研究有实际需要，尤其是在修补和再生组织技术上。现时全球只有约十个从人类胚胎培植而成的细胞系，英皇学院这次最新培植的细胞系，则会储存于一间欧洲干细胞银行。

2003 年 8 月，美国《华尔街日报》香港地区消息称，上海第二医科大学盛慧珍教授领导的研究小组宣布，他们已通过将人类皮肤细胞与兔子卵细胞融合的方法培植出了人类胚胎干细胞，这开了克隆研究的先河。然而，对此美国科学家却产生了质疑，这是因为在美国进行克隆人类胚胎的研究仍存在多种阻力，如人类卵细胞的采集、伦理道德问题等。

英文版《细胞研究》杂志刊登了盛慧珍教授等人的论文，英国《自然》杂志为此刊发表评述性新闻，认为中国科学家创造的种间细胞融合方法为人类胚胎干细胞研究提供了新途径。英国细胞生物学家罗宾·巴吉在《自然》杂志上评述这项工作的意义时称，迄今科学家们重新编程的细胞核只是局限在动物细胞系，而盛慧珍等人的论文首次证明可对人体细胞核进行重新编程。在谈到此次中国科学家进行的人兔细胞融合实验是否会引起伦理上的争议时，同时兼任国家人类基因组南方研究中心伦理、法律和社会问题研究部顾问组组长的陈仁彪教授说，论文发表前，作者和编辑部都曾多次征求他与其他伦理学研究者的意见，他们根据国内外权威机构关于克隆与胚胎干细胞研究的伦理准则，对论文作了仔细审阅，认为未发现违背现有伦理准则之处。

2003 年 12 月 23 日，《自然》杂志网站报道，美国洛克菲勒大学的科学家从海螺体内提取了一种名为 BIO 的化合物，可阻止人类胚胎干细胞分化为成熟细胞。这一发现有助于科学家控制干细胞的分化时机，为干细胞疗法的临床应用带来了希望。此项研究的负责人阿里·布里万卢说，进一步的研究将为科学家“随意”控制干细胞分化带来希望，并有望在组织培育过程中彻底摆脱对老鼠的依赖。

2004 年 2 月，韩国“克隆”之父——首尔国立大学教授黄禹锡宣布，他们的研究小组克隆出世界首个人类胚胎，并从中提取了干细胞。

2004 年 8 月 5 日，中国广播网台湾地区消息称，台湾地区胚胎干细胞研究取得重要进步，培养出首株具有遗传特性的人类胚胎干细胞。据台湾地区《工商时报》报道，这项研究由台湾地区“工研院”生物医学工程中心结合李茂盛妇产科生殖医学中心共同主持，此干细胞是在一个不孕症患者多余的胚囊中培养获得。据介绍，此细胞株的基因型适用于治疗民众的疾病，预计在 2004 年 9 月中旬即可建立干细胞数据库，最快在两三年后即可广泛应用于器官移植。

2005 年 3 月 8 日，美国科学家在《柳叶刀》杂志上报告说，他们开发出了不含动物结缔组织细胞或者血清细胞的人类胚胎干细胞培养方法，消除了此类细胞培养中可能被动物细胞分子污染的疑虑，保证了人类胚胎干细胞的安全。同时登载在《柳叶刀》杂志上的评论文章称，此项科学突破使干细胞研究前进了一大步。苏格兰罗斯林研究所干细胞专家保罗·德索萨在接受《新科学家》杂志采访时说："这是干细胞培养过程中的一大突破，对推进胚胎干细胞技术的安全性和有效性都至关重要。"

2005 年 5 月 19 日，黄禹锡又宣布，他们成功利用 11 名不同疾病患者身上的体细胞克隆出早期胚胎，并从中提取了 11 个胚胎，成功克隆出世界上首批与病人基因相符的胚胎干细胞。这标志着人类治疗性克隆研究有了重大进步，为未来人类利用自身细胞治疗帕金森病、糖尿病等多种传统方法无法治愈的病症铺平了道路。这一研究成果发表在 2005 年 5 月 20 日的《科学》杂志上。黄禹锡因此被称为克隆研究的权威，成为韩国的民族英雄，成为国际科学界的名人。但由于伦理原因，黄禹锡造假丑闻逐渐暴露。先是黄禹锡被曝强迫下属捐献卵子进行研究。后来随着调查深入，调查人员发现黄禹锡宣称克隆出的人类胚胎干细胞并不属实，11 个干细胞无一是真。2006 年 1 月，黄禹锡所在的首尔国立大学宣布最终调查结果，黄禹锡克隆出人类胚胎干细胞纯属造假。黄禹锡造假成为当今科学界的一大国际丑闻。

2005 年，英国纽卡斯尔大学科学家利用胚胎中的细胞克隆出了人类胚胎，但一些人认为，在研发潜在的治疗手段方面，这一成功没有多大用处。根据英国法律，克隆出的胚胎必须在 14 天内摧毁，更不能植入女性体内。

2006 年 6 月 6 日，美国哈佛大学和波士顿儿童医院的科学家宣布，他们将开展克隆人类胚胎干细胞的研究。这是继韩国科学家黄禹锡造假丑闻之后，科学界又一次向克隆人类胚胎干细胞研究领域进军，也是美国公开启动的第一个这类研究项目。由于当时的美国总统布什禁止用联邦科研预算资助克隆新的人类胚胎干细胞，这一项目完全由私人资金支持。由于治疗性克隆研究引发了伦理争议，美国政府于 2001 年终止了对干细胞研究项目的联邦拨款，并对这类研究进行了严格限制，只有哈佛大学所在的马萨诸塞州以及加利福尼亚州等生物技术发达的州才明确表示支持胚胎干细胞研究。

2006年8月，美国干细胞研究取得了突破，科学家在不损伤胚胎的情况下，成功制造了人类胚胎干细胞。负责这项研究的美国先进细胞技术公司（Advanced Cell Technology，ACT）研究员，先让受精胚胎生长至拥有8~10个细胞的阶段，然后从中采集单一细胞，并利用这一细胞培养干细胞。在采集过程中，胚胎未受损坏，仍有机会发育成婴孩。科学家希望这一成果可以消除干细胞研究所要面对的道德障碍。

2007年6月，在《自然·生物技术》（Nature Biotechnology）期刊上，一篇题为《国际干细胞系计划研究小组关于人类胚胎干细胞系的描述》（Characterization of Human Embryonic Stem Cell Lines by the International Stem Cell Initiative）的文章指出，一个名为国际干细胞系计划的研究小组首次对大量人类胚胎干细胞系进行了对比分析。这项研究调查了来自美国、欧洲、以色列、日本和澳大利亚17个实验室的59个干细胞系。尽管这59个干细胞系是用不同的方法从多种基因型胚胎中提取的，但在表达用于鉴别人类胚胎干细胞的基因和蛋白质方面，这些细胞系极为相似。通过前所未有的大规模国际合作，国际干细胞系计划小组正在寻找解决这些问题的办法。

2008年1月中旬，美国先进细胞技术研究所表示，他们成功地在不伤害人类胚胎的情况下获取了胚胎干细胞，这不仅回避了相关的伦理争议，而且有望利用此前的多项胚胎干细胞研究进展，加速胚胎干细胞用于临床医疗的多项研究。

2008年8月，美国先进细胞技术公司在实验室中成功地利用胚胎干细胞培植出了红血球细胞，这种红血球细胞在理论上与正常人体内的红血球细胞没有区别，人类有可能从此不用再献血。利用干细胞造血技术具有巨大的治疗潜能，是胚胎干细胞研究临床应用的最大突破之一。

美国生物科技公司Geron Corp于2009年1月23日宣布，美国食品和药品监督管理局（Food and Drug Administration，FDA）批准了全球首例人类胚胎干细胞治疗临床试验。据《台湾联合报》报道，该公司将为8~10位因脊柱受伤导致下半身瘫痪的患者注射人类胚胎干细胞，夏天开始研究其成效，要进行三期的临床试验。医师希望干细胞能使患者恢复双腿的知觉或运动能力。

据法新社报道，Geron 公司认为 FDA 的批准将创造“人类医学史上的新篇章”。据悉，胚胎干细胞多年来一直是医学界研究的热点。这种细胞可以生成任何器官或组织。但是，由于胚胎干细胞取自胚胎发育早期，因此受到了伦理道德方面的质疑。

二、人类胚胎干细胞获取涉及的问题

人类胚胎干细胞涉及的问题主要集中在如何解决来源上。目前，人类胚胎干细胞的来源主要有五种途径：

（1）用选择性流产的人类胚胎组织产生；

（2）用不孕症治疗后的剩余胚胎组织产生；

（3）用以研究为目的的捐献配子人工授精创造的胚胎产生；

（4）应用嵌合体胚胎产生；

（5）应用体细胞核移植技术产生。

（一）伦理与道德争议

干细胞研究一面世就遭遇了一场伦理与科学、“生命”与“人”之争。由于最有应用价值的全能干细胞只能通过胚胎获取，极力反对克隆人类早期胚胎者的理由主要有两点：其一，即使是仅发育了几天的人类早期胚胎也是神圣不可侵犯的生命，只为了获取一些有用的细胞而创造一个生命，最后还要毁灭它，是不符合伦理道德的；其二，如果克隆人类早期胚胎成为合法行为，就意味着对克隆人的管制放松，将可能导致克隆人的出现。但支持这项研究的科学家和政府人士则认为，一个仅由百来个细胞组成的早期胚胎不能算是一个“人”，其神经组织还远未发育出来，没有知觉更没有意识，并不存在根本性的伦理问题。而且，克隆早期胚胎与克隆完整的人类个体并无直接联系，如果进行严格管制，完全可以避免克隆人的出现。双方争论的焦点，实质在于对“生命”和“人”的理解。按反对者的定义，当精子和卵子相遇的那一刻起，所形成的胚胎就是生命，是“人”；而在科学家看来，研究无禁区，即使是赋予了其“生命”和“人”的定义，也不是没有商榷的余地。

由于胚胎干细胞研究对于我们了解人类基因的运作和建立生命若干重要知识非常关键，加以其对医疗和改善人类生命的各方面的能力、健康和寿命都非常重要，故没有理由禁止这一类的研究。如果这种研究局限在使用成人干细胞、脐带血干细胞或其他不必毁灭胚胎取得干细胞进行的研究，都会被人们接受。这类研究只需符合现行一般对胚胎研究的规范即可。但是，在一部分重要而被认为不可或缺的干细胞研究中，由胚胎中取得多能干细胞系是必要的途径，而由于取得研究用的胚胎最后会被放弃而牺牲掉，因此，在这一类的研究上产生了激烈的道德上的争议和反对声。更进一步来说，由于胚胎干细胞的研究涉及以特殊的方式制造出做研究用的胚胎，即以体细胞核移植的方式制造出研究用的胚胎，由此所产生的特殊争议，较诸一般运用由堕胎后组织和人工生殖余下的胚胎取得研究用的干细胞，更多了一种制造胚胎做研究用的伦理争议。这方面的争议主要是对胚胎的道德地位的认定。

由于胚胎干细胞研究需要刻意破坏胚胎，而所谓为治疗而复制不但讲究破坏，还得在破坏前刻意创造，以供研究之用。正如生物伦理学家卡斯（Leon Kass）所说，为治疗而复制并不是为了治疗胚胎。这两种研究活动都受到了深信生命始于受胎，认为胚胎已具备人类道德地位等人士的严厉批评，引起了比复制人更为激烈的伦理争论。

胚胎和胎儿的道德地位一直是堕胎争议中最主要的争议点。反对堕胎的论点认为胚胎是一个具体而微小的人，具备人类的生命权，不可被任意伤害。支持堕胎的论点认为胚胎不过是一团尚未成型的细胞组织，因而不具有任何有意义的道德地位。胚胎干细胞研究的争议可以说是这两种论点的延伸，关键是看胚胎是否具有生命权。胚胎的生命问题是干细胞研究争论的伦理焦点，并由此引发人们对“如何去界定人的生命”的讨论，“人是在社会关系中扮演一定角色的有自我意识的物质实体”。人是社会的人，是生物、心理、社会的集合体，是在特定环境下形成的特定人格，胚胎与社会的人有本质的区别。

重视胚胎保护的一方，主要是宗教组织和宗教界人士，同时，一部分受宗教思想影响的科学家、社会学家、伦理学家认为，不应该研究人类干细胞，即使人类干细胞有很大研究前途，能够拯救千百万病人的生命。他们的中心观点是：受精的胚胎已经是人，人类胚胎即使是极小的细胞团，也是人类的生命，是神圣的；如果因为研究人类胚胎干细胞，最后不得不毁掉胚胎，这等同于杀人，是不道德的。他们认为，科学家为了所需要的细胞而制造有生命的胚胎，“收获”那些细胞之后又将其毁掉或者丢弃，这就等同于杀人，这是令人不可容忍的野蛮行径，是对人类尊严的亵渎。他们提出了我们如何能够保护胚胎的尊严的疑问。持胚胎保护立场的人大声呼吁保护那些无助的胚胎，因为它们在实验室中受到了死亡的威胁。另外，科研机构在研究时利用胚泡和流产胎儿作为干细胞的来源也令宗教人士不满，批评科研机构贬低了人类生命的价值。此外，在涉及人的生物医学研究中有一个“知情同意”的原则，这一原则是尊重人的最基本的要求。胚胎是人，然而胚胎在干细胞研究中却无法知情同意而被用于试验。

反对者们将胚胎干细胞争论与堕胎争论等同视之。这一立场的主要前提是，每个人类胚胎都是年轻的生命，由此推论胚胎也有尊严，也应被尊重。正因为胚胎有尊严，所以才应该保护那些提供干细胞的胚胎，以免它们被科学家以所谓医学研究的名义毁灭。胚胎干细胞研究却违反了“不事伤害”的医学准则，对每个研究者或是受益者而言，胚胎都是无辜的。宗教界人士最终有理由认为，在生命最初始阶段对人类价值的贬低会鼓励牺牲弱者的政策，还可能会通过一种类似纳粹的新优生学将一些弱势群体置于危险的境地，如残疾人、智障人和老人，给整个人类乃至我们的伦理系统带来沉重的打击。

（二）我国关于人类胚胎干细胞管理与规制的探讨

我国针对人类胚胎干细胞的伦理问题，曾由国家科技部中国生物工程开发中心召集相关科学家和生命伦理学家共议解决办法。会上专家们讨论了人胚胎干细胞的伦理问题，并决定由胚胎干细胞研究专家和卫生部伦理专家委员会分别负责起草伦理原则与建议。所讨论的人胚胎干细胞的伦理问题包括：

第一，用于分离干细胞的流产胎儿能否放开用？有人认为，应当以临床三个月以下胎儿可以流产为标准作为使用废弃流产胎儿做胚胎干细胞研究的胎儿时间标准。《科技日报》曾报道印度法律反对流产胎儿放开用。法国规定的流产胎儿可用时间为28周，而中国可以限制在2~3个月以下的流产胎儿可用，但材料来源要有捐献者的知情同意。

第二，是否可以主动产生专门为了分离干细胞的材料来源？为了试验干细胞借用母体妊娠胚胎到一定的月份流产是不可行的。

第三，应坚决反对用于治疗性克隆的胚胎植入子宫发育，禁止在实验室里以体细胞核移植产生干细胞。

第四，嵌合体，即物种间基因转移是否受限，限制到何种程度？英国法律通过的是人的配子与动物配子不能混合，但是没有规定不许把动物配子与人的体细胞结合。

第五，如何实现管理和控制？美国的控制通过研究申请来限制，即可以做什么。英国通过对试验室审查来控制，不合格的不可以做，即不可以做什么，这样比较灵活。中国的干细胞研究是否应成立专门委员会？干细胞研究是否也由国家科技部中国生物工程开发中心资源与生物安全处主管？是否成立生物伦理顾问委员会或专家委员会？是否像美国那样成立国家级伦理顾问或专家委员会，或者在科技部、计生委、农业部成立专家委员会？有专家认为成体干细胞来源丰富，可操作性强，五年之内有望向临床过渡，而胎胚干细胞研究如核移植等问题没有解决，要考虑如何控制发展。有专家认为技术过关就做，技术不过关要有限制地做，灵活掌握，完全限制或放开都不可，这样做的目的是使技术继续发展而不是受到阻碍。

第六，由技术专家、伦理专家在总的立法和伦理方面形成一个建议初稿，继续讨论。如果有争议至少提出几点明确禁止的意见，如胎胚干细胞研究的胚胎不能放入子宫发育；禁止人为干预流产取材；禁止试验嵌合体；禁止材料来源商品化。

（三）需要规范的问题

使用体外受精培养的剩余胚胎作为干细胞研究的来源，是有相应的规范要求的：捐献者拥有自主权，自主决定是否继续存留胚胎或捐献给其他夫妇；捐献者的决定不能是被强迫的；不许有预先设计地获得胚胎；不能买卖胚胎；应以最少量的胚胎用于最重要的研究；研究者不得在治疗不孕症时有目的地增加植入胚胎的数量和增加配子等；从国外进口的胚胎要符合国内的管理规定；捐献必须要强调知情同意，而且最好捐献者及其家属都要知情同意，使他们确知怎样处置自己的胚胎，以避免被强迫和剥削。此外，捐献者拥有知情同意权：拒绝或同意捐献胚胎都不影响将来的治疗和护理；被告知目前正在进行的干细胞研究领域的基本情况和捐献的胚胎即将进入的特殊研究课题；被告知胚胎研究的资金来源和商业利益；被告知此胚胎将不会移植入任何妇女的子宫中，并且研究之后会销毁这个胚胎；干细胞研究对捐献者并不产生经济或其他利益。

与死亡流产胎儿及即将废弃的胚胎这两种被动的干细胞来源相比，如果以研究为目的用主动创造的胚胎来获取干细胞与以生殖为目的主动产生一个胚胎是两件完全不同的事。为生一个孩子以配子人工授精产生一个胚胎和以研究为目的捐献配子产生一个胚胎，两者性质完全不同。尽管人类胚胎可能不被认为有与一般意义的人一样的道德地位，但以研究为目的把人类胚胎作为工具来使用没有给予胚胎适当的尊重和关心，是视胚胎为工具而不是目的。主动捐献配子将面临许多社会问题，在中国当前流产胎儿及即将废弃胚胎这两种干细胞来源比较丰富的情况下，在尚无干细胞研究必须在这样的特定来源才能进行的情况下，目前没有理由必须有意为研究捐献配子产生胚胎。当将来有足够的科学证据、社会赞同以及足够的伦理理由，以研究或治疗的目的而产生胚胎辩护时，这种直接的捐献和主动创造或将可以重新被讨论。

应用堕胎即选择性流产的人类胚胎组织，将发育成胎儿的原始生殖细胞产生的胚胎生殖细胞用于干细胞研究，一般在伦理上是可被接受的，因为不存在摧毁活体胚胎的问题，避开了损害胚胎生命的道德争议。某些对选择性流产有异议的人对以此来源产生的胚胎生殖细胞持反对意见，因为他们认为有些研究者的行为可能会导致妇女有意地去怀孕，并迫使妇女为研究作出流产的决定，甚至有可能造成不善良的妇女与恶性商人之间的胚胎交易。因此，这种干细胞来源的伦理问题的焦点是要防止研究者有意地为获得研究干细胞的材料去伤害妇女和胎儿。在我国，若要使用流产的人类胚胎组织，就要改变过去某些医院流产胎儿由医生自行决定的做法。

为了避免以上现象的产生，妇女流产的决定应当先于捐献，而不能先于妇女作出流产的决定去讨论捐献问题。如此流产是已经发生的，是与干细胞研究无关的。捐献发生之后，研究者不可以提供经济补偿给妇女，他需要确保不去引诱妇女为别人治疗、为金钱、为他人设计的干细胞研究而选择有目的的流产。在具体的捐献过程中，禁止任何人为的、为了达到使用胎儿的目的对流产时间和过程进行限制。另外，捐献者不能直接与接受者接触，供者和受者不需要发生关系。禁止任何形式的买卖胚胎，确保使用人类干细胞治疗人类疾病的目的和胚胎应被尊敬的宗旨。

第二节　人类成体干细胞研究进展及相关问题

在成体干细胞研究中，骨髓干细胞及脐带血干细胞的研究在临床疾病的治疗方面被广泛运用，表现出了可观的临床前景。而近年来，一些来源于其他人体组织的干细胞研究也有了很大突破。随着成体干细胞研究的深入，也有一些亟须解决的问题。

一、成体干细胞的研究进展

（一）脐带血干细胞

研究表明，脐带血中含有多种类型的干细胞，主要包括造血干细胞（Hemopoietic Stem Cells，HSCs）、间充质干细胞（Mesenchymal Stem Cells，MSCs）、内皮主细胞（Endothelial Progenitor Cells，EPCs）等。近年来的研究表明，脐带血 MSCs 可在一定条件下，诱导分化为成骨细胞、软骨细胞、脂肪细胞、神经细胞、肝样细胞等。脐带血中造血干细胞和间充质干细胞含量相对丰富，且间充质干细胞可在一定条件下在体外诱导分化为多种组织细胞，是有利于修复病变或损伤的组织细胞，目前广泛应用于临床，主要应用于血液系统的恶性肿瘤、软骨及骨的修复再生、损伤神经的修复以及肝脏疾病的治疗等。

1. 用于血液系统疾病治疗

近年来，脐带血移植已逐渐成为应用于临床治疗多种恶性和非恶性血液系统疾病的重要手段之一。因脐带血中含有大量间充质干细胞，其可以通过细胞间的作用、分泌造血生长因子及细胞因子等，促进造血干细胞的增殖及分化。曾有人将间充质干细胞联合脐带血应用于治疗造血干细胞移植失败有血液系统疾病的患者，实验结果发现移植联合脐带血的间充质干细胞是一种有效的治疗方法，且其可以减少移植物排斥反应的发生以及减少血液肿瘤的再发生概率。通过越来越多的临床案例发现，同种异体造血干细胞移植存在一定的移植物抗宿主等不良反应。研究表明，利用脐带血干细胞移植可以明显减少上述不良反应，而且其具有来源丰富、免疫原性低以及可分化成多种造血细胞等优点，还可通过释放各种趋化因子、细胞因子、黏附因子促进 HSCs 归巢，在促进机体造血微环境成熟、加快造血系统重建等方面具有明显的促进作用，成为目前血液系统疾病研究的热点之一。

2. 用于软骨修复

由于机体自身软骨细胞少，且软骨局部无血管淋巴分布等结构特点，使软骨再生和修复的能力十分受限。多位学者亦认为脐带间充质干细胞与骨髓间充质干细胞相比，具有更强的软骨分化能力，在治疗软骨缺损方面具有更大的前景。

3. 用于神经系统疾病治疗

现有研究显示，脐带血干细胞移植对脑、脊髓损伤的修复有明显的促进作用。一些实验证明了脐带血干细胞具有修复损伤神经的作用，但是其中的机制、观察时间点的选择、观察时间框长短的选择以及其对于临床神经系统疾病患者的神经功能治疗的可行性仍需要做进一步研究。间充质干细胞分化为成熟神经元细胞需要一定的时间，神经元细胞之间还需通过轴突发育等过程构建完善的神经网络，但大量实验表明了脐带血干细胞移植对于治疗难治性神经系统疾病如老年性痴呆、血管性痴呆、帕金森病、脑梗死等是一种切实有效的治疗手段。

4. 用于肝脏疾病的治疗

近年来，干细胞移植已逐渐成为肝脏疾病治疗研究的热点之一。国外学者发现脐带血干细胞具有肝细胞分化潜能，且具有改善肝脏功能及肝脏纤维化等作用，但不引起机体的明显免疫反应。国内有学者选取20例肝硬化患者为研究对象，采用干细胞移植对患者进行治疗，3个月后，患者的肝功能指标明显好转，且患者无明显不适反应，这证明肝硬化患者使用干细胞移植法治疗效果良好，患者的临床症状及肝功能明显改善，患者生存质量明显提高。目前在干细胞治疗肝脏疾病的研究中，对骨髓间充质干细胞移植的研究相对较多，但相对于MSCs，脐带血干细胞具有更多的优点，如其可低温保存，以便用于以后机体其他疾病的治疗等。

5. 用于心肌疾病治疗

近年来，通过大量研究表明，脐带血干细胞移植法与传统治疗方法相比，在治疗心血管疾病方面表现出了越来越强的优势。在基础和临床领域使用干细胞移植治疗心肌疾病均进行了一系列探索，这些研究表明，通过利用脐带血干细胞进行心肌移植，可以起到促进心肌再生、心肌梗死血管再通等功能，对改善左心射血分数等心功能、机体运动耐量等也具有促进作用。有学者选择缺血性心肌病的患者 29 例，分为外周静脉、冠状动脉和对照组，移植脐带血干细胞，结果显示，经外周静脉和冠状动脉移植脐带血干细胞治疗缺血性心肌病能协助改善左室重塑，可作为一种辅助治疗方式。Henning 等认为采用人体的脐带血单核细胞（Human Umbilical Cord Blood Cells，HUCBCs）进行移植治疗具有一定的优势，它能够缩小心肌梗死（Myocardial Infarction，MI）的面积，除此之外，HUCBCs 还能够在一定程度上降低因缺氧诱导的心肌细胞、AKT 诱导的 MI 以及血管内皮细胞凋亡的发生概率，同时利用这种发生机制可对心肌缺血损伤进行制约。

6. 用于其他疾病的治疗

由于脐带血干细胞具有多向分化潜能，其在疾病治疗上有广阔的应用前景，国内学者将脐带血间充质干细胞注射进 2 型糖尿病患者股四头肌肌肉内。结果表明，移植脐带血间充质干细胞能够明显控制临床上 2 型糖尿病患者的血糖水平以及胰岛素用量，这对于糖尿病患者的治疗具有极大的意义。2013 年，有学者发现脐带血间充质干细胞可通过激活 NOD2 信号通道促进小鼠结肠炎的治疗。此外，脐带血干细胞还可用于抗衰老、代谢性疾病、下肢血管病变、新生儿缺氧性脑病等疾病的治疗。

（二）骨髓干细胞研究进展

骨髓干细胞属于多能干细胞。成体骨髓中的干细胞至少存在造血干细胞和间充质干细胞两种不同类型，最近还在其中发现有胚胎干细胞样多潜能成体祖细胞（Multipotent Adult Progenitor Cells，MAPCs）。越来越多的研究显示，在特定条件下，骨髓干细胞可以分化为全身多个组织的细胞，如神经细胞、心肌细胞及肝、肺、骨、软骨、皮肤、血管内皮等。

1. 用于心血管疾病的治疗

心血管疾病仍是全球主要的死亡原因，冠状动脉粥样硬化性心脏病（冠心病）、心肌梗死、缺血性心肌病、扩张型心肌病、心脏瓣膜病、高血压病等心血管疾病的最终结局都是心力衰竭，其共同特点是有完整舒缩功能的心肌细胞数量相对或绝对减少，受损心肌由纤维组织瘢痕修复。传统的药物、经皮冠状动脉介入治疗、冠状动脉旁路移植手术等虽保护了心功能，提高了患者的生活质量，但并不能从根本上逆转各种心血管疾病引起的心肌细胞数量的减少，心脏移植则由于供体来源少、风险大、存在排斥反应、费用昂贵等难以广泛开展，骨髓干细胞移植治疗在心血管疾病领域是一种很有前景的治疗手段。学者们采用各自的方法将分离的骨髓干细胞悬液移植于人体内，对心血管疾病有治疗作用。例如，经微导管中心腔内注入梗死血管远端，六个月至一年后可改善心肌梗死的缺血和心功能；经冠状动脉内注射，术后随访发现缺血性心肌病、扩张型心肌病患者的心功能得到改善；用骨髓干细胞联合构建组织工程心脏瓣膜移植已被证实可在动物模型中治疗心脏瓣膜病等。

2. 用于肝脏疾病的治疗

近年来，随着研究的不断深入，骨髓干细胞移植在治疗急慢性肝功能衰竭、终末期肝病、肝硬化及遗传代谢性肝病，如 Crigler-Najjar 综合征、肝豆状核变性及原发性淀粉样变性等有明显疗效，前两者可通过骨髓干细胞移植直接发挥治疗作用，后者需要利用转基因技术，将缺陷基因转入干细胞（即干细胞的基因修饰），再筛选出阳性干细胞移植入患病肝脏，从而清除其代谢机能障碍。干细胞基因修饰后并不影响干细胞的特性，且还可产生多种细胞因子，如肝细胞生长因子、白介素-3等，从而能更有效地达到治疗目的。

3. 用于神经系统疾病的治疗

神经干细胞的发现为中枢神经系统损伤的治疗带来了新的曙光，随着干细胞研究的深入，骨髓间充质干细胞由于其所具有的诸多优点，现已成为细胞移植疗法的重要种子细胞。我国学者已应用自体骨髓间充质干细胞移植治疗脑卒中、重型颅脑损伤后遗留严重神经功能缺损的患者，得到了满意的效果。

神经科一些常见疾病如 Duchenne 型肌营养不良症、帕金森病、阿尔茨海默病、肌萎缩侧索硬化症等，目前尚无有效的治疗手段，然而对骨髓干细胞移植治疗的研究令人振奋，其在治疗动物模型的实验中得到了明显的效果，也有人开始将其用于临床治疗。

4. 用于其他疾病的治疗

由于骨髓干细胞具有多向分化潜能，近年来，有研究发现其可促进小鼠结肠炎、股骨头坏死、下肢血管病变、糖尿病的治疗。

目前，一方面，自体骨髓干细胞移植治疗各系统疾病的研究是近年来令人关注的领域，取得了一定的进展，但疗效有待于进一步提高。另一方面，骨髓干细胞在治疗疾病时的潜在致病性不容忽视，如骨髓干细胞恶性转化、致突变、致畸、致瘤，加剧组织损伤，促肝纤维化、肺纤维化，骨髓干细胞动员及移植的副反应等问题将影响其科学研究及临床应用。因此，如何对骨髓干细胞进行很好的调控，使其既能在体外大量增殖、定向诱导分化为特定组织类型的细胞，又能避免在诱导分化过程中的恶性转化；如何实现控制骨髓干细胞在机体内各种致病微环境中也能正常生长发育；如何减轻甚至消除骨髓干细胞动员及移植过程中的各种副反应等关于骨髓干细胞应用的“安全性”问题的解决将是今后骨髓干细胞研究的重要方向。

（三）其他人体组织来源的干细胞研究进展

2007 年，科技日报刊登了美国、英国、日本、德国、加拿大、法国、韩国七大生命科学研究强国的“2007 年世界科技发展回顾”系列报道，在对这些科技强国的 2007 年科研成果盘点中，最多描述、最抢眼的研究当属干细胞的研究成果。2007 年干细胞研究的关键词就是绕道而行，避开谴责，干细胞研究最大的突破就是在不破坏细胞胚胎的前提下提取可以复制成器官或组织的细胞。日本庆应义塾大学发现了对子宫形成具有重要作用的子宫肌肉细胞的细胞群，并提出，在人类子宫肌肉组织中，细胞群具有干细胞的性质和作用。另外，日本京都大学再生医学研究所利用人类皮肤细胞，成功培育出具有繁育各种细胞能力的人工多功能干细胞。

德国哥廷根大学从男性骨髓中提取出干细胞，并将其与能促进细胞生长的蛋白质以及对精子发育很重要的维生素 A 混合，培养出被称为精原细胞的精子干细胞。该技术有望为解决不育问题提供新方法。

韩国一研究小组利用人体腹部脂肪获取干细胞，并使之分化为骨骼细胞，成功实现了老鼠头盖骨的再生。这项试验展现了克隆技术治疗骨组织及脏器缺损的可能性。

美国科学家于 2008 年 8 月表示，他们实现和达成了发育生物学家长久以来的梦想和终极目标——直接将一种体细胞转变成另一种体细胞，而无须借助胚胎干细胞。专家认为该成果是再生医学领域的又一次革命，这一技术有望首先用于治疗不再分泌胰岛素的 2 型糖尿病重症患者。

德国蒂宾根大学医学院专家斯库特拉领导的研究小组首次从男性睾

丸细胞中成功提取出干细胞，从而为获得可培育人体器官和组织的人体干细胞找到了一条新途径。这项技术在两个方面取得了突破：一是人体胚胎不再是获得干细胞的唯一途径；二是从睾丸组织中提取少量细胞就能获得干细胞，从而为生物医学大大拓展了应用空间。

美国斯蒂姆根生物技术公司于 2008 年 1 月下旬表示，采用体细胞核移植技术，用年轻女性捐献的卵子及两名男性皮肤细胞成功克隆出 5 个人体胚胎，这一突破使制造与患者匹配型干细胞成为可能。

2009 年 2 月 2 日，中国山东省干细胞工程技术研究中心宣布，由该中心李建远教授率领的科研团队攻克人类胚胎克隆技术，成功克隆出 5 枚符合国际公认技术鉴定指标的人类囊胚。其中，4 枚的供体细胞来源于正常人的皮肤纤维细胞，1 枚来源于帕金森病患者外周血淋巴细胞。这一研究成果于 2009 年 1 月 27 日在国际权威学术期刊《克隆和干细胞》的杂志网络版发表。李教授的研究团队不但应用人类成纤维体细胞获得克隆胚胎，更重要的是应用帕金森病患者外周血的淋巴细胞作为供体细胞成功获得囊胚，这使治疗性克隆研究向前迈进了一大步。中国科学院动物研究所生殖生物学国家重点实验室首席研究员、我国权威动物克隆专家陈大元教授认为，李建远教授的研究团队不仅解决了克隆中的去核、移植等关键性问题，而且对所制造的胚胎进行了线粒体定量动态学分析和囊胚线粒体遗传多态性位点 SNP 鉴定，这是一项非常先进、非常完整的工作，领先国际一步，给糖尿病患者、老年痴呆患者、帕金森病患者等带来了福音。今后，人类用药物或手术无法治疗的疾病有望得到救治。

二、成体干细胞（以脐带血干细胞为重点）研究涉及的相关问题

成体干细胞研究主要问题集中在干细胞临床治疗方面。开展干细胞临床研究项目的资质含混不清，有的是由省级卫生管理部门批准，有的却是由地级市卫生管理部门批准。用于治疗的干细胞制品渠道来源繁杂，有的为医院自制，有的源于专门供应干细胞的公司，有的源于科研机构实验室，而这些制品制备工艺各异，缺乏统一的质量控制指标，造成最终用于治疗的干细胞质量不尽相同，其效果难以预料。骨髓干细胞及其他人体组织来源的干细胞涉及的相关问题主要集中在如何解决来源

的问题上。而脐带血干细胞研究由于进展较快，治疗运用广泛，所涉及的法律问题相对更多，这里将其作为重点探讨。

脐带血干细胞具有来源丰富、采集方便、对供者无伤害、分化能力更强、免疫原性更低等诸多优点，使其在上述疾病的治疗方面表现出了可观的临床前景，但是在临床技术成熟前所面临的问题还有很多。因脐带血中的干细胞绝对值偏低，限制了其临床应用，所以如何改进培养方法、提高培养成功率是亟须解决的问题；脐带血干细胞分化的真正机制研究仍然缓慢，具体的机制仍然不清；脐带血干细胞移植安全性的评价仍缺大量样本，停留在用多中心的随访研究来证实；是否存在致瘤性，是否可能诱发血栓性微血管病等都无定论，这些都是需要继续研究及探索的问题。

随着脐带血干细胞领域科学研究的不断拓展，现实中相关的法律问题也需要解决：如脐带血的主体是胎儿还是孕妇；脐带血采集、保存及管理的法律规制；妇产科医生和公共脐带血库对当事人脐带血价值和作用等事项的告之义务；脐带血的基因隐私权的保护等。

（一）有关脐带血的主体

人们对于脐带血究竟属胎儿所有、产妇独有、夫妇共有还是属产妇与胎儿共有的问题一直存在争议。笔者认为，胎儿应当是脐带血的主体。因为从医学角度来讲，脐带血与孕妇和新生儿的血容量与血循环无关，脐带血是从脐带的静脉及胎盘所采取的血液，脐带血中的造血干细胞并非母体的造血干细胞而是胎儿本身的干细胞。另外，产妇一生可产不止一胎，可有不止一个胎盘，而一个胎儿一生却只有一个自己赖以出生的胎盘。胎儿与胎盘的关系是一一对应的，具有唯一性，而产妇与胎盘的关系未必是一一对应的，不具有唯一性。尤为关键的是，脐带血与胎儿血型相同而与产妇未必相同。日本、澳洲、北欧等国家和地区已明确脐带血属胎儿所有。《中华人民共和国民法通则》规定，自然人的民事权利能力始于出生。也就是说，独立民事主体享有民事权利的资格始于出生；《瑞士民法典》第 31 条第 2 款规定，胎儿只要其出生时尚生存，出生前即具有权利能力；我国台湾地区“民法”第 7 条规定，胎儿以将来非死产为限，关于其个人利益之保护，视为已出生。可见，只要胎儿出生时是活体，那么胎儿就是脐带血的主体。然而，如果胎儿出生时为死体的话，那么谁是脐带血的主体呢？这就涉及是否承认胎儿是民事权利主体的问题了。根据《中华人民共和国民法通则》的规定，自然人的民事权利能力始于出生，但我国《中华人民共和国继承法》第28条规定，遗产分割时，应当保留胎儿的继承份额。胎儿出生时是死体的，保留的份额按照法定继承办理。可见，我国采取的是个别的保护主义，即胎儿原则上无权利能力，但于若干例外情形视为有权利能力。胎儿在出生时若为死体，胎儿是不能作为民事主体的，所谓的“所有权”更无从谈起。所以，胎儿出生时为死体的，脐带血作为胎儿的组织部分当然应连同胎儿的整个身体属于产妇身体组织的一部分，此时，产妇应该为脐带血的主体。

（二）有关脐带血的法律性质

脐带血是从新生儿脐带剪断后的远端所采取的胎盘血，在其尚未与胎儿分离之前，当然属于胎儿身体的一部分，应当是身体权的客体。但是一旦它与胎儿的身体相分离，关于其法律性质就存在争议。按照传统的观点，一旦身体的某一部分与身体相分离，如器官、组织、血液、毛发等，就可被视为独立物，即为物权的客体，并且该部分所包含的生物物质同样成为该所有权的标的。一旦抛弃了物质载体，就丧失了所有权，且一并抛弃了其中的生物物质。

身体权是公民的基本人格权，身体是公民享受法律人格的物质基础，离开了身体，公民无任何权利可言。传统理论只承认身体完整性不得破坏，不得将身体的组成部分转让。随着科学技术的发展和现代法律伦理的进化，允许自然人将自己身体组成部分的血液、皮肤甚至个别器官转让或捐赠给他人或为其他处分，这正是体现了自然人对自己身体组成部分的支配权。

与身体相分离的部分是否仍然是身体权的客体，关键在于该部分是否仍然保持了作为身体组成部分的功能，拥有它的权利主体是否仍然有保留它的意思以便将来某一时间再与身体相结合。从身体分割下来的部分组织或细胞，毕竟不同于一般的物，如果依权利主体的意思并不是放弃该部分组织，而是为了保持身体组织的功能，为了将来再与身体重新结合，则应当认为这个与身体分离的部分在其与身体分离期间，应该仍然属于身体权的客体。

在父母将胎儿的脐带血保存到脐带血银行的情况下，虽然脐带血与权利主体暂时分离了，但权利主体对其存在继续控制的意思。脐带血保存的目的就在于将来需要的时候可以再使用，这样脐带血干细胞可能会与权利主体重新结合，延续身体的相关功能。因此，即使脐带血已与身体相分离，权利主体对其仍享有身体权。在脐带血捐赠中，医生和公共脐带血库负有对脐带血的使用价值向捐赠者作充分告知的义务。在已被告知的情况下，捐赠人作出自愿的捐赠表示，则表明其已放弃对该脐带血的财产权利。

（三）有关脐带血事项的告知义务

随着脐带血中造血干细胞的功能逐渐被证实，妇产科医生在对孕妇进行检查时，是否对孕妇负有告知义务，也就是说，告知孕妇脐带血的医学价值等事项，是否为妇产科医生基于其与孕妇之间的生产医疗关系所应尽的义务之一？如果有这个义务，那么应当在什么时候告知？告知的具体内容有哪些？公共脐带血库在受赠之前是否也有对捐赠人或其监护人告知的义务？

笔者认为，无论是妇产科医生还是公共脐带血库都应当负有告知义务，只是他们告知义务的内容各有不同。关于告知义务，涉及以下几个问题。

1. 告知义务的主体

前面已经提到，告知义务的主体包括妇产科医生和公共脐带血库。脐带血银行在与相对人签订保管合同时应当没有告知有关脐带血事项的义务，因为既然相对人与脐带血银行签订合同了，相信相对人已经对脐带血的医学价值等有关事项有所了解。但如果相对人询问有关脐带血的医学价值等有关事项和保管事项时，脐带血银行仍然有告知义务。

2. 告知义务的相对人

妇产科医生告知的相对人应当是孕妇。如果孕妇为无民事行为能力或限制民事行为能力的，应告知其法定监护人；公共脐带血库告知的相对人应当是捐赠人，通常是婴儿的法定监护人。若胎儿出生时为死体，那么相对人就是产妇或其法定监护人。

3. 告知义务的时间

妇产科医生可以在确定孕妇怀孕时告知孕妇或其监护人胎儿脐带血的医学作用，或在产妇产前告知或最迟在产妇产后脐带血还未处理之前告知，由孕妇或其监护人来决定以后是将脐带血存入脐带血银行还是捐赠给公共脐带血库或者是将其抛弃；公共脐带血库应当在接受捐赠前履行告知义务。

4. 告知义务的内容

妇产科医生主要应当告知产妇或其监护人胎儿脐带血的医学价值，特别是其对于治疗血液疾病方面的作用。公共脐带血库在接受捐赠前应当首先提醒捐赠人脐带血的医学价值，由捐赠人来决定仍然捐赠给脐带血库还是存入脐带血银行；另外，若捐赠人决定仍然捐赠给公共脐带血库，脐带血库应当就捐赠的脐带血中所含基因信息的资料将被录入资料库以备公共查询这一事项告知捐赠人，看其是否同意。如果妇产科医生或公共脐带血库未履行告知义务或告知了错误的信息，妇产科医生和公共脐带血库应当承担相应的民事责任。

（四）有关脐带血基因隐私权的保护

胎儿出生时若为活体，因胎儿的脐带血中含有 DNA 等大量的个人资料，不可避免地会涉及有关胎儿基因信息的隐私权的保护问题。即使胎儿出生时为死体，脐带血中的基因信息也会涉及产妇及其家庭的隐私。有关基因信息的隐私权，是指对于基因信息的保密、流通、运用等，权利人拥有自主决定权。由于基因对一个人的生理、心理与社会生活的影响比较大，基因信息的不适当暴露不仅会给当事人造成情感、身体等方面的伤害，甚至还可能造成普遍性的社会问题。因此对基因隐私的保护尤为重要。

脐带血银行基于与胎儿或产妇之间就脐带血采集、保管约定的合同，对脐带血负有采集保管义务，并且有可能委托第三人完成，在管理上不可避免地拥有、利用胎儿及其家庭的个人资料，如 DNA 资料，很可能侵犯胎儿及其父母的隐私权。

因此，在脐带血银行保管脐带血的情况下，脐带血银行应负有对胎儿脐带血中基因信息保密及保障信息资料安全的义务。

至于向公共脐带血库捐献脐带血，隐私权就更易于受到侵犯，受赠主体的广泛性与脐带血干细胞的遗传性可能会导致脐带血接受者感染上捐赠者的遗传病。所以为避免这种危险，脐带血库往往会对脐带血干细胞进行严格而较长期的检测，并与提供者的家庭保持联系，从而可能会长期地保存捐献者的记录并持续跟踪捐献者。此外，脐带血库还会建立并公开所保存管理的脐带血的“人类白细胞抗原（HLA）”资料，以便 HLA 配对相符的患者能够向脐带血库申请脐带血移植的治疗。这就有可能会侵犯胎儿或其家人的隐私权。

（五）有关脐带血的采集、保存及管理

脐带血银行作为脐带血保管合同的一方当事人，有义务对胎儿的脐带血进行采集、保存和管理。采集脐带血是履行该保管合同的第一步。医院的妇产科医生作为采集脐带血的主体，与胎儿或产妇之间，就脐带血的采集事宜并不存在合同关系，只是作为脐带血银行履行与胎儿或产妇之间保管合同中采集脐带血义务的代理人，因此，妇产医生如果因采集脐带血故意或过失行为而致胎儿或产妇发生损害时，脐带血银行原则上应当依照《中华人民共和国民法通则》第 63 条“被代理人对代理人的代理行为承担民事责任”的规定，对胎儿或产妇的损害承担损害赔偿责任。脐带血银行与实际负责实施脐带血采集的妇产科医生之间，对因采集而造成胎儿或产妇损害的责任划分及如何承担责任等事项，也应订立合同明确约定，以免事故发生时造成责任归属上的争议。

采集脐带血后，脐带血银行应尽善良管理人的义务对脐带血进行保存、管理。未经权利主体同意，脐带血银行不得私自将脐带血用于研究或其他商业用途。如果由于脐带血银行的故意或过失，造成了脐带血的毁损灭失，则因脐带血银行侵害了胎儿的身体权，应负损害赔偿责任。脐带血经脐带血银行与委托保存、管理的第三者之间，对因保存、管理脐带血而造成胎儿或产妇损害的责任划分及责任承担方式等事项，也应订立合同明确约定，以免发生争议。

合格的脐带血库需要建立完善的脐带血冷冻保存设施及配备适当的管理人员。申请设置脐带血库的地方，必须由国务院卫生行政部门成立，由专家组成的脐带血库委员会进行验收考评，取得《脐带血造血干细胞库执业许可证》并注册登记，才能开展业务。

脐带血造血干细胞库应实行全国统一规划、统一布局、统一标准和统一管理的制度。国务院卫生行政部门在脐带血的收集、保管及利用等方面，应立即制定部门法规，至少在下列事项上制定规章和技术标准，条件成熟时再由全国人大常委会制定法律，以便对全国各地的脐带血库进行有效的指导、监督和管理：（1）脐带血的收集；（2）脐带血的搬运；（3）脐带血的分离与冷冻保存；（4）脐带血的品质管理；（5）脐带血的解冻；（6）脐带血的利用，如脐带血移植；（7）各种记录的保存、管理；（8）胎儿及接受移植者等的个人资料保护；（9）全国脐带血银行和公共脐带血库协调信息网络建设，促成脐带血保存信息的公开、共有。

2016 年 1 月 5 日，国家卫计委发布《关于延长脐带血造血干细胞库规划设置时间的通知》。为规范脐带血库的管理，满足临床医疗服务需求，国家卫计委对脐带血库实行设置规划管理。根据设置规划，全国共批准设置了 7 家脐带血库，分别是北京市、天津市、上海市、浙江省、山东省、广东省、四川省脐带血造血干细胞库。

第三节 人类克隆技术研究进展及相关问题

一、克隆技术的研究进展

“克隆”一词，源于古希腊文的 Clone，原意是指树枝，目前各地音译很不一致，台湾地区一般译为复制，大陆则译为克隆，其实较贴切或正确的用词，应是“无性生殖”。随着生命科学的发展，克隆的内涵也在不断扩大，只要从一个细胞得到两个以上的细胞（即一个细胞群）或生物体，都可以被称为克隆。

克隆技术意味着两点：第一，动物包括人可以近乎百分之百地被复制；第二，一个完全分化成熟了的体细胞，能完全恢复到早期的原始细胞状态，还能像胚胎细胞一样，完整地保存全部遗传信息。自然界早已存在天然植物、动物和微生物的克隆，如同卵双胞胎实际上就是一种克隆。然而，天然的哺乳动物克隆的发生率极低，成员数目太少（一般为两个），且缺乏目的性，很少能够被用来为人类造福，因此，人们开始探索用人工的方法进行高等动物克隆。

克隆技术的产生源于对生物遗传性质的研究和利用。克隆技术经历了植物克隆、微生物克隆、生物大分子克隆和动物克隆四个阶段。这是一个从简单到复杂、技术不断进步的过程。动物克隆，是指通过无性繁殖由一个细胞产生一个和亲代遗传性状一致、形态非常相像的动物。用未分化的胚胎细胞进行核移植被称为胚胎细胞克隆，用已分化的体细胞（即非生殖细胞）进行核移植被称为体细胞克隆。

根据供核体细胞的不同和生物技术的发展，可将动物克隆研究分为以下三个发展阶段。

第一阶段为胚胎细胞克隆阶段。1981 年 IIlmensee 和 Hoppe 用小鼠的正常囊胚或孤雌活化囊胚的内细胞团细胞作为供核体，直接注入去掉雌雄原核的受精卵胞质中，重构胚体外发育到桑葚胚或囊胚后移植至母体子宫，获得了克隆小鼠，这是在哺乳类第一次成功用胚胎细胞进行核移植。1983 年，美国科学家利用核移植技术结合细胞融合方法获得了克隆小鼠，此项工作真正拉开了哺乳动物克隆的序幕。1986 年，英国的 Willadsen 首次应用电融合的方法克隆出一只小羊。此后，其他科学家也相继成功地克隆出小鼠、绵羊、牛、兔、猪和猴等动物。以上这些克隆实验中所用的供核细胞均属发育至不同阶段的胚胎细胞。

第二阶段为同种体细胞克隆阶段。1997 年 2 月，英国罗斯林研究所 Wilmut 等人宣布，他们用 6 岁成年羊高度分化的乳腺细胞进行了核移植，成功地获得了克隆羊“多利”。这是人们第一次用成年体细胞作为供核细胞，此项实验的成功说明高度分化的成年动物的体细胞可在适当条件下发生逆转恢复全能性。这是生物技术史上具有划时代意义的重大突破，是克隆技术的里程碑，并改写了部分生物学理论。1998 年 1 月，美国科学家 James Robl 研究组利用胎儿成纤维细胞克隆出了 2 头牛。1998 年 7 月，日本科学家 Dato 等用牛的输卵管细胞克隆出了 2 头小牛。几乎同时，美国夏威夷大学 Yanagimachi 领导的研究小组用小鼠卵丘细胞克隆小鼠获得成功。1999 年 6 月，Yanagimachi 的研究小组又成功地以成年雄性小鼠尾尖的成纤维细胞为供核克隆出了一只雄性小鼠，这也是第一次非雌性动物被克隆，打破了哺乳动物克隆研究初期人们认为只有雌性动物才能被克隆的迷信。此后，同种体细胞克隆的山羊、猪、猫和兔也都相继诞生。在同种体细胞克隆研究中，所用供核体细胞为高度分化的体细胞。

第三阶段为异种体细胞克隆阶段。异种体细胞克隆是将一种动物的体细胞核移植到另一种动物的去核（遗传物质）卵母细胞中。由于濒危物种的个体数量少，很难提供用于克隆的卵母细胞和代孕受体，这就促使科学家提出了异种克隆的设想。异种克隆研究面临许多问题，如体细胞核能否在异种卵胞质中去分化并支持早期胚泡发育？异种核质能否相容？异种重构胚能否着床并进行全程发育等。这些问题的探讨有利于充实细胞生物学、发育生物学、生殖生物学、免疫学和信号传导等研究领域的理论。

随着体细胞克隆技术的发展，其与人类生产和生活的关系也就越发密切，不同研究领域的科研人员都提出了克隆技术在不同领域的应用前景。体细胞克隆技术除应用于农业、畜牧业和保护濒危动物外，在医学领域的应用显得更为重要。克隆技术与基因疗法的结合，使全面、彻底、高效的遗传疾病治疗成为可能。

与人类的有性生殖相比，克隆不需要经由精卵结合、分裂繁衍下一代，而经由体细胞进行繁殖。过程是这样的：首先从女性捐赠者身上取得卵子，通过体细胞核移植技术将没有受精的卵子中的全部遗传信息去掉，即用细针抽出卵子的细胞核，使其不再具有去氧核糖核酸(DNA)，然后从被克隆人身上取得体细胞，与前述卵子相结合，如果一切顺利，新卵子会进行分裂，刚刚开始分裂的卵子被视作胚泡，从胚泡中提取干细胞可以培养成的人体各种组织，也可将胚泡植入一个妇女的子宫，使该胚泡发展成胚胎、胎儿。虽然都是采用了核移植方式，但根据目的的不同，克隆分为治疗性克隆与生殖性克隆，前者是为了治疗，产生人类所需的组织或器官，后者则是制造完整的人，其是遗传背景与细胞提供者约99%相同的完整个体。

2001 年 11 月 25 日，美国一家私营生物科技公司宣布已成功克隆出人类胚胎。一石激起千层浪，就像当年第一只克隆羊诞生所带来的巨大冲击一样，人类克隆胚胎的出现，国际医学界为之震动，围绕该研究的伦理道德问题再次摆在世人面前。据《今日美国》报道，首次成功克隆出人类胚胎的科学家们，是位于美国马萨诸塞州伍斯特的一个名为先进细胞技术公司（Advanced Cell Technology，ACT）的几位研究者。该公司的首席执行官米歇尔·韦斯特（Michael West）在宣布这一成果时说："这次实验采用了 8 个卵细胞样本，其中，2 个形成了 4 个细胞的胚胎，在分裂到 6 个细胞时停止了分裂。"韦斯特还说，首次克隆出的人类胚胎"很初级"，数目还不足以产生有用的胚胎干细胞(Embryonic Stem Cell，ES)。实验对象仅具有细胞生命，并非人体生命。韦斯特宣称，公司对克隆人没有兴趣，也不会制造用于生育目的的胚胎，而是要利用克隆胚胎中的人类胚胎干细胞治疗疾病。他还告诉记者：假设你的朋友患有糖尿病、进行性老年性痴呆、严重的心力衰竭或其他疾病，如果从他身上任何部位取下一些体细胞，通过核移植技术，将其体细胞的细胞核显微注射至去核的人卵细胞中，这种包含与病人完全相同的遗传物质的杂合卵细胞在体外培养发育成囊胚，如果从获得的囊胚中分离并扩增所谓的“人类胚干细胞”，并体外诱导它们分化成胰岛细胞、神经元、心肌细胞等，将这些细胞移植至发病部位，则能够修复病人的组织或器官，从而使病人免受病魔的折磨。由于移植细胞与病人的基因完全相同，不会产生通常器官移植中出现的免疫排斥反应，修复的组织或器官将良好地履行职责，无须使用免疫抑制剂。但若将囊胚植入假孕妇女的子宫中，将会克隆出与提供体细胞的人基因相同的个体，即所谓的“克隆人”。

先进细胞技术公司的科研部副主任乔·塞伯利（Jose B. Cibelli）说，这项技术最大的突破在于首次在实验室里培育完成了早期胚胎，并可以进一步发育成体细胞。在胚胎体细胞的基础上，人类可以“培养”出任何形式的体细胞。专家指出，先进细胞技术公司的这项成果已经朝最终“克隆人类”迈出了最重要的一步，只需将这个早期胚胎植入女性子宫，胚胎将发育成胎儿，从而“制造”出一个与捐献表皮细胞的人一模一样的“克隆人”。因而，先进细胞技术公司的这条消息一出，国际社会一片哗然。各国生物学家及生物伦理学家纷纷发表意见，强烈批评美国科学家的做法，认为这一实验结果不但没有科学意义，而且跨越了人类恪守的禁区，是对生物伦理的严重挑衅。

国际社会要求禁止克隆人的呼声就一直没有平息。而各国政府一方面要禁止克隆人；另一方面又不想阻碍克隆研究在医学上的运用，反克隆的立法也成为他们头疼的一个问题。

布什在白宫对记者说，克隆人类胚胎是错误的。作为一个社会，人们不应该在培育生命之后又将其毁灭。他呼吁美国参议院采取行动，通过禁止克隆人的法案。美国国会在得知这些科学家的克隆试验之后，表示了很大的关注。参议院多数党领袖达施勒支持供研究用的克隆，但强烈反对任何为了复制人类而进行的克隆。宗教组织则谴责说，先进细胞技术公司此举不是医疗的进步，而是人类道德和伦理的沦丧。他们认为，人类繁衍是上帝的造化，制造和破坏人类胚胎是对人类的践踏，是人们绝对不能容忍的。

德国教育和科研部部长布尔曼女士于 2001 年 11 月 25 日对德新社

发表谈话表示，将来在具备一定条件并确保安全的前提下，德国也可以开展人类胚胎干细胞研究，但必须有严格的条件限制。

法国生物学家及生物伦理学家纷纷发表意见，强烈批评美国科学家的这一做法。法国国家农艺学研究所动物克隆专家让·保罗·勒纳尔表示，美国先进细胞技术公司所使用的方法实际上就是五年前克隆多利羊的方法，并非什么新技术。法国生物伦理学家让·弗朗索瓦·马太也表示，美国科学家的这一做法是非常危险的，他们在世界上第一个跨越了人类的禁区。他说，美国科学家的研究无论是在技术上还是在伦理上都没能完全遵守科研领域的国际法则。这位生物伦理学家强调指出，最让他担心的是，人们一旦跨越禁区，就不会轻易停止，尤其是在以治疗为目的的幌子下，更可能越走越远。

巴西总统卡多佐强调，他反对克隆人类胚胎，认为科学研究不能超越伦理界限。巴西科技部当日也发表声明，对克隆技术可能用于人类表示忧虑，因为它将引发一系列伦理道德问题，破坏人类个体的多样性及完整性。根据巴西现行法律，任何以繁殖为目的的克隆人类的行为均属犯罪行为，法律允许进行治疗性克隆，但是必须遵守伦理原则并接受巴西全国生物安全技术委员会的监督。

意大利卫生部部长西尔基亚在罗马指出，克隆问题到了非管理不可的时候了，意大利议会应当加强对这一问题的管理，而且必须立法。西尔基亚指出，尽管美国先进细胞技术公司的科学家称他们研究的主要目标不是制造克隆人，而是利用人类胚胎干细胞为特殊疑难病人解除痛苦和为人类的医疗事业发展服务，但这不仅是一种十分明显的违背法律准则的商业行为，而且还更多地涉及人类的伦理、道德、法律等一系列重大而严肃的问题，应当极为明确并坚决地予以制止。

英政府在消息公布之前刚刚公布了一项人类生殖性克隆法案，允许科学家在严格管理的条件下，利用克隆的人类胚胎进行干细胞研究，即所谓治疗性克隆，但禁止以制造人类后代为目的的克隆人研究。英政府虽然以立法的方式表明了反对克隆人的立场，但对以攻克疑难病症为目的的治疗性克隆却持支持态度。不过，英国科学家对克隆人类胚胎一直抱有极大的热情。他们认为，该技术给人类带来的实际好处，将远远超过伦理学上的消极影响。英国一些科学家发表文章说：人们不该盲目追随国外对克隆人类早期胚胎这项研究的偏激观点，听到别人赞成，便一股脑儿地点头，看到别人反对，就不假思索地否定，不能因“治疗性克隆”研究可能导致克隆人产生便把它一棍子打死，这就像为了防止利用基因技术制造生物武器而把基因工程全盘扼杀一样愚蠢。当然，人们以科学态度看待它，也包括防止其被滥用。当时的英国首相布莱尔曾经提出，人类应该警惕反科学思潮，各国政府在对有争议的科研领域进行严格管理时，也应顶住压力保障科研的正常进行。

联合国于 2001 年 12 月成立了一个专责委员会，考证如何建立一个国际公约以禁止进行人类克隆。此后有多个提议被提出，但没有结果。其后，法国与德国提出取得共识的狭义的限制生殖性克隆，但美国与西班牙则主张较为严厉地全面限制所有克隆研究。2003 年，波多黎各提出禁止生殖性克隆和医疗性克隆，并要求对违反规定的予以刑事化。但此议案于 2003 年 11 月在联合国法制委员会中以一票之差被搁置两年。但 2004 年联合国大会改为搁置一年。其后，经一年多的讨论，在 2005 年 3 月底，波多黎各的议案通过此议案，但对于这个条文，不但中国、韩国等国家反对，除德国和西班牙之外的西方主要国家，如英国、法国等都反对，并提出了保留条款，使这一条约成为虚文。

生殖性克隆与治疗性克隆研究在目的上不同，但在使用研究的生物资源来源上却相同，即都要采取复制技术取得研究用的胚胎和胚胎干细胞，而使用过的胚胎必须加以销毁；而且，由于两者的技术可以互用和互相支援，因此常被相提并论。

虽然克隆人类尚未能真正付诸实行，但克隆人类胚胎已获成功，是否允许克隆之研究和发展，已经迫在眉睫。目前，各国政府和生命伦理学界都认为现在进行人类克隆以及人类克隆研究都是道德上不可接受的，但对治疗性克隆研究则有着激烈的争论。这方面的争议和对待两种克隆的差异可从两个方面来论述：一是取得研究或克隆用的胚胎，二是研究成果道德上的必要性与可接受性。前者主要是对于取得进行克隆研究用的来源，即被克隆的胚胎的道德地位有不同的观点。后者主要是对于研究成果所提供的如对基因的了解、基因治疗、移植器官和组织、克隆成功的人类等是否为可被接受的成果。由于治疗性克隆的成果明显有助于生殖性克隆，即容易被转用和导向后者，因而有滑坡的问题，也产生了是否允许这方面研究的争议。

二、生殖性克隆和治疗性克隆的争议

（一）生殖性克隆的争议

自克隆羊“多利”问世以来，人们对支持生殖性克隆与否就一直争论不断。赞成生殖性克隆的学者认为，克隆人能满足人们怀念故人的需要，能为丧失或先天缺乏生育能力的人繁衍后代；而反对生殖性克隆的学者则认为，克隆人将违反人性尊严，破坏人类遗传的多样性，而且还会导致家庭组成的混乱，怕一些别有用心的人克隆出希特勒、东条英机等一类战争恶魔。目前国内外学者对生殖性克隆大多持反对意见。

1. 支持生殖性克隆的主要理由

支持生殖性克隆人的一个重要理由是人们可以利用克隆技术克隆一个与其相似的人来寄托对他们的思念，当配偶、孩子、亲朋好友因为各种各样的原因离开这个世界后，这无疑能够满足活着的人纪念的需要。但克隆技术只能“复制”肉体，对人的精神、思想、品格却不能复制。因为克隆技术所能做的仅仅是克隆出胚胎，即使胚胎长成婴儿，他的基因组成分与本体也不完全相同，只是外形、智力等方面极为相似。因而即使克隆出已逝的故人，也只能是光有躯壳的“人”，却不再有原来人的思想。因此，克隆出来的那个人与本体也不可能完全相同，他有属于自己的思维方式和性格特征，所以不可能完全满足人们纪念故人的需求。而支持生殖性克隆的另一个重要理由是能够为一些丧失或天生缺乏生育能力的人能像其他人一样繁衍后代。

2. 反对生殖性克隆的主要理由

反对克隆人的第一个重要理由是，这种研究在根本上违反了人性尊严，破坏了人类个体的独特性，并破坏了人类遗传的多样性，否认了人的自决权。克隆技术推翻了人类自然繁殖后代的形式，使生育成为实验室里人工操作的产物。克隆技术不同于有性繁殖，它是一种“复制自我”的行为，是无性生殖，这种生殖方式破坏了每个人的独特性或个人要求具有个性的权利，同时也破坏了人类的多样性，否定了克隆人作为人的自主权。因为克隆人的基因组合是根据被克隆的人设定好的，其智力、形体、外貌特征都不是自己独有的，公民相互之间如果要想承认自主性，就必须享有同等的私人自主权和公共自主权。如果一个制造者成为了其他人基因的主人，那么这种基本的相互性就不复存在。

反对克隆人的第二个理由是，克隆人可能会颠覆现有的婚姻家庭观以及伦理道德观。众所周知，人类传统的生育模式是爱情、婚姻、生育三者统一的模式。假如人类利用克隆技术生育，则打破了夫妻通过性交繁衍后代的常规，使生育与爱情、婚姻分离，从而引发一系列的伦理道德问题。本来，子女是夫妻情感交融的产物，是爱情的结晶。而克隆人切断了这种维系夫妻爱情的纽带，动摇了父母与子女之间血缘骨肉之情的基础，这必然会淡化亲子之爱，进而导致人与人之间感情的淡漠。由于家庭是社会的细胞，是社会精神文化产生、发展的重要源泉，人类许多美好的感情、优良的品德、良好的思想和行为，最初都是从家庭中培养和发展起来的，而克隆技术将会导致传统“双亲”家庭模式的解体。单亲血缘关系和非婚姻生育极有可能使养育单亲化，“克隆人”从小就可能得不到完整双亲家庭的温暖和抚育。在社会生活中，他们的行为和心理如出现偏差，难以及时得到矫正。这对“克隆孩子”身心的健康成长是很不利的。除此之外，在“克隆人”复制过程中，人类将失去确定亲系关系的标准，家庭人伦关系将变得模糊、混乱乃至颠倒。

例如，在克隆过程中，供核者、供去核卵者、孕育者和养育者，四者的排列组合有多种。假如甲的体细胞植入乙的去核卵中，在丙的子宫中孕育至分娩，由丁养育，那么就会出现如下难以确定的人伦关系：出生的“克隆人”是甲的复制品，那么“克隆人”是甲的子代还是甲的弟妹或自我？“克隆人”的母亲是乙还是丙？假如甲的体细胞在冷冻库保存几十年乃至上百年后再被移植，那么，乙、丙、丁是其父母辈还是子孙后代？假如某单身女子用自身乳腺上皮细胞核，移植到自己的去核卵中，形成重构卵，在移植到自己子宫中着床妊娠至分娩，“自己生自己”，这从伦理上无法确认人伦关系。假如某男子将其体细胞植入其女儿的去核卵中，并让重构卵在女儿子宫中孕育至分娩，那么父女和“克隆人”三者的人伦关系该如何确定，这种“女儿生父亲”的荒诞事情实在有悖于情理，人类现有代际关系的道德规范和法律规范将失去效力。正如德国哲学家拜尔茨所言：人们从现代生物科学的革命中所获得的，不仅是其控制自然能力的增长以及由此而来的工业成果，而且还有其自我控制能力的增长。在某些观察家令人愉悦的环境中，我们正站在一个生物时代的门槛上，在这个时代，人将一步步实现其对自身组织的完全控制。

反对克隆人的第三个理由是，由于现有克隆技术尚不成熟，可能对克隆人造成无法预估的伤害。从现有的实验结果来看，克隆胚胎发育成个体的成功率很低。多利是在经历了200多次失败后才培育出来的，其他绝大多数胚胎“胎死腹中”，其中还出现过畸形或夭折的羊。克隆动物的胚胎尚且如此，克隆人胚胎培育成功率可能会更低。克隆人胚胎死于母腹中的可能性极大。在这种情况下进行克隆人实验，克隆人的寿命可能更短，即使克隆人拥有较长的寿命，也很难保障克隆人的生命质量。在“操纵”胚胎的形成过程中，很有可能造成克隆人先天的生理缺陷和遗传缺陷，这样的克隆人，即使寿命很长，他的一生也是痛苦的，更何况他们的后代会发生什么不幸更难以预测。有人认为克隆人胚胎也是人的生命，人们制造出它，却又让它于母腹中夭折，或者是制造出不健康、畸形或短寿的人，这将是对人权的一种侵犯。然而这是克隆人实验所无法回避的事实。

反对克隆人的第四个理由是，防止一些别有用心的人克隆某些“特殊人物”或者是制造“人畜结合”的生物怪胎。我们可以设想，为了让某些杰出的政治家、思想家、科学家、社会活动家、影视明星、体育明星等“特殊人物”永远用他们的聪明才智为人类造福，有可能会有人用克隆技术复制他们，使之“永生”。假如这些杰出人物被复制出来，“复制人”也只是“原版人”的基因型拷贝，在智力和能力上不可能是“原版人”的再现，那么社会将如何对待这批“复制人阶层”？他们扮演的是一种什么样的社会角色？再者，既然社会能允许复制杰出人物，也就很难制止反人类社会分子复制他们所需要的“特殊人物”，如希特勒，又或者犯罪团伙头子要复制出一批批带有暴力基因的暴徒。如果是这样，将会导致社会秩序的失控。除此之外，不可能将人的基因和动物的基因剪接融合起来，从而产生一种超自然的人畜结合体。这样的人畜结合体会不会对人类社会产生无法预料的后果？是否符合生命伦理学原则？

（二）治疗性克隆的争议

治疗性克隆，是指通过核移植技术构建来源于病人体细胞的胚胎，待胚胎发育至囊胚阶段后取出内细胞团，在体外培养胚胎干细胞，然后定向诱导胚胎干细胞分化成病人所需要的细胞类型，再移植回病人身上；或通过组织工程构建病人所需要的组织或器官，移植给病人，来替代或补充病变或受到损伤的细胞、组织和器官，从而实现对疾病的治疗，如治疗帕金森病和糖尿病等。随着体细胞克隆动物的相继诞生以及人类胚胎干细胞系的建立，治疗性克隆逐渐成为可能的有效医疗方法。利用这种方法，将从根本上解决同种异体器官移植过程中最难克服的免疫排斥反应，同时还使组织或器官有良好、充分的来源。对于治疗性克隆，争议不像生殖性克隆那么大，并且支持和反对的理由比较集中，因此，这里只对其争论的焦点进行简单概述。

赞成治疗性克隆者所持主要理由是更有利于救治病人的伦理原则，而反对者所持理由则主要是保护胚胎生命的伦理立场，其争论焦点在于救治病人与杀害胚胎孰轻孰重之间的抉择。反对者更强调，当受精卵形成的时候，人的生命已经开始并具有了灵魂。因此，在价值上，人类胚胎与人的生命相等同，也具有和人一样的道德地位。而治疗性克隆需要人为地毁掉胚胎才能完成，这在性质上无异于谋杀，在伦理上没有可以进行商谈和计算利害的余地。

通过以上论证可以看出，判断一种行为是否正确、是否应该做，要根据其背后支持的理论，支持的理论越多，就越容易作出正确的判断。一般来说，正确的就是符合道德的，在立法的时候就需要多考虑此种判断，要遵循此种判断方向；相反，错误的、不应该做的基本上是不符合公众道德的，立法时则要避免支持此种行为的倾向。在这里，通过对克隆人这一具体的基因技术行为进行论证，明确对其禁止或允许做的界限，既解决了伦理纷争，又为克隆人的立法提供了伦理基础。

第四节　人类干细胞临床治疗研究进展及相关问题

21 世纪生命伦理学高速发展，但发展的每一步都是谨慎的，医学高新技术的应用都需要进行前期的试验。干细胞技术作为高新技术之一，在应用于临床之前，进行广泛的临床试验是必不可少的程序。而在临床试验中又隐藏着诸多不稳定、不安全的因素，有很高的风险，因此，在将干细胞应用于临床治疗时，如何保证患者的安全是需要我们认真思考的问题。国际干细胞研究协会强调，“合理的安全性、有效性和临床前研究非常重要”，“在干细胞疗法用到病人身上前必须极其谨慎”。即使是经过审批的干细胞治疗技术，技术本身的不成熟、不确定性以及患者个体差异性等都会引发安全问题。

干细胞技术研究蕴含巨大的商机和经济利益，众多利益主体参与其中，如研究者、投资者以及管理者等，形成尖锐的利益冲突。如现在常用的异体干细胞的来源是脐带血，有专门的人员负责采集，有专门的公司对其进行细胞培养、制备，有专门的公司负责建实验室，有专门的医院负责治疗，每一个环节都是利益冲突的体现。除了各类医院自行开展的干细胞治疗外，广受关注的治疗模式也存在诸多的伦理问题。技术本身的伦理问题是在研究这项技术时必须考虑的，但是，实际应用当中利益冲突引发的问题更是需要迫切考虑的。这个问题如果得不到很好的处理，干细胞技术的社会环境将被影响，它对社会的积极价值也就会大打折扣。

这里主要介绍我国干细胞治疗研究的进展。在我国，干细胞临床应用只有骨髓移植获得批准。但是干细胞美容、干细胞除皱、干细胞整形、干细胞治疗却是“遍地开花”，打着“干细胞移植”这个高科技旗号的美容和医疗机构在国内并不鲜见。目前，干细胞治疗的混乱局面主要表现在网络等宣传媒介对干细胞的夸大推广上，如包治百病、在干细胞的研究与应用中费用高昂、相关的研究机构资质缺失、所谓的干细胞治疗的质量失控。2009 年我国多家杂志头条新闻刊登了对中国干细胞治疗安全性忧虑的文章。文章显示，中国干细胞治疗的市场火爆，受世界各地的患者所青睐。

2005 年，北京市一家医院为一名刚出生 70 多天的脑瘫患儿进行干细胞移植手术取得了成功，有关机构证实这种治疗小儿脑瘫的方法尚属世界首例。

2007 年，曾患有先天性免疫缺陷病的小吴，在上海某医院通过造血干细胞移植，自身免疫系统功能成功重建，当时被宣称为“国内首次”。

2010 年，南方医科大学南方医院宣布世界第一例双胞胎地中海贫血造血干细胞移植在该医院获得成功。有关专家表示，这标志着我国在造血干细胞移植根治重型地中海贫血方面已步入世界领先行列。

但干细胞治疗带来的并不都是令人振奋的消息。近年来，干细胞研究技术尚未成熟但市场已然火爆的现象屡见不鲜，干细胞治疗乱象频生。时有报道因患白血病、糖尿病等难治性疾病而接受干细胞移植术后，病情加重甚至不幸离世者，并引发了一系列医患纠纷。综合看来，目前我国在利益冲突下的干细胞应用现状堪忧。

在全球范围内，干细胞移植疗法还只处于临床试验阶段，仅被证明用于诸如白血病、烧伤以及骨骼修复等个别疾病的治疗有效，且风险仍然未知。若要真正将干细胞移植普遍应用于临床，仍有大量技术难题需要攻克。虽然提供干细胞治疗的大多是公立医院，但未经批准的干细胞治疗项目仍广泛存在。尤其值得关注的是，长期以来，该行业缺少适用于全球范围的监管体系。

近年来，干细胞移植虽已在我国形成供需两旺的临床治疗市场，不同规模的医疗机构也已参与其中，尽管卫生部要求此技术应用于临床治疗须经审批，但迄今为止，除造血干细胞治疗血液病外，尚未有任何一家医疗机构的干细胞治疗得到受理和审批。收费不菲的干细胞治疗也绕开了临床监管，以“临床研究”的名义来开展。

2012 年 1 月，在认识到干细胞临床治疗现状堪忧的形势后，卫生部对外公布了一整套行业规则，如《关于开展干细胞临床研究和自查自纠的通知》，叫停正在开展的未经批准的干细胞临床研究和应用项目。然而，卫生部的管制已被证实无效，大量机构仍在继续提供治疗，尚没有一家机构通过规定的途径获得注册。卫生部为期一年的干细胞临床研究和应用规范整顿工作在 2012 年 12 月 16 日已经结束，然而，干细胞治疗机构依然层出不穷。截至 2012 年 7 月，卫生部干细胞整顿工作办公室的调查结果显示，干细胞治疗已经在我国 300 家以上的医院、机构开展，上至三甲医院，下至美容院、小诊所等。

干细胞移植治疗是一门先进的医学技术，为一些疑难杂症的治疗带来了希望，但不可过分夸大其疗效。干细胞技术不管是从法律法规还是临床实践上来看，都不是一个常规的治疗手段。现在绝大部分干细胞研究都处在临床试验阶段，然而当患者及家属问及手术风险和成功率时，会被各种“干细胞中心”告知这是一项成熟、安全的技术，没什么风险，效果很好。

就目前研究而言，干细胞治疗自身免疫性疾病最有希望。干细胞是一群具有免疫调节功能的细胞，全球唯一拿到上市许可用于临床治疗的干细胞药物就是用于治疗移植物抗宿主病的药物。

2010 年年底，中华医学会糖尿病学分会发表了一项声明：干细胞治疗糖尿病尚处在临床应用前的研究阶段，不建议将干细胞移植技术作为常规的临床实践。还提到在进行临床试验时，不得向参加的糖尿病患者收取费用。

中山大学干细胞与组织工程研究中心的学者称，人类对于干细胞的了解还远远不够，干细胞疗法的很多不良反应还不为人知，干细胞疗法可能是不可控的。干细胞的安全性、稳定性、致瘤性在当前都是未知数，还需要长期的随访研究来证实。

令人欣慰的是，随着时间的推移，干细胞移植治疗中的乱象逐渐引起了政府的重视，从而陆续出台了规范性文件。新的干细胞项目研究和开发的监管政策将陆续出台，一方面可推动干细胞研究的进展；另一方面可建立行业的标准和认证，以促进干细胞治疗行业的良性发展。

第三章　人类干细胞研究的相关政策及法律规制

人类干细胞研究受政府相关政策的影响和法律的监管。本章介绍了国内外干细胞基础科学研究和市场应用的关系，风险资本、公共—私人联盟和知识产权等相关管理措施在其中的作用与地位。并结合英美两国的相关政策及法规，为顺利推动我国人类干细胞研究，在充分考虑我国社会、伦理道德及法律现状的前提下，提出了政策与立法的建议。

第一节　美国人类干细胞研究的相关政策及法律规制

美国在干细胞研究方面一直处于国际领先地位，但由于美国是个基督教传统的国家，美国政府在干细胞研究领域面临艰难的选择。

美国与人类胚胎干细胞相关的立法可追溯到 1974 年。为正确认识和处理科学研究与伦理道德之间的冲突，美国联邦政府拟通过国家研究法案，以设立特殊委员会或顾问团的方式为联邦基金的调节与分配提供建议。美国健康、教育和社会福利部（DHEW）因此成立。DHEW 负责资助与胎儿或胚胎相关的研究。国会同时在 DHEW 内部成立了伦理咨询委员会（EAB），用于建立科学研究应遵循的标准及流程。然而，尽管 EAB 建议资助对发育 14 天内的人类胚胎进行科学研究，然而国会对此却未作出回应。直到 1993 年克林顿入主白宫，DHEW 未资助任何与人类胚胎相关的研究。克林顿政府成立后，即提出用联邦基金资助胎儿及胚胎研究。国会随后通过了美国国立卫生研究院（NIH）的振兴法案，取消了 EAB 的功能，建立了人类胚胎研究专家组。该专家组建议在找不到替代方法的情况下，联邦基金可以资助胚胎研究。克林顿签署行政命令支持该建议，宣布联邦基金可以资助人类胚胎相关研究，但不允许资助生殖性克隆研究，国会对此政策进行了干预。1996 年，根据阿肯色州众议员 Jay Dicky 的提案，国会对美国卫生与人类服务部（DHHS）的政府年度预算案进行了修正，该修正案被称为 Dicky 修正案。Dicky 修正案规定不允许运用联邦基金资助为研究目的而制造、摧毁、丢弃和损害胚胎的项目。该修正案自 1996 年之后每年均成为 DHHS 政府年度预算案的一部分。Dicky 修正案旨在限制制造及破坏胚胎的行为。然而，当 1998 年威斯康星大学胚胎干细胞专家詹姆士·汤姆森教授成功地从人类胚胎中分离出胚胎干细胞后，该修正案受到了冲击。根据 Dicky 修正案的字面含义，仅制造、摧毁、丢弃和损害胚胎的研究不能获得联邦基金资助，那么如果制造并摧毁胚胎以获得胚胎干细胞的研究在私人资金或其他非联邦基金的资助下已经完成，接下来以该胚胎干细胞开展的研究是否可继续获得联邦基金支持。DHHS 的法律总顾问认为，在不应用联邦基金制造及摧毁胚胎的前提下，Dicky 修正案并不适用于人类胚胎干细胞相关研究。胚胎干细胞并不等同于人类胚胎。胚胎，是指在植入子宫后，可以发育成为人类的有机体。而胚胎干细胞只是细胞，并不是有机体，即使被植入子宫，也不能发育成为人类。然而反对者认为，胚胎干细胞的获得是建立在制造及摧毁胚胎的基础上，如果认可以上解释，则是对该制造及摧毁行为的鼓励，这完全背离了 Dicky 修正案的精神。基于此，美国国立卫生研究院开始着手建立胚胎干细胞研究的伦理问题操作指南。

美国《科学》杂志于 1999 年将干细胞研究列于世界十大科学成就的第一位，排在人类基因组测序和克隆技术之前。NIH 在 1999 年 12 月公布了《关于胚胎干细胞研究的指导原则》，该原则允许对已获得的来自人胚的细胞系进行研究，但是对通过摧毁胚胎从人胚中获得新的胚胎干细胞系的行为是持否定态度的。2000 年 8 月，时任美国总统的克林顿宣布，美国政府准许用政府经费进行人体胚胎干细胞研究，NIH 也发表了关于人类多能性干细胞研究的指导方针。

但接下来发生的两个事件阻止了 NIH 启动对胚胎干细胞研究的资助。一是美国国家未出生儿童促进组织（NAAPC）代表 Mary doe（Mary doe 是一个保存在液氮中的人类胚胎、试管婴儿技术的产物）起诉 DHHS 部长。这是 NAAPC 对克林顿鼓励胚胎干细胞研究政策的回应。该组织认为，胚胎也是人，应在我国《宪法》第 14 修正案下与人类同等对待，他们希望能够获得该研究的禁令，以阻止所有正在进行或计划进行的人类胚胎干细胞的相关研究。二是布什当选美国总统。布什政府成立后不久，即建立生物伦理学顾问委员会。该委员会认为，为体现 Dicky 修正案的精神，应赋予胚胎与胎儿同等的权利，不建议联邦政府对可能破坏胚胎的研究进行鼓励。随后，布什签署总统行政命令，宣布联邦政府资助的研究经费只能用于在 2001 年 8 月 9 日前已经建立的胚胎干细胞系。

2001 年 2 月，美国 80 位诺贝尔得主曾联名上书，要求布什政府不要阻碍首笔用于资助人类胚胎干细胞研究的联邦研究经费。2001 年 4 月，NIH 决定，取消原定于 25 日举行的人类胚胎干细胞研究经费申请案的审查会议。该申请案是美国第一例人类胚胎干细胞研究经费申请案。有关方面认为，这意味着美国政府将不再对人类胚胎干细胞研究进行资助。同时审查会议被取消引起了科学家及患者的强烈不满。2001 年 7 月，美国众议院通过了《人类克隆禁止法案》，禁止一切形式的克隆，包括生殖性克隆和治疗性克隆，但是该法案一直没有在参议院通过。由于伦理争议，布什于 2001 年禁止使用联邦政府资金研究人类胚胎干细胞，这是一种保守政策。但事实上，美国的一些私人机构已经开始以体细胞核移植的方法制造胚胎，以萃取干细胞，建立了质量更好、更容易培养的人类胚胎干细胞系。

布什政策并未禁止私人基金或其他非联邦基金对胚胎干细胞研究的资助。可以说，美国对该研究的限制是不严格的。但该政策依然对美国胚胎干细胞研究的发展产生了广泛的影响，主要体现在以下三个方面：

首先，私人投资减少。私人投资，尤其是风险投资，在生物产业中发挥着重要的作用。然而，风险投资在一定程度上依赖于政府的承诺与信心。如果一个技术能够得到联邦基金的支持，则将更容易吸引到风险投资。而布什政策给胚胎干细胞研究的未来带来了不确定性，大大增加了此项投资的风险，投资商必然会避开或减少此类投资。

其次，研究水平落后。美国大多数顶尖的科学家是在大学里进行研究的，其研究经费主要来源于联邦基金。而在胚胎干细胞研究中欲获得联邦基金资助，必须应用 2001 年 8 月 9 日前建立的胚胎干细胞系。据当时 NIH 的统计，全球在此日期前建立的细胞系有 60 多个。但到目前为止，该数字已经减少到 21 个，并且由于干细胞在体外培养过程中特性丧失和基因突变等原因，这个数字将继续减少。相比之下，世界上已有超过 100 个新建立的干细胞系供全球科学家进行研究。多数现有细胞系为特定疾病设计，非常容易使用。另外，符合联邦基金资助政策的细胞系都是以小鼠细胞作为饲养层的，可能导致鼠源病毒的传播，在应用于人类时也可能引起免疫应答与排斥，这些特性使此类细胞并不适用于人类疾病的研究。而新加坡最近分离了以人类皮肤细胞作为饲养层的干细胞系，因此干细胞研究更加安全。新建细胞系使科学家能够获得更多的信息，并在世界范围内及时分享研究成果，依赖联邦基金资助的科学家显然与此无缘。

最后，人才流失，税收减少。符合布什政策的胚胎干细胞系不适合进行研究，其获取程序也十分复杂缓慢，研究被迫延误。而取得非联邦基金资助、得以使用新建细胞系的科学家却不允许利用已通过联邦经费建立的设施和购买的设备。欲从事此研究，必须重新建立实验室，这种重复建设导致了经费的严重浪费。以上问题的存在削弱了科学家的研究热情，也削弱了美国在干细胞研究领域竞争的能力。由于无法得到足够的研究资金，美国越来越多的在胚胎干细胞研究方面的优秀科学家转向英国和欧洲、亚洲等国家寻求发展。

据估计，美国每年有超过 3000 人死于可得益于胚胎干细胞研究而治愈的疾病，其中包括帕金森病、糖尿病、多发性硬化症、心脏病和脊髓损伤等。由于以上原因，美国人将无法享受因科技进步而带来的康复机会。对于布什的政策，国会颁布了一系列法案作为回应。例如，《2001 年干细胞研究法案》授予 DHHS 部长永久的权利资助仅为获取干细胞而进行的人类胚胎研究。2004 年，因《自然·医学》杂志报道非人类分子污染了符合布什政策的干细胞系，148 位国会成员发起了《2004 年干细胞研究促进法案》，但该法案并没有同时取得两院的支持。截至 2005 年，共有 15 个干细胞研究相关法案被提案，终于《2005 年干细胞研究促进法案》诞生。该法案允许联邦基金资助新建干细胞系，并被两院通过。然而，布什在其总统生涯中第一次动用了否决权。2007 年，国会又通过了《2007 年干细胞研究促进法案》，该法案授予 DHHS 部长进行胚胎干细胞研究的管理与资助权利。对此，布什再一次动用了否决权。

在干细胞研究无望获得联邦基金资助的情况下，美国各州纷纷作出回应，但立场差距很大。加利福尼亚州在 2004 年年初开始用州基金资助干细胞研究，并在同年11月投票通过了《第71号建议》，计划在未来10年投入30亿美元州基金资助干细胞研究，同时成立了加州再生医学学会负责管理该州的干细胞研究，并分配州基金在此研究上进行资助。加州《第71号建议》产生了“多米诺”效应，为避免在人才和税收等竞争上落后于他州，截止到2006年，康涅狄格、马里兰、马萨诸塞、新泽西、印第安纳、俄亥俄、华盛顿和伊利诺伊等州纷纷制定政策鼓励干细胞研究。如康涅狄格及伊利诺伊州分别提供1000万美元州基金资助干细胞研究。最近，密苏里州也进行了州范围的投票，旨在通过宪法修正案，允许研究者从事任何联邦法律允许的研究，保证其居民可以享受干细胞的诊断和治疗。另外，也有一些州通过必须预先获得捐赠人许可的方式对胚胎相关研究进行限制，更有少数几个州规定了特别限制。例如，路易斯安那州严格禁止使用试管婴儿临床获得的胚胎进行研究；北达科他州及南达科他州明确禁止胚胎干细胞研究；阿肯色州、爱荷华州和密歇根州将利用体细胞核移植技术的研究视为非法。

奥巴马是胚胎干细胞研究的拥护者，早在2008年9月，奥巴马答复游说组织“2008科学辩论”的一连串问题时，就清楚地表明了在干细胞研究上的竞选政策。奥巴马认为，胚胎干细胞的医学应用前景广阔，因此希望能够通过对该研究的支持，改善民众健康。而布什设定的干细胞经费限制，让美国科学家束手束脚，无法与他国竞争。至于伦理问题，奥巴马认为，试管婴儿临床中储存了数万个胚胎，绝大多数胚胎并不会被应用，最终也无法摆脱被丢弃的命运，用这些自愿捐赠的多余胚胎进行研究，进而挽救生命是符合伦理的。值得一提的是，另一位总统候选人麦凯恩在干细胞问题上也持相似立场。

2009年3月9日，奥巴马在白宫发表讲话，再次强调了以上立场，并声明一定会慎重对待干细胞研究，将建立并执行严格的指导方针，绝不允许滥用行为，也绝不接受生殖性克隆。奥巴马同时强调了其“政治不干预科学”的执政立场。同日，奥巴马签署总统行政命令，宣布解禁联邦基金对胚胎干细胞研究的资助限制。这意味着美国科学家可以运用联邦基金对全球范围的新建干细胞系进行研究。而且该命令的签署正值美国金融危机的特殊历史时期，科学家们甚至可以享受经济复苏基金的资助，这无疑给美国干细胞研究注射了一剂强心针。就在此前不久，美国食品药品监督管理局（FDA）也在干细胞研究问题上表明了积极的态度。2009 年 1 月 23 日，FDA 向 Geron 公司颁发了美国历史上第一个人类胚胎干细胞的临床试验许可。由于缺乏干细胞治疗的规范，FDA 花费了近一年的时间审查 Geron 公司的申请，审查文件长达 2 万页。

然而，虽然有这些刺激因素，美国干细胞研究依然笼罩着一片乌云。由于 Dicky 修正案仍然有效，科学家被禁止使用联邦基金进行制造、摧毁、丢弃和损害胚胎等行为。因此，即使有了奥巴马政策，科学家仍不能够创建自己的细胞系从而提取胚胎干细胞，这对干细胞研究是个巨大的障碍。奥巴马没有权利推翻 Dicky 修正案，只有国会有这个权利，但两者在此问题上均未表明立场。

另外，虽然奥巴马政策得到了两党的广泛支持，但它仍可能被继任者推翻，只有通过立法将该政策确立下来，干细胞研究的前景才可能更加明朗。对于私人投资来说，技术能够获得专利保护是保证其投资回报的重要因素。而由于伦理道德争议，人类胚胎干细胞专利从一开始就处于风雨飘摇中。威斯康星校友研究基金会（WARF）拥有人类胚胎干细胞的三个美国基础专利。2006 年 7 月 17 日，美国两家机构——公共专利基金会和纳税人及消费者权利基金会联合提出申请，以“这三项专利不具备非显而易见性及阻碍了科学研究”为由，请求重新审查。经过一波三折，这些专利的最终命运依然未可知。而欧洲专利局已在 2008 年 11 月 28 日驳回了 WARF 的专利申请。事实上，目前世界上大部分国家因为伦理学原因禁止授予人类胚胎干细胞专利权。

2007 年，美国联邦最高法院对 KSR Interna－tional Co. v. Teleflex, Inc. 一案的判决，使人类胚胎干细胞专利的处境雪上加霜。在此案中，最高法院推翻联邦巡回上诉法院在认定专利“非显而易见性”时采取的较为刚性的 TSM 标准，以一种更为弹性主观的标准取而代之。根据最高法院的判决，一个专利是否可被授权变得更加不可预期了，这个决定对生物技术产业的发展具有直接的负面影响。由于生物体的极端复杂性，生物技术成为了一门原理并不复杂，操作却不简单的实验技术。很多情况下，技术的进步只是一层“窗户纸”，即使有若干技术预示实验的必然成功，捅破这层“窗户纸”却依然需要科学家的巨大努力。

WARF 的胚胎干细胞专利就曾面临这样的问题。最高法院的决定似乎在告诉人们，不要期望专利体系在吸引私人投资中发挥重要作用。综合以上因素，在现行法律政策下，美国胚胎干细胞研究的未来将依然是个疑问。但可以肯定的是，由于NIH需要时间制定人类胚胎干细胞研究的伦理规范，并确定何时及如何运用联邦基金资助该研究，奥巴马政策的施行仍有待时日。

奥巴马新政策对干细胞研究的解禁以及产业界对于干细胞治疗的巨大投入，美国的干细胞研究和产业前景乐观。美国虽然在联邦政府层面对干细胞的研究投入有限，但地方政府以及私人资金对其大力支持。例如，加利福尼亚州已在人类胚胎干细胞研究方面投入了数十亿美元，美国还有多个州政府支持干细胞的研究。不少美国高校积极探索利用私有资金推进干细胞研究的途径，并由私有资金建立了多个美国最大甚至是世界最大的干细胞研究中心。美国干细胞研究可能成为以后的优先发展领域。

第二节　英国人类干细胞研究的相关政策及法律规制

英国的人类干细胞研究居于世界领先水平，一方面，英国有其强大的干细胞及发育生物学研究基础；另一方面，英国政府出台了积极的干细胞治疗政策支持，并建立了相关的法律规制体系。为平衡科学与伦理道德之间的关系，英国政府建立了由《人类生殖与胚胎学法》及《人类生殖及胚胎学（研究目的）规则》组成的法律框架，并通过人类受精与胚胎学管理局及干细胞银行对其进行管理。对英国人类干细胞研究的政策和法律规制方法进行历史回顾与评析，可为推动我国人类干细胞研究，完善相关立法提供参考依据。

一、英国人类干细胞研究的政策

英国对人类干细胞研究采取了一种非常开放的态度。英国政治界、科学家及广大民众均倾向于认为人类干细胞研究对象、领域的设定是自由的，虽然出于伦理需要在某一个时期对某一个对象、领域的研究可以进行节制，但节制必须适当，宗教不应成为研究的阻碍因素。英国民众对政府、科学及医学团体充分信任，英国的医疗健康服务由国家统一管理，医疗被视为公共财产而不是市场经济下的商品，民众普遍接受家长介入式的管理模式。

在胚胎干细胞研究方面，政府通过许可证体系显示了规制此研究的决心，民众也相信科学及医学团体会严格遵循规则进行研究，干细胞研究因此不存在道德与法律问题。英国的科学界通过媒体向民众广泛介绍了干细胞研究的医学前景。有力地宣传提高了人们对研究的接受度，减少了立法的障碍，甚至对立法起到了推波助澜的作用。英国政府希望广大民众能够享受通过干细胞研究带来的医疗进步，而这必然依赖于研究的发展，因此，借助各种方式消除阻碍研究发展的因素。例如，通过立法，使胚胎研究合法化；通过建立干细胞银行，使科学家获得免费的高质量的细胞系，并使研究成果能够被及时报道，及时分享。基于此，足见英国政府对干细胞研究所持的支持态度。

2001 年，英国成为第一个将克隆研究合法化的国家，允许科学家培养克隆胚胎以进行干细胞研究，并将这一研究定性为“治疗性克隆”。科学家既可破坏被生育诊所废弃的胚胎用于干细胞和其他研究，也可通过试管内受精培养研究使用的胚胎。2002 年，伦敦大学国王学院干细胞生物学实验室主任斯蒂芬·明格的研究小组获得英国人类受精和胚胎学管理局颁发的两份研究人类胚胎干细胞衍生许可证之一。之后，该小组成功建立了英国第一个人体胚胎干细胞系。2004 年，英国成立了世界第一家政府性干细胞银行，包括英国的国王学院和纽卡斯尔的生命研究中心。布莱尔政府对干细胞研究也表示强烈支持，希望借此保障英国生物技术在欧洲的领先地位。此外，英国创建了英格兰东部地区干细胞网络，推动了该地区干细胞研究相关学术、临床与商业机构的协作，促进了干细胞研究的创新及应用。该地区拥有剑桥干细胞研究所和英国干细胞银行等著名机构及从事发育生物学、实验胚胎学、临床转化到干细胞技术伦理学和管理实践等多种研究背景的专家，因此，该地区是公认的干细胞研究的领导区域。

2005 年 3 月，时任英国首相的布莱尔宣布在三年内向包括干细胞研究在内的生物技术领域投资 10 亿英镑，政府也称将在其十年发展计划中建立一个全国性的干细胞研究网络。同年 11 月，英国政策建议者发布了“英国干细胞计划”，制定了一份对干细胞研究、治疗与相关技术发展的十年战略。该计划阐述了干细胞基础科学研究和市场应用的关系以及政府、风险资本、公共—私人联盟和知识产权等相关管理措施在其中的作用和地位。这构成了英国对干细胞生物经济的政策战略。

二、英国人类干细胞研究的相关法律规制

（一）1967 年：《堕胎法》

堕胎在早期的英国被视为违法行为。这缘于天主教会是堕胎合法化的强烈反对者，认为受精卵形成的一刹那就是生命的起点，这时它已经是一个全新的、独立的人，堕胎无异于杀人。这种情况在 1938 年得到了一定的改变，在 The King v. Bourne 案件中，法院第一次认定：以保护妇女的生命和健康为目的的堕胎应被法律所允许。这个里程碑式的案件标志着在特定情况下终止怀孕是合法行为，在妇女和胎儿的权利问题上，人们的观念正在发生着翻天覆地的变化。

由于女性运动的发展及对生育控制问题的重视，支持堕胎合法化的人越来越多。一些国会议员也急于改变社会的不公正，希望帮助那些贫困或身体不健康的妇女摆脱意外怀孕，却又不能合法堕胎之苦。另外，国会也期望对 20 世纪 60 年代出现的公共健康危机进行回应。在这样广泛的社会及政治力量的支持下，1967 年《堕胎法》出台。该法案允许妇女在某些情况下（如怀孕可能危及妇女健康或胎儿有重大发育缺陷等）进行堕胎。

虽然该法案并未赋予妇女对堕胎选择的权利，而是将终止怀孕的决定权留给了医师，但法案的出台仍然意味着保护母亲的健康可以以牺牲胎儿为代价，显著地提高了妇女的社会地位。显然，《堕胎法》是早期法院态度的延续，革命性地将堕胎合法化。

（二）1990 年：《人类生殖与胚胎学法》

英国在 20 世纪 70 年代开始进行体外受精技术的研究，1978 年，世界上第一个试管婴儿在英国诞生。自此，胚胎研究和辅助生殖技术在英国迅速开展起来。由于英国《堕胎法》的出台，80 年代，堕胎已经成为英国极其常见的医疗行为。既然摧毁胚胎，甚至胎儿的堕胎行为已经被广泛认可，那么似乎就没有法律上的障碍来阻止为研究目的而获取胚胎的行为。

鉴于社会大众对 IVF 可能引起婴儿的出生缺陷、产生选择性生育及冲击家庭关系等问题的担忧，英国政府在 1982 年成立了人类受精与胚胎学调查委员会，该委员会主席为 Dame Mary Warnock，因而又被称为 Warnock 委员会。Warnock 委员会负责调查 IVF 与胚胎研究的最新进展

及潜在的发展方向，并在充分考虑社会、伦理及法律现状的前提下，提出政策与立法的建议。Warnock 委员会在 1984 年提交了调查报告，该报告共有 64 条建议，主要包括以下内容：

首先，应允许为研究目的而使用发育早期的胚胎。当然，应赋予发育早期的胚胎一定程度的道德及法律的保护，但该程度应随胚胎发育阶段的不同而变化。对胚胎的保护在研究可能带来的巨大社会利益面前应该作出一些让步。

其次，关于研究所允许的胚胎发育的时间点，该报告认为胚胎中原条的出现是一个关键点。在原条出现之前，组成胚胎的细胞还没有开始分化，具备全能性。而原条出现后，细胞开始分化，其分化方向也确定了，生命体独特的个性开始形成。由于原条一般出现在胚胎发育的第 14 天，因此，建议允许对发育 14 天内的胚胎进行研究，对其后发育阶段的胚胎进行研究则违法。

再次，该报告认为纯为研究目的而制造胚胎也符合伦理。若不允许这种行为，将阻滞人类在某些领域的科学研究，进而阻滞对整个生殖过程的研究。

最后，该报告建议建立对国会负责的独立机构从而对研究进行规制。

Warnock 委员会的报告建立了 IVF 及胚胎研究的立法框架，但并没有在理论上有效地回应道德争议。因此，在其递交到国会后，遭遇了很多反对的声音。在早期国会的讨论中，大多数发言者认为胚胎研究是不道德的，是对无反抗能力的人进行的试验，这将导致对社会道德观的不可逆转的破坏。但由于科学家、广大民众及特殊的兴趣团体强烈支持 IVF 及胚胎研究，国会对 Warnock 报告进行了长达六年的辩论，在这段漫长的时间里，部分议员的态度发生了转变。1990 年，《人类生殖与胚胎学法》出台，该法案基本采纳了 Warnock 委员会的建议。自此，英国成为第一个对胚胎研究表明政治立场的欧洲国家。

《人类生殖与胚胎学法》允许在满足特定研究目的、接受严格监管的前提下对胚胎进行试验。国会为该法案成立了人类受精和胚胎学管理局（HFEA）。HFEA 通过颁发许可证的方式对 IVF、精子捐赠和胚胎研究进行授权和监控。许可证的颁发需要满足以下两个条件：一是申请者必须证明不能用其他手段完成研究，对胚胎的应用是试验所必需的。二是许可证只能颁发给有以下目的的申请者：促进对不孕症的治疗；增加对先天性疾病的认识；增加对流产原因的认识；发展更有效的避孕技术；发展植入前胚胎的基因或染色体缺陷的检测方法。另外，该法案允许纯为科学研究目的而制造胚胎的行为。

《人类生殖与胚胎学法》规定胚胎最多只能储存五年。无论出于何种研究目的，精子或卵子捐赠者的“知情同意”是体外制造胚胎的必要条件。在“知情同意”的签订过程中，研究机构必须保证捐赠者得到机会进行咨询，并被告知相关信息。胚胎研究必须遵守“知情同意”所限定的条件。

在《人类生殖与胚胎学法》的框架下，胚胎研究在英国广泛开展起来。据统计，从 1991 年 8 月到 1999 年 3 月，共有 53497 个胚胎被应用于研究中。大多数是 IVF 临床产生的剩余胚胎，其中也有 118 个胚胎是纯为研究目的而制造的。根据《人类生殖与胚胎学法》，基于特定研究目的的人类胚胎干细胞研究是被允许的。截至 2001 年，已有两家研究机构获得了 HFEA 颁发的胚胎干细胞研究许可。

爱丁堡基因组研究中心被授权进行多能干细胞的培养，包括提取胚胎干细胞，然后诱导其分化为各种组织细胞。这是一个基础研究，可被认为符合“提高对先天性疾病的认识”。纽卡斯尔生命研究中心被许可从植入前胚胎中提取细胞、建立细胞系并对细胞系进行定性分析，该细胞系随之被用于研究细胞压力应激反应对胚胎退化或发育缺陷的影响。

然而，人类胚胎干细胞研究的更多潜在应用并未列入《人类生殖与胚胎学法》的规定中，如对帕金森病、脊髓损伤等非先天性疾病的研究。对该法案进行修正，扩展研究目的的呼声随着胚胎干细胞研究的发展及克隆技术的出现越来越强烈。

（三）2001 年：《人类生殖及胚胎学（研究目的）规则》

1997 年，威斯康星大学胚胎干细胞专家詹姆士·汤姆森教授成功地提取了人类胚胎干细胞并对其进行了培养。几乎在同时期，罗斯林研究所公布了利用细胞核移植技术克隆羊的研究成果。这两个研究成果的结合导致了一种可能：通过 CNR 技术制造胚胎，再从胚胎中提取干细胞，可获得与细胞核供主的遗传信息完全相同的胚胎干细胞。对干细胞进行诱导分化可产生各种组织，将其植入供主的体内，不会产生免疫排斥反应。这就很好地解决了可供移植的器官短缺的问题，并极大地提高了移植的成功性。当然，既然克隆羊已经成为现实，克隆人也就不再是梦想了，这势必会产生伦理道德等方面的严重问题。在这两个同期研究成果的推动下，英国政府成立了由主要卫生官员组成的专家组对克隆及胚胎干细胞技术进行评估，分析利弊，并根据评估结果决定是否应允许这两类研究。该专家组最后得出结论：以提高对疾病的了解与治疗为目的的胚胎研究，无论是体外获得还是通过 CNR 技术获得，都应该被允许。此外，由于《人类生殖与胚胎学法》在立法时即留有余地，允许对研究目的进行拓展，因此可在该法案的框架下，通过增加研究目的的方式进行规制。

在专家组建议的基础上，2001 年，国会通过了《人类生殖及胚胎学（研究目的）规则》，该规则在《人类生殖与胚胎学法》的基础上，增加了三个研究目的：一是提高对胚胎发育的认识；二是提高对严重疾病的认识；三是使提高严重疾病治疗手段的知识得以应用。《人类生殖及胚胎学（研究目的）规则》扫清了人类胚胎干细胞研究所面临的法律障碍，英国在该领域的研究迅速发展起来。

（四）2003 年：干细胞银行的设立与管理

《人类生殖及胚胎学（研究目的）规则》并没有明确回答利用体细胞核移植（SCNT）技术获得的胚胎是否符合《人类生殖与胚胎学法》对胚胎的定义，进而落入该法案的规制范围内。为对该问题进行解答，上议院成立了特别委员会讨论《人类生殖及胚胎学（研究目的）规则》中存在的胚胎干细胞及人类克隆研究的相关问题。在其报告中，有一项建议是由医学研究委员会（MRC）和生物技术与生物科学研究会（BBSRC）联合资助建立干细胞银行。2002 年 9 月，英国国家生物标准与检定所（NIBSC）被选举主持英国干细胞银行（UK Stem Cell Bank，UKSCB）。2003 年 1 月，UKSCB 正式成立，这也是世界上第一个干细胞银行。

UKSCB 在筹划指导委员会的监督下运行与管理。筹划指导委员会的成员包括科学、伦理、神学、医学方面的专家，管理、资助机构的代表以及公众代表。该委员会制定了 UKSCB 操作指南，该指南对银行的管理、细胞系的使用等作出了详细规定。委员会每年向 MRC 进行汇报。UKSCB 也成立了一些专门委员会，协助及监督银行的管理。如一个由研究者、卫生保健部门、管理团体及赞助者代表组成的委员会负责监控银行是否严格执行了操作指南的规定，并协助银行策略的制定。UKSCB保存并鉴定人类成体、胎儿及胚胎干细胞系，建立了完善的质量控制系统以确保细胞系的安全及稳定性。研究者如欲建立新的胚胎干细胞系，必须首先从HFEA处获得许可，这也是干细胞银行从研究者那里接收细胞系的前提条件。筹划指导委员会先对细胞系的来源是否符合伦理要求、细胞系是否有储存价值等方面进行审查。储存者通过由来自其研究机构的科学家、技术人员及UKSCB工作人员组成的项目组密切参与储存过程。为保证研究者能够应用这些细胞系顺利开展研究，在细胞系的移转过程中，储存者需要提供使用技术、技巧及保存建议，并对细胞系进行检测。希望通过UKSCB获取干细胞系的研究者满足HFEA对干细胞研究的若干规定。

目前，UKSCB共有14个人类胚胎干细胞系可供研究者使用。另外，还有57个细胞系已通过筹划委员会的核准，进入银行的储存及质量检测程序中。通过与研究者、临床医生、资助团体、工业界、管理者的密切合作，UKSCB在英国乃至全球的干细胞研究中正发挥着越来越重要的作用。UKSCB的经验表明，干细胞银行有助于削弱伦理争议并促进人们对干细胞研究的管理。

通过对英国人类胚胎干细胞研究相关法律规制的历史回顾，可作出如下评析：

一方面，英国由《人类生殖与胚胎学法》及《人类生殖及胚胎学（研究目的）规则》组成了相对宽松的法律框架。另一方面，英国通过政府机构（HFEA）对研究进行审查与监督。对于复杂的人类胚胎干细胞研究来说，这样做有利于克服法律的僵化性，做到具体情况具体分析，也可以更加灵活地平衡人类胚胎干细胞研究与伦理的关系；在HFEA的严格监管下不会导致社会道德伦理失控，因此成为各国相关立法的重点参考模板。

当然，作为先驱者，英国的规制方法也有一些不够完善的地方，例如，其“知情同意”制度及对《人类生殖及胚胎学（研究目的）规则》中“严重疾病”的解释就广受争议。

“知情同意”是《人类生殖与胚胎学法》中的重要规定，是消除道德问题的举措之一。根据该法案，精子及卵子的捐献者必须被告知相关信息，然而该法案并没有对何为“相关信息”作出详细规定，这在实际操作中导致了研究机构采用的标准不统一：有的研究机构仅提供最基本的信息，即仅告知《人类生殖与胚胎学法》和《人类生殖及胚胎学（研究目的）规则》里罗列的研究目的；有的告知研究目的、方法等更为详细的信息；也有的研究机构提供2个或3个研究课题，供捐献者选择。胚胎干细胞的“知情同意”则更为复杂。干细胞具有永生性，在若干年后仍可使用。但正如《人类生殖与胚胎学法》未预见到胚胎干细胞和克隆羊的出现一样，人们也很难预见到未来干细胞科学的发展，在这种情况下，如何签订“知情同意”？应允许还是禁止捐赠者仅将研究目的限制在已知的范围内？或采取一种中立的做法，允许捐献者保持权利，对今后可能发生的研究目的进行授权？而且，由于干细胞中包含了捐赠者的遗传信息，有些信息可对其是否患病作出诊断，或者可预测将来患病的可能性，这些信息是否应回馈捐赠者，使其能早日治疗或采取防范的措施？现有的规制方法对这些问题并没有作出明确解答。另外，关于何为《人类生殖及胚胎学（研究目的）规则》中的“严重疾病”，各界看法不一。上议院特别委员会认为，对严重疾病的定义在很大程度上取决于“对个体或是对社会来说是严重的”。该委员会也质疑，对严重疾病的扩大解释，如将严重损伤列为“严重疾病”是否合适。在国会的辩论中，曾罗列了一些重大疾病，如帕金森病、阿尔茨海默病、癌症、肌肉萎缩症等，但并没有成为立法或HFEA操作指南的一部分，这势必为干细胞研究的规制带来不确定的因素。HFEA的管理也颇受质疑。由于向HFEA申请许可证前必须首先经过地方或所属机构的伦理委员会通过，而且HFEA对申请案的审查耗时一般较长，得到授权的研究机构还可能需要花费半年的时间回应HFEA每年一次的审查，这些规定在一定程度上造成了研究的延误，并给申请者带来了额外的负担。也有一些人批评HFEA缺乏专业人士来回答复杂伦理议题，某些决策过于保守，过分强调保护胎儿利益而忽视人们的生育自主权，因此，建议将HFEA定位成专业技术性机构，将伦理道德问题的处理交由专门的伦理委员会负责。

但不可否认的是，尽管有很多制度仍有待完善，但英国建立的人类胚胎干细胞研究相关法律规制仍是收效显著的，英国已经确立了其在干细胞研究领域内公认的国际领先地位。2009年7月8日，英国科学家的研究成果又一次轰动了世界。纽卡斯大学研究人员利用胚胎干细胞成功培育出了人类精子，这是干细胞研究的重大突破，也是英国所建立的规制方法极大地促进了该国干细胞研究发展的最好佐证。

第三节　我国人类干细胞研究的相关政策及法律规制

一、我国人类干细胞研究在政策法规等方面具有一定的优势

由于干细胞研究的关键技术获得突破仅有十几年时间，中国的研究技术和水平毫不逊色，所以国内和国外几乎处在同一起跑线上。在干细胞研究领域，中国最有可能完成科学上的原创性贡献。目前，我国干细胞低温和超低温气相液相保存技术、定向温度保存技术及超低温干细胞保存抗损伤技术等处于世界领先水平。事实上，我国的干细胞研究和应用已经具备了一定的基础，早在 20 世纪 60 年代就开始了骨髓干细胞移植方面的研究，1992 年，中国内地第一个骨髓移植非亲属提供者登记组在北京成立，“中华骨髓库”也正式接受捐赠。2002 年，北京建立了脐带血干细胞库。山东省干细胞工程技术研究中心曾把人体细胞核转移到兔去核卵母细胞中，成功构建了重组胚胎，从中分离培养 ESCs 细胞系并传代达 100 次，把细胞注入免疫缺陷小鼠体内后可诱发形成畸胎瘤，验证了其多能分化潜力。我国研发的用于白血病治疗的原始间充质干细胞注射液已于 2004 年 12 月 22 日获工期临床研究批准，这是我国第一个获准进入临床研究的干细胞治疗药物，据称其研发进展基本与国际同步。

目前，北京、上海、天津分别成立了干细胞研究中心，同时大力支持科研院所及高校开展干细胞研究，积极推进干细胞研究基地的建立。

对比国际上其他国家，我国在干细胞研究的政策法规、伦理道德观念、文化传统和社会支持方面具有一定的优势。我国政府的政策与英国等国家的政策接近，支持治疗性克隆的研究。在我国经济实力不断提升的情况下，国家在研究经费上给予了相当大的支持。可以说，我国现在的干细胞研究队伍中很多人都是在科技部的“973”计划和“863”计划及部分地方政府的重大科学计划支持下成长起来的，目前的很多干细胞研究成果也是在这些项目支持下取得的。“十一五”期间，国家继续支持干细胞研究，对我国生命科学赶超国际前沿起到了很大的促进作用。

在干细胞研究的科学伦理方面，我国的情况也在不断改善。至少在我国开展干细胞研究的主要城市和机构，其科学伦理管理基本达到了可接受的水平。一方面，随着国家整体上的进步，科研机构陆续设立了包括干细胞研究在内的研究项目伦理审批体系以保证研究的伦理准则；另一方面，我国目前干细胞研究团队的主要带头人大多在国外学习和工作多年，建立了良好的伦理意识并对国际上的情况比较了解。此外，近十几年来，我国民众对保护自己的权益有了比较清楚的法律意识，研究机构和科研人员把获得参与研究项目患者的知情同意作为开展研究的前提条件。这些因素的综合结果是，尽管在个别地方还有少数不尽如人意的事情发生，我国干细胞研究的整体科学伦理水准基本上达到了国际同行可以接受的程度。2006 年，国外曾有人撰文对中国干细胞研究的伦理问题进行了不切实际的指责，海内外多名华人干细胞科学家联名撰稿予以反驳，并在《自然》杂志上得以发表。如果我国没有干细胞研究伦理审查体系客观存在和运行的事实，我们华人科学家的底气就不会那么足，《自然》杂志也不会对我们的稿件予以发表。2007 年 7 月，卫生部又发布了《涉及人的生物医学研究伦理审查办法（试行）》，进一步强化了政府对生物医学研究的伦理监管，胚胎干细胞研究也当然在这个办法的监管范围之内。相信我国对胚胎干细胞研究的法规和伦理等方面的规范管理会被国际上接受，进而促进相关的科学研究与技术开发。

由于胚胎干细胞研究与克隆技术密切相关，而克隆人又是一个非常敏感的政治、宗教和伦理事件。因此，胚胎干细胞研究比其他科学研究受到的监管或限制要多得多，如胚胎的获取方式、研究范围及研究可以进行到什么阶段等都受到也应该受到监管，但不应该极端。从目前来看，在有些问题上，各国比较容易取得一致，如用于研究的骨髓间充质干细胞不能被植入人或动物生殖系统内去让其生长。但在另一些问题上，不同国家的主流观念差别巨大，也影响有关政策的制定。如美国等一些国家认为从胚胎存在的第一天就应该算是生命，不应该以损失生命为代价进行研究，他们所制定的法规也使政府资金支持胚胎干细胞研究受到巨大限制。包括我国在内的一些国家的法律规定与之不同，界定生命从婴儿出生算起，为开展胚胎干细胞研究提供了法律保障。在实际工作中，大家以科技部与卫生部于 2003 年年底联合发布的《人胚胎干细胞研究伦理指导原则》（见附录一）为指南。这份文件是在征求相关学科科学家、社会伦理学家及相关管理部门意见的基础上，参考联合国教科文卫组织等国际组织的观点立场和原则，分析和借鉴其他国家的相关立法、规定、指南而完成的，采用国际上普遍接受的伦理准则对我国干细胞研究进行指导。例如，用于研究的人类干细胞只能通过体外受精时多余的配子或囊胚，以及自然或自愿选择流产的胎儿细胞等方式获得；进行人骨髓间充质干细胞研究时获得的囊胚在体外培养期限自受精或核移植开始不得超过 14 天、不得将已用于研究的人囊胚植入人或任何其他动物的生殖系统、不得将人的生殖细胞与其他物种的生殖细胞结合；禁止买卖人类配子、受精卵、胚胎或胎儿组织；必须认真贯彻知情同意与知情选择原则，签署知情同意书，保护受试者的隐私等。这也是我国与英国等许多国家普遍参照的原则，具体科学研究活动的限制原则是遵守政府的政策法规：支持治疗性克隆的研究，反对生殖性克隆的研究和实践。这里把囊胚在体外培养期限制在“14 天”的科学依据是：胚胎发育到第 14 天时，开始形成三个胚层的组织，包括开始形成具有感受刺激的神经细胞和组织。换句话说，在 14 天以前的胚胎，还只是针尖大小的“细胞团”，没有任何感觉，更谈不上具有生命的个体。因此，只要体外培养胚胎发育到第 14 天时停止，并把胚胎破坏掉，即使是采用核移植等技术进行跨种系的克隆研究（如人与动物的“胞质杂交”），也不会因为产生具有生命的“人—兽”杂交胚胎而违反伦理准则。最近，英国政府下属的人类受精和胚胎学研究管理局（HFEA）正式批准了“胞质杂交”（Cybrid，由 Cytoplasmic 和 Hybrid 两个词合成而来）研究，也就是媒体形容为“人—兽杂交”的胚胎实验，其开放的前提也是要求胚胎发育到第 14 天时把这些研究的胚胎毁掉。以上这些胚胎干细胞研究的标准在宗教势力和保守势力占强势的国家中会受到反对，但我国和亚洲各国在长期发展中形成的文化对这些标准普遍比较容易接受，干细胞研究受到各阶层的广泛支持，政府制定相关政策和资助相关研究项目以及研究人员开展工作没有社会压力。这样的研究环境是西方很多干细胞研究人员梦寐以求的，也是我国干细胞研究的重要优势和资源。

我国政府对以治疗和预防疾病为目的进行的人类胚胎干细胞研究十分重视，并相继出台了与人类胚胎干细胞研究相关的部门规章。这些规章出台的目的是鼓励和支持开展人类胚胎干细胞相关的科学研究，把胚胎干细胞研究与应用作为国家需要重点发展的前沿技术。尽管我国的胚胎干细胞研究技术已经处于国际先进地位，但目前我国还没有关于干细胞研究的专门立法，仅有2003年科技部和卫生部联合下发的《人胚胎干细胞研究伦理指导原则》（见附录一）以及卫生部2003年颁布的《人类辅助生殖技术规范》（见附录二）与《人类辅助生殖技术和人类精子库伦理原则》（见附录三）等一些部门规章，我国的胚胎干细胞研究立法严重滞后，科学的发展呼唤新的法律法规发挥强制性规制作用。因此，我国应该加快相关立法，将干细胞伦理准则法律化，促进医疗技术的发展。

对于人类胚胎干细胞研究涉及的伦理道德问题，大部分国家都是通过立法进行强制监管的。一个国家要制定人类胚胎干细胞研究政策，必须考虑下列因素：立足本土国情，尊重民族传统文化，包容不同宗教的价值理念，并且该政策也应当被国际科研群体认同和被国际社会广泛接受。对于我国来说，为发展我国的生命科学和生物技术，同世界先进国家相竞争，应综合考虑胚胎干细胞研究过程中出现的伦理、法律等问题，制定出符合我国国情的人类胚胎干细胞法律监管政策。我国政府对以治疗和预防疾病为目的进行的人类胚胎干细胞研究的指导规章简介如下。

（一）《人胚胎干细胞研究伦理指导原则》

为促进我国人类胚胎干细胞研究的健康发展，2003年12月24日，科技部和卫生部联合下发了12条《人胚胎干细胞研究伦理指导原则》，明确了人类胚胎干细胞的来源定义、获得方式、研究行为规范等，并再次声明中国禁止进行生殖性克隆人的任何研究，禁止买卖人类配子、受精卵、胚胎或胎儿组织。近年来，国际上对人类胚胎干细胞研究的争论激烈，我国对此的态度为支持治疗性研究，反对生殖性研究。据科技部有关官员介绍，为规范我国这一领域的研究，自“十五”计划以来，科技部和卫生部与我国医学研究、社会伦理、科研管理专家反复研究论证，依据联合国教科文组织有关讨论和其他国家的相关法规，综合制定出这一指导原则，要求各省、区、直辖市、科技厅（委）、卫生厅（局）有关部门在开展生物医学领域人类胚胎干细胞的研究活动中遵守国家有关规定，尊重国际公认的生命伦理准则。

（二）《人类辅助生殖技术规范》

卫生部于2003年9月30日颁布的《人类辅助生殖技术规范》对人工授精技术、体外受精、胚胎移植及其衍生技术从基本要求、管理、适应症与禁忌症、技术程序与质量控制、质量标准等方面作出规范；对技术实施人员作出必须严格遵守知情、自愿的原则；须严格遵守国家计划生育政策；在同一治疗周期内，配子、合子和胚胎必须来自同一男性和同一女性；禁止在患者不知情和不自愿的情况下，将配子、合子、胚胎转送他人；禁止无医学指征的性别选择；禁止实施近亲间的精子和卵子结合；禁止实施代孕技术；禁止对配子、合子、胚胎实施基因操作；禁止克隆人；禁止人类与异种配子的杂交及体内移植十项行为准则。

（三）《人类辅助生殖技术和人类精子库伦理原则》（以下简称新《原则》）

新《原则》对人类辅助生殖技术和人类精子库的管理进行了原则化，同时进行了细化。同时，新《原则》也是继我国《实施人类辅助生殖技术的伦理原则》（以下简称原《原则》）之后的第二部关于人类辅助生殖技术伦理原则的规章。新《原则》在第一部分“人类辅助生殖技术伦理原则”中规定了七个原则：有利于患者的原则、知情同意的原则、保护后代的原则、社会公益原则、保密原则、严防商业化的原则、伦理监督的原则。

新《原则》的出台有以下重大意义：

1. 建立了我国人类辅助生殖医学领域伦理准则体系

新《原则》由“人类辅助生殖技术伦理原则”和“人类精子库伦理原则”两部分构成，增加了有关开展人类精子库业务中所应当遵循的伦理原则的内容，不仅弥补了原有规范的不足，而且使原本在医学上有密切关系、在伦理上有一定共通之处的人类辅助生殖医学所涉及的两个分支领域构成一个有机联系的、较完整的辅助生殖医学伦理原则体系。原《原则》共6条15款，新《原则》增至14条50款，在内容上更完备，基本上囊括了现阶段我国开展人类辅助生殖技术临床服务及配子和胚胎实验研究工作中宜推行的伦理规范范围，标志着一个指导全国的、统一而较完备的调控我国人类辅助生殖技术医学领域的伦理准则标准体系的初步建立。

2. 患者及其他当事人的健康和利益受到更全面的保护

新《原则》及时确立了保护患者及其他当事人的健康和利益的指导思想和目的。例如，在第一部分的“人类辅助生殖技术伦理原则”的宗旨中提出了制定本伦理原则的目的是“为安全、有效、合理地实施人类辅助生殖技术”，保障患者“个人、家庭以及后代的健康和利益”。从条文安排来看，第一部分将原《原则》第2条“维护供受双方和后代利益的原则”分设为“有利于患者的原则”和“保护后代的原则”两个条文，强调了对患者和后代个人利益的重视和保护，其中，“有利于患者的原则”被列为首条，共设4款，突出了对患者利益的保护，较之原《原则》宗旨部分的“保护人民健康”，所保护的对象更具体，客体更准确。同时，该部分所增加的“维护社会公益”之内容，表明了“个人、家庭以及后代的健康和利益”的实现与其必备的客观社会条件和其长远、根本利益的关系，使宗旨更科学。此外，新《原则》突破了原《原则》宗旨中仅“保护”“健康”的局限，将“保障”“健康和利益”（或“权益”）并列，在所保护对象的伦理和社会价值目标取向上更全面。再者，对后代利益的保护更明确、具体和详尽，不仅设置了专条，而且下列9款，内容涉及后代利益的各方面，包括当前和长远、现实和潜在的利益等。

3. 既尊重国情，又与某些国际惯例接轨

中国传统的婚姻生殖伦理道德思想至今仍深刻地影响着民众，人们普遍认为非婚生殖是不道德、不光彩的等。新《原则》尊重国情实际，规定“不得对不符合国家人口和计划生育法规和条例规定的夫妇和单身妇女实施人类辅助生殖技术”；进一步强调“实施供精人工授精技术的供方与受方、供方与实施人类辅助生殖技术的医务人员、供方与其后代”之间必须实行“互盲原则”，医疗机构和医务人员“有实行匿名和保密的义务”；增加了“医务人员不得实施生殖性克隆技术”，“不得进行各种违反伦理、道德原则的配子和胚胎实验研究及临床工作”等明显与我国法律和大众普遍崇尚的伦理、道德观念相悖的行为等规定。

新《原则》在尊重国情的同时，还注意遵循某些国际上通行的医学伦理惯例。例如，知情同意原则的内容更加具体明确，如对“人类胚胎、精子等遗传物质的捐赠应当是利他的，非商业营利目的的，但对于捐赠者因此而引起的合法开支，应给予合理补偿”等规定，在新

《原则》“严防商业化的原则”中得到了明确的体现。再如，几乎所有开展辅助生殖技术的国家的医学伦理指南中都严格规定：不孕夫妇对实施人类辅助生殖技术过程中获得的配子、胚胎拥有其选择处理的权利，医疗服务机构若要进行涉及配子、胚胎等人类遗传物质的研究或其他医学处理，必须获得配子、胚胎或精子捐赠者的书面知情同意，新《原则》在知情同意原则等条款中，也作出了类似的表述。此外，各国均普遍要求必须在开展辅助生殖技术业务的医疗机构设立“医学伦理委员会”并开展活动，新《原则》对此也提出了类似的明确要求。

4. 禁止滥用人类辅助生殖技术

由于某些人类辅助生殖技术的操作手段本身并不复杂，在经济利益的驱使下，有的不具备条件的医疗机构和个人便私行该技术，有的不对供精者作必要的化验检查和选择，有的应患者要求实施非医学需要的性别选择等。为此，新《原则》确立了“严防商业化的原则”和“社会公益原则”等禁止性伦理原则条款。如明确了必须“严格对供精者进行筛查，精液必须经过检疫方可使用”；医务人员不得“实施非医学需要的性别选择”。再如，该技术是帮助患不孕症的夫妇实现生育后代愿望的一种医学辅助技术手段，它只能应用于适宜采用该技术的不孕症夫妇的医学目的，新《原则》规定：“机构和医务人员对要求实施人类辅助生殖技术的夫妇，要严格掌握适应症，不能受经济利益驱使而滥用人类辅助生殖技术”。又如，新《原则》的“严禁用商业广告形式募集供精者”、“人类精子库不得为追求高额回报降低供精质量”、“只能向已经获得卫生部人类辅助生殖技术批准证书的机构提供符合国家技术规范要求的冷冻精液”等规范，既是严防供精与供卵商业化原则的细化和具体化，也是该原则有效实施的必要保障措施。

5. 创建了我国人类辅助生殖医学伦理监督制度

原《原则》第六部分仅提出了医学伦理委员会的组成和“依据上述原则开展工作”，新《原则》增加了“伦理监督的原则”专条，下设三款，并第一次提出了伦理监督的概念，确立了伦理原则在人类辅助生殖医学领域的监督依据地位，明确了监督的范围与内容、监督的机构与对象、监督的形式与途径等，从而初步创立了我国人类辅助生殖医学伦理监督制度。

二、我国人类干细胞研究法律规制的相对滞后性和不尽合理性

（一）相对滞后性

然而，我国人类干细胞研究在法律规制方面却相对滞后。例如，我国关于干细胞的法律法规还停留在20世纪90年代末，干细胞领域发展已经过了几十年，我国还是用几十年前的法律法规在调控，如干细胞的来源，我国从医疗废弃物、新生儿的围产期组织里面可以分离出不同种类的干细胞，其中有脐带血造血干细胞、胎盘间充质干细胞、脐带间充质干细胞，其中，脐带血造血干细胞大约占5%，胎盘间充质干细胞约占90%，脐带间充质干细胞约占5%。这几种干细胞现在还没有统一的法律法规来调控。

相关法律法规的滞后一方面造成了公众对干细胞的误解，即干细胞就等于脐带血；另一方面也严重阻碍了整个干细胞行业的发展，导致各地对脐带血保存这一行为是否合法的标准不一。例如，干细胞的存储，按照现行法规，一位母亲如果在北京生孩子，储存孩子的脐带血造血干细胞是合规的，但是如果在河北生孩子却无法合规地储存脐带血造血干细胞，因为当地没有合规的干细胞库。这是法律法规滞后造成的不合理现象，亟须更改。在国外，如美国则有立法规定，医生在新生婴儿出生时有告知义务，告诉孕妇干细胞存储这一事宜。至于孕妇是否选择保存以及通过哪家公司保存，则由新生婴儿父母决定。实际上，在干细胞的储存方面，美国已达到10%，日本和韩国将近15%，而我国仅有千分之几。自身干细胞的储存能有效避免异体配型，对于治疗疾病能够发挥很大作用。自20世纪90年代起，国际上每年自体移植数量就已超过异体移植。就干细胞行业的从业企业本身来说，水平也是参差不齐的。干细胞从采集到入库涉及诸多环节，如何保证干细胞在整个过程中的安全性，是对从业企业实力的考量。

（二）不尽合理性

知识产权保护方面的法律规制也是我国干细胞科学研究和技术发展的“短板”，众所周知，任何科学研究和技术发展，没有专利保护，后面的技术转让、产业化以及吸引风险投资都将很难推进。在干细胞研究的专利保护方面，《中华人民共和国专利法》（以下简称《专利法》）第5条第1款规定，对于违反社会公德的发明创造不授予专利权。《专

利审查指南》进一步规定了发明创造与社会公德相违背的，不能被授予专利权的情形，其中包括改变人生殖系遗传同一性的方法或改变了生殖系遗传同一性的人、克隆的人或克隆人的方法，人胚胎的工业或商业目的的应用等。在审查实践中，我国专利审查部门对于人类胚胎干细胞相关的专利保护实际实行的是严格的排除专利授权的标准。可以说，严格的专利审查与我国政府一直以来对干细胞研究的支持政策以及我国干细胞行业的发展状况是不协调的。

目前，在我国的专利立法与实践过程中，对于涉及干细胞研究的专利申请主要存在以下几方面的争议：

1. 人类全能干细胞和胚胎干细胞是否属于专利法保护的客体

我国《专利法》第 5 条规定，对于违反国家法律社会公德或者妨碍公共利益的发明创造，不授予专利权。对于人类全能干细胞而言，由于其具有发育成为完整人体的潜能，从某种意义上说，可以被认为是人类的最初形态，因此，有观点认为涉及全能干细胞的专利申请实质上要求保护的是人类自身，违背了现有的道德准则，属于《专利法》第 5 条规定的不授予专利权的范围。人类胚胎干细胞不具备发育成为完整人体的潜能，但是目前获得人类胚胎干细胞的方法都需要使用人类胚胎，并且绝大多数方法都不可避免地会破坏人类胚胎。生命伦理学界认为，人类胚胎虽然不能等同于人，但是其作为人类生命的一个阶段，仍然具有特殊的道德地位，因此，对涉及人类胚胎干细胞的专利申请是否属于《专利法》第 5 条规定的违反社会公德的发明创造，目前也存在广泛的争议。

2. 成体干细胞及其制备是否具备实用性

我国《专利法》第 22 条第 4 款规定，实用性，是指该发明或者实用新型能够制造或者使用，并且能够产生积极效果，根据这一规定，能够被授予专利权的发明或者实用新型，必须是能够解决技术问题，并且能够应用的。如果申请的是一种产品，那么该产品必须在产业上能够制造，并且能够解决技术问题。如果申请的是一种方法，那么这种方法必须在产业上能够使用，并且能够解决技术问题。对于以有生命的人或者动物为实施对象的外科手术方法，通常认为无法在产业上使用，不具备实用性。相应地，如果产品的制备方法必须包括以有生命的人或者动物为实施对象的步骤，那么这种产品也将被认为无法在产业上制造，不具备实用性。由于现有的技术水平尚无法实现完全凭空制备获得成体干细胞，因此，在目前绝大多数成体干细胞专利申请中，成体干细胞都必须从人体中分离获得。据统计，成体干细胞专利中从人体的各种组织和器官中分离获得干细胞的高达89%，这些专利申请由于在成体干细胞的制备过程中不可避免地需要包括以有生命的人为实施对象的外科手术步骤，因而往往会被质疑无法在产业上制造或使用，不具备实用性。

3. 干细胞研究的专利申请如何满足充分公开的要求

我国《专利法》第26条第3款规定，说明书应当对发明或者实用新型作出清楚完整的说明，以所属技术领域的技术人员能够实现为准。该款规定中，所属技术领域的技术人员能够实现，是指所属技术领域的技术人员按照说明书记载的内容，就能够实现该发明或者实用新型的技术方案，解决其技术问题，并且产生预期的技术效果。如果说明书中给出了具体的技术方案，但未给出实验证据，而该方案又必须依赖实验结果加以证实才能成立，那么该发明将由于缺乏解决技术问题的技术手段而被认为无法实现。也就是说，充分公开所要求保护的技术方案并证实该技术确实可行是发明获得授权的必要条件之一。对于干细胞研究专利申请而言，满足上述条件尤为重要。这是因为，虽然干细胞研究具有广阔的应用前景，但受限于现有技术水平，大部分干细胞研究的应用仍然处于设想阶段，真正被付诸实践的寥寥无几。相应地，在很多干细胞研究专利申请中，申请人仅仅是根据推测提出美好的技术构思，却无法提供能够证明该技术构思确实可行的实验证据。如果赋予这种推测以专利权，无疑会极大地阻碍干细胞研究的发展。另外，干细胞研究目前仍处于起步阶段，研究者虽然已经能够制备、获得多种干细胞，但是对于这些干细胞的结构特征了解甚少，在干细胞结构与功能之间也没有建立可靠的规律性，这使干细胞研究专利申请往往必须要在说明书中披露更加详细的技术信息才能确保所属技术领域的普通技术人员能够实现该发明。因此，确定干细胞研究专利申请说明书中是否已充分公开了其所要求保护的技术方案也是专利审查实践中需要解决的问题之一。

总之，尽管我国在干细胞研究的政策法规、伦理道德观念、文化传统和社会支持方面具有一定的优势，尽管我国干细胞研究已达到国际先进水平，但我国干细胞研究特别是人类胚胎干细胞的研究从法律角度讲，或只在部门规章的层面进行了规范，或仅出台了一些试行办法或讨论稿，还没有关于干细胞研究的专门立法，其法律规制相对滞后，亟待加强。

三、我国人类干细胞研究应加快相关立法，适当放宽干细胞研究专利申请与审查的法律限制

（一）加快相关立法

鉴于人类干细胞研究的诱人前景和已经形成的竞争之势，我国人类干细胞的发展前景也必将一片大好。干细胞移植治疗作为一种全新疗法，在我国开展以来一直似乎介于两个极端：一边是广受热捧；另一边是饱受非议。应用干细胞技术能够治疗很多传统治疗方法不能改善的疾病，但目前干细胞治疗出现了相当混乱的局面，如虚假广告、夸大疗效、费用高昂、资质缺失、质量失控等。2012 年，卫生部发布了《关于开展干细胞临床研究和自查自纠的通知》，叫停了正在开展的未经批准的干细胞临床研究和应用项目。2014 年年底，国家卫生计生委召开专题会议，研讨干细胞移植治疗的新标准。有关人士表示，这套制度可以填补国内干细胞监管空白，将为国内干细胞产业发展铺平道路，干细胞药物审批也将加速。

我国对本国的干细胞研究应当实行适度宽松的政策。适度宽松政策，并不意味着放松监管，而是应该做到有法可依、执法必严。胚胎干细胞研究与应用的前提条件是要在伦理规范的引导下进行有序的研究。我国必须加强胚胎干细胞研究的监督与管理，使我国的胚胎干细胞研究处于严格的监管之下。首先，应建立一套伦理规范，既要符合国际生命伦理原则，又要适合我国国情的胚胎干细胞研究和应用。其次，要在生命伦理委员会的监控下，妥善处理我国胚胎干细胞研究中在伦理、法律和社会各方面遇到的问题。所有胚胎干细胞研究应得到生命伦理委员会的审核和评估，应建立严格的使用法规，研究人员必须是经过专业训练、技术熟练、有执业资格的医务人员。干细胞研究中应该避免伤害涉及的人，研究成果应当用于人类顽症的治疗。一种治疗方式一旦被伦理和法律接受，将带来巨大的商业机会。为此，我国政府应完善人类胚胎干细胞研究成果的专利保护和相关立法；应反对在胚胎干细胞研究和应用中的商业炒作和虚假夸张行为，因为这违背胚胎干细胞研究的宗旨；应建立和健全生命伦理委员会的审查、监控和评估机制。生命伦理委员会和专家委员会应严格审查人类胚胎干细胞研究的计划，并对研究的进程和成果进行伦理评估，使人类胚胎干细胞研究符合国际上有关的章

程、宣言或准则，为人类健康服务。

为完善我国干细胞研究的法律规制，必须加快相关立法，建议从以下几点入手：

1. 提高立法层次

我国目前的《人胚胎干细胞研究伦理指导原则》虽然对胚胎干细胞研究行为进行了规范，标志着我国相关部门已经认识到对人类胚胎干细胞研究进行规制的必要性，但其仅是一部部门规章，法律实施效力低，无法与当前发展迅速的胚胎干细胞研究技术相适应。所以，为了使我国生物医学领域人类胚胎干细胞研究符合生命伦理规范，促进人类胚胎干细胞研究的健康发展，我国可以通过更高阶层的法律法规对人类胚胎干细胞的研究工作进行规范，如由人大颁布一部《胚胎干细胞研究指导法》。

2. 增加可操作性

我国目前的《人胚胎干细胞研究伦理指导原则》共 12 条，缺乏实施细则，在具体的审查上没有建立客观、科学、合理的标准化操作程序，也未涉及有关伦理分歧，尚不能按照国际规范的要求进行有效审查，因而缺乏可操作性。如《人胚胎干细胞研究伦理指导原则》第 4 条："禁止进行生殖性克隆人的任何研究"，那么如果有人以身试法进行生殖性克隆研究，将如何处理？一个没有罚责，全靠研究者自觉遵守的法规等同于一纸空文，无法保证其实施效果。鉴于此，应该建立一定的罚责机制，对于那些滥用胚胎干细胞技术进行研究的单位及个人予以处罚，轻者予以行政处罚和行政处分；重者将构成犯罪，依法应追究其刑事责任。

3. 完善伦理监管制度

对于人类胚胎干细胞研究涉及的伦理道德问题，大部分国家都是通过立法进行强制监管的。一个国家要制定人类胚胎干细胞研究的相关法律政策，必须考虑下列因素：立足本土国情，尊重民族传统文化，包容不同宗教的价值理念，并且该法律政策也应当被国际科研群体认同和被国际社会广泛接受。对我国来说，为发展我国的生命科学和生物技术，同世界先进国家相竞争，应综合考虑胚胎干细胞研究过程中出现的伦理、法律等问题，制定出符合我国国情的人类胚胎干细胞法律监管体系。对任何涉及胚胎干细胞的研究都要进行严格的审查和监督，考察其胚胎干细胞的来源和使用，保证研究符合伦理要求。首先，要成立并完善伦理审查委员会。我国可以采用中央统一管理和地方各部门配合的监管模式，有效杜绝由于监察人员与研究机构存在各种利益关系而影响到监管结果的公正性。在等级上，卫生部、国家医药管理总局等业务主管部门设立伦理专家评审委员会，各基层人类胚胎干细胞研究单位也应成立伦理委员会，各单位拟研究的项目要报主管部门审批。关于伦理委员会的构成，《人胚胎干细胞研究伦理指导原则》第 9 条规定了伦理委员会的构建，包括生物学、医学、法律或社会学等有关方面的研究和管理人员。但一个没有伦理学家参与的伦理委员会显然缺乏合理性和公正性，因而，应该吸纳伦理学家参与其中。另外，我国可以逐步构建伦理委员会的认证体系，通过寻求国际上的合作，探索认证标准，加强对临床试验的监督。其次，在审查制度方面，从一开始的批准审查，伦理审查委员会就要对申请研究的项目进行科学性和伦理性的综合审查、咨询和监督，还要对所有正在研究的项目进行跟踪，可以不定期检查或随时抽查。最后，要完善报告及信息公开制度，研究机构要向主管机关上报研究的真实信息情况，并通过官方网站向社会发布，接受同领域的研究者和社会的全方位监督。

干细胞研发领域的监管政策已得到了基本共识，有关部门公布了意见征求稿，正式文件有望近期通过。这一监管政策由三大文件构成，包括《干细胞临床试验研究管理办法（试行）》（见附录四）、《干细胞临床试验研究基地管理办法（试行）》（见附录五）和《干细胞制剂质量控制及临床前研究指导原则（试行）》（见附录六），它们分别针对干细胞临床研究、制剂制备、研究基地管理等不同方面进行了系统规范。业内人士分析，这三大文件皆有所指。《干细胞临床试验研究管理办法（试行）》适用于干细胞临床试验研究项目的申报和备案，以及临床试验研究的开展和监管。《干细胞临床试验研究基地管理办法（试行）》规定了基地的遴选原则：干细胞临床试验研究基地需具备独立开展干细胞制品质量评价能力，在医疗、科研、教学方面具有较强的综合能力。《干细胞制剂质量控制及临床前研究指导原则（试行）》强调干细胞制剂质量控制的要求与规范。此外，监管政策的出台将显著加速干细胞的产业化进程。首先，干细胞药物审批有望提速，目前已有不少有实力的研究机构和企业做好了从硬件到软件的准备工作，待政策放开即可启动产业化；其次，干细胞临床研究与应用将更加活跃。

（二）适当放宽干细胞研究专利申请与审查的法律限制

1. 放宽限制的原因

过去我国对干细胞研究特别是人类胚胎干细胞研究的专利审查一直持较为严格的态度，为适应当前国际国内形势发展的需要，笔者认为，应当适当放宽这种限制，理由如下：

（1）伦理争议基于强烈的文化、地域背景，且随时间、空间的变化而变化。我国《专利审查指南》对《专利法》第5条的解释也指出，社会公德，是指公众普遍认为是正当的，并被接受的伦理道德观念和行为准则。它的内涵基于一定的文化背景，随着时间的推移和社会的进步不断地发生变化，而且因地域不同而各异。我国民众认为，胚胎干细胞研究并不违背道德良知，据2005~2010年多次民意调查显示，我国民众对于人类胚胎干细胞伦理方面的接受度较高，在这种情况下，将所有涉及人类胚胎干细胞的研究都认定为违反社会公德，似乎缺乏理论依据。

（2）近年来，人胚胎干细胞技术发展迅速，通过不破坏胚胎（或受精卵）而获取胚胎干细胞的技术不断出现，这些新技术已经绕开了现有的伦理争议焦点。在实际审查中若仍然采用“一刀切”的模式会将所有涉及人类胚胎干细胞的研究排除在授权范围之外，事实认定上也缺乏合理性。

（3）我国的科技政策一直对干细胞研究大力扶持。相关部门如科技部、卫生部等都已经出台了干细胞研究伦理指导的相关规定，逐步建立了相关的伦理监管机构。对于符合相关规定的胚胎干细胞研究，研究行为本身合法，其研究成果也符合国家法律、社会公德和公共利益，但是专利审查部门以违反社会公德为由不授予专利权，似乎缺乏法理依据。并且不同的行政部门之间存在不同的认识，实行差异较大的伦理审查标准也会导致国家行政资源的浪费。

2. 放宽审查标准的建议

出于对审查标准突变可能导致的对社会公平性、审查标准权威性的疑虑以及对权利稳定性的担忧，特提出以下渐进式放宽审查标准的具体建议。

（1）从新兴的不破坏胚胎而获取胚胎干细胞的技术入手放宽限制。新兴的技术不仅绕开了长期以来存在伦理争议的焦点，且由于起步较晚，相关申请也较少，可以尽量减少审查授权情况不一致的现象，另外，可以使我国在较接近国外研究水平的起跑线上共同起步进行专利申请和布局。

（2）从明确使用现有细胞株的人胚胎干细胞下游技术入手放宽限制，这既符合国际主流做法，也可最大限度地减少我国国内申请审查的动荡。此外，近年来我国的胚胎干细胞技术已经得到了突飞猛进的发展，自主建立的胚胎干细胞系已经越来越多。胚胎干细胞系已经不能成为我国胚胎干细胞技术的“瓶颈”。若此时从此方面入手，在国内人类胚胎干细胞研究对国外商品化人类胚胎干细胞的原料依赖方面的影响也比较小，同时对于现有技术的细胞株的定义不仅限于商品化细胞株，也可以是科研中建立的细胞株、赠予细胞株等，这样可以减少对于商业化干细胞系的依赖。

（3）借鉴科技部、卫生部针对人胚胎干细胞技术所制定的相关伦理原则以及伦理审查办法放宽限制。专利审查部门建立专门的伦理委员会对涉及人类胚胎干细胞伦理争议或者敏感的专利申请主题进行伦理审查，制定统一的伦理审查标准，避免前审和后审流程之间执行不一致的情况。

3. 放宽干细胞研究的专利审查

作为以刺激技术进步为目的的《专利法》，应当支持干细胞研究的专利申请，不应当直接将干细胞发明排除在可以授予专利权的范围，但是在确定具体申请的保护范围时应当谨慎，需要确保授予专利权的技术方案确实可行，防止不当的专利授权妨碍干细胞技术的发展。

针对如何完善我国的干细胞研究专利申请与审查法律规制，笔者特提出以下具体建议：

（1）取消《专利审查指南》中对人类胚胎干细胞及其制备方法不授予专利权的规定，改为以申请公开的内容中是否涉及人类胚胎的使用作为判断发明是否能够被授予专利权的标准。

（2）将非治疗目的的外科手术方法直接归于《专利法》第25条不授予专利权的主题的范围，删除“以有生命的人或者动物为实施对象”“无法在产业上使用”的描述，以避免这一条款在生物领域专利审查中的滥用。

（3）在《专利审查指南》中明确干细胞专利说明书的要求，即应当在说明书中充分公开所述干细胞的获得方式，以及提供足以证实所要求保护的技术方案均可达到预期效果的实验数据。

第四章　人类干细胞研究相关违法犯罪行为及立法

当前人类干细胞的研究由基础性研究阶段进入了临床试验研究阶段。由于人类干细胞治疗的科研价值和潜在的产业价值，人类干细胞研究的发展受到了世界各国政府的重视。

基于人类干细胞研究的伦理性、风险性特点和干细胞治疗的安全性、有效性要求，干细胞治疗应严格在伦理规范和技术规范的范围内有序开展。然而，随着干细胞研究的深入发展，与干细胞研究相关的违法犯罪行为不断出现，法制监管的滞后与不足不断凸显。就我国而言，与干细胞研究有关的违法犯罪行为突出体现在非法获取干细胞、非法进行干细胞临床治疗和干细胞的非法商业化三个方面。与此同时，法律监管不力突出体现在立法层级、规制理念、立法技术和法律规制内容等多方面。

第一节　人类干细胞研究相关违法犯罪的原因

21 世纪被称为生命科学和生物技术的时代。目前，生物技术已经成为现代科技研究和开发的重点，已在发达国家成为新的经济增长点。干细胞研究作为典型的生物科技研究方向，其自身的科研价值、应用价值、经济价值不可估量。巨大的利益驱使一些人铤而走险，不惜违法犯罪。与干细胞研究相关的违法犯罪原因是综合性的，大致有以下几方面：

一、经济利益驱使

人类干细胞研究所蕴藏的巨大经济利益是相关犯罪的诱发因素。有学者认为，信息技术对于经济的拉动作用正逐渐趋弱，在经济发展和社会进步的内在要求下，生物技术和相关生物科学的科研与应用将成为21 世纪经济发展新的增长点并导致生物经济时代的到来，现代生物技术和新医药产业被誉为“21 世纪的钻石产业”。以干细胞技术为基础的再生医学的专利和专利技术也将是未来各国企业激烈竞争、势在必得的战略制高点，其蕴含的商机毋庸置疑。一部分人为了追求经济利益和社会利益，忽视干细胞研究的规则，进行非法干细胞研究，发展再生医学和组织医学，最终使其所属的利益集团获益。科研阶段注入市场资本是导致非法渠道的人类干细胞产品流通和干细胞治疗泛滥的重要原因。当前的人类干细胞治疗主要由符合条件的医疗机构进行申报，经有关机构批准后开展。大部分科研项目的资金支持来自看好该项研究商业前景的企业等市场主体。追求利润是资本的天然属性，干细胞行业的高回报率促使国际资本市场注入大量资金，同时激发了资本的活性，使投资者可能为高额利润的回报而无视法律，最终导致一系列干细胞治疗的违法犯罪行为。一些人有意夸大干细胞治疗的效果，利用人们治愈疑难杂症的迫切心理，一方面，通过对临床试验受试者进行收费、利用弱势群体进行试验等非法手段减少研究和试验支出；另一方面，未经批准而进行干细胞治疗的商业宣传，通过开展未获批准的干细胞治疗牟取非法利益。

在干细胞的理论与临床研究中，存在科研自由权与人性尊严、生命权、健康权等权利的冲突。干细胞治疗运用于临床的技术还不成熟，临床研究对于受试者存在很大风险。

对于经济利益的盲目追求不可避免地会导致职业道德和社会责任感的下降，引发包括科研机构和科研人员等主体的犯罪行为。科研组织、相关医疗机构和其他单位、个人，为追求直接的经济利益、荣誉，或者片面注重干细胞技术产业化的经济前景而导致资本与非法干细胞研究机构相勾结，部分科研人员丧失基本职业道德和社会责任感，突破科研自由的限制，必然会对他人的基本人权造成侵害。与干细胞研究有关的基础研究和临床试验属于生物科技研究的重点和热点，以干细胞研究为基础的再生医学和药学的专利技术、专利权以及医疗、技术资格的获取意味着巨大的经济利益，也是相关科研组织及人员激烈竞争的原因之一。另外，以此为出发点，可能存在热衷于科技研究的科学家，对于获取科学技术的突破有过分的狂热和执着，不惜超越科学家共同的社会责任、现有社会规范和伦理道德的约束而进行反道德或反人类的研究。

二、法律监管不力

生命科技的发展需要开拓和创新精神，而法律既要规范和保障生命科技的发展，又要降低其负面效应，为生命科技的合理应用与健康发展提供保护。在人类干细胞研究的法律规制的理论研究方面，相关刑事立法探讨不足，许多问题没有达成一致观点。肇旭此前在其专著《人类胚胎干细胞研究的法律规制》及数篇论文中专门探讨了胚胎干细胞的法律规制问题，提出了干细胞专门立法；满洪杰、罗蓉、侯艳芳等学者分别就包括部分干细胞临床试验研究在内的人体试验法律问题作出了民法和刑法视域内的探讨；学者刘长秋在《生命科技犯罪及其刑法规制研究》一书及近十篇论文中，研究员熊永明在其专著《现代生命科技犯罪及其刑法规制》及相关论文中，分别对包含干细胞研究在内的生命科技犯罪进行了整体的刑法规制探讨。但综观之，目前对我国关于人类干细胞违法犯罪行为的刑法规制问题的专门理论探讨还并不完善。

非法干细胞研究及临床应用可能侵害公民的健康权。国家对健康权的保护有以下的立法规定：如民事领域的《中华人民共和国侵权责任法》第 2 条和第 47 条对于侵害健康权的规定；《中华人民共和国治安管理处罚法》第 43 条关于伤害他人身体的行为处以拘留和罚款的规定；我国《刑法》第 234 条关于故意伤害罪的规定。而具体到干细胞研究领域，则缺乏有效的法律来规制干细胞研究机构的资质、研究内容、干细胞研究的许可制度等。

现行医疗卫生和干细胞研究的监管法律存在不足，相关制度规范和监管体系尚待建立。我国当前与干细胞研究相关的法律规范以伦理指导原则、技术管理规范和标准等医疗与行政管理规范为主。从规范的形式、效力来看，以指导性文件为主，立法层级较低，规范强制力较弱，缺乏有效的防治和惩罚措施。除《中华人民共和国执业医师法》等少数法律以外，与干细胞研究相关的层级最高的法律制度为行政规章，诸多相关研究指导原则作为指导性文件，缺乏法律约束力。同时，相关立法不全面，现行规范与干细胞研究和临床应用领域的行为乱象存在错位，缺乏涵盖内容较为详尽又具有针对性的专项法律规范。此外，立法在深度与广度上有待深入和拓展。现行规范所调整的社会关系较为有限，除针对生殖性克隆等较为突出的问题作出了明确规定外，缺乏更高层次和更广泛意义上，特别是刑事立法和刑事政策高度上对价值选择具有引导意义的，能够对国家政策与科技发展、传统道德与法律、科研自由与社会责任、科学进步与公共利益等多方面的冲突和矛盾加以调整和平衡的法律规范。

干细胞技术研究失范与立法现状之间的矛盾不断凸显，我国干细胞研究相关违法犯罪行为的刑法规制工作亟待完善。我国现行规范对与干细胞技术研究有关的违法行为以行政处罚和承担民事责任为主，刑事处罚相对较少，仅见于《中华人民共和国执业医师法》、《干细胞临床试验研究管理办法（试行）》等规范的个别刑事责任条款，且仅规定依法追究医疗机构主要负责人和直接负责人的刑事责任，大多缺乏专门的刑法条款与之相对应。

第二节　人类干细胞研究不同阶段的违法犯罪行为表现

一、干细胞研究的主要阶段

就目前人类干细胞研究的路径和进程看，干细胞研究主要包括基础研究、临床试验研究和干细胞治疗三个阶段。

干细胞的基础研究是干细胞临床试验的前基础阶段，包括干细胞的发现、分离、提纯、培养、增殖、修饰、建系、诱导分化、冻存及复苏等过程。由于受细胞来源和法律伦理等因素的制约，胚胎干细胞技术起步较晚，进程相对缓慢，大部分国家针对胚胎干细胞的研究尚处于基础研究阶段。

干细胞临床试验研究，根据卫生部《干细胞制剂质量控制及临床前研究指导原则（试行）》和《干细胞临床试验研究管理办法（试行）》的规定，是指建立在基础研究之上，将来自患者自身或者其他来源的干细胞进行人工分离、提纯以及诱导分化，然后将其注入患者体内，进而进行与疾病预防和治疗有关的研究和观察。干细胞临床试验建立在干细胞基础研究和动物试验的基础上，主要包括干细胞的临床个体化治疗试验和部分干细胞的活细胞药品制剂试验，是生物技术研究应用的必经阶段。干细胞研究的材料来源和技术应用直接关涉人类伦理与生命健康。因此，基于临床治疗安全性和有效性的要求，干细胞临床试验需要大量的基础研究、人体试验研究和验证，具有复杂性、严密性的特点和严格的试验管理要求。到目前为止，大多数种类干细胞的研究尚处于基础研究阶段或临床试验研究阶段。

干细胞治疗是干细胞研究和试验的目的之一。干细胞移植的含义有广义和狭义之分。广义的干细胞移植，是指把自体或异体来源的干细胞以注射等手段送达生物体的患病位置，通过干细胞的再生修复功能恢复受损组织和器官的功能，或者直接替代相应位置的原生干细胞而存活下来，实现治愈疾病的目的。狭义的干细胞移植则特指那种所移植的干细胞能够在接受移植的人体内长期存活并分化形成新的组织细胞的干细胞移植。目前我们通常所说的干细胞移植主要以人体造血干细胞为移植对象，干细胞来源包括患者本人骨髓、与患者配型相一致的他人骨髓和脐带血等。

与干细胞移植和其治疗机理相对应的是利用移植干细胞的旁分泌效应进行治疗，即通过注射等方式将干细胞注入受损或者病变位置，移植的干细胞产生激素或者其他能够调节细胞活动的物质，这些旁分泌信号进而通过细胞间隙对临近位置细胞的分裂和生长产生调节作用，最终达到修复病变位置的目的。

干细胞研究的临床治疗和应用需要经过严格的试验和审批程序。目前技术较为成熟的干细胞治疗仅限于某些血液相关疾病，有报道称干细胞治疗用于皮肤创面修复，骨、软骨及神经系统受损的临床治疗有一定效果，但还有待进一步证实。

二、违法犯罪行为表现

违背干细胞研究及应用的伦理性、确定性、安全性和有效性要求以及干细胞研究的相关监督管理规范，而非法进行干细胞研究和实施与干细胞治疗有关的非法商业化行为，称为非法干细胞研究。干细胞研究既存在潜在的医学价值，又有着浓厚的伦理性、高度的专业性和巨大的商业价值等技术特点。这些特点使之成为一把“双刃剑”一旦被滥用，就容易诱发违法犯罪行为。

根据干细胞研究的不同阶段，目前，干细胞研究相关的违法犯罪行为主要表现为非法获取人类干细胞、非法干细胞治疗、非法干细胞商业化及其他犯罪行为。

1. 非法获取人类干细胞

获取丰富的可供使用的干细胞是干细胞临床应用和试验研究得以顺利开展的前提。一方面，成体干细胞的数量十分有限，而数量较多的胚胎干细胞的获取以胚胎为主要来源，因此不排除恶意制造胚胎以获取干细胞的可能。另一方面，从干细胞技术的治疗方式和效果出发，基于胚胎干细胞的分化能力和不同的患者需求而对胚胎干细胞进行诱导分化，能够取得优于成体干细胞的效果。这些都使胚胎干细胞具有十分重要的价值。而一旦通过利用辅助生殖等技术非法制造胚胎，如通过制造异种生物嵌合体获得胚胎干细胞，就会涉及尊重和维护人与异种生物之间独立性的生物伦理。干细胞相关研究试验的伦理属性要求以此为基础的法律和规范对其体现和维护的法益进行更高层次的保护。

《华商晨报》曾报道了一起骨髓盗窃案件：知名的沈阳奉天医院在实施治疗的过程中有计划地分别盗取三位患者的骨髓 20 毫升左右。抽取骨髓由该院外科研究所所长安排、两位外科医生分别进行。经多家新闻媒体报道后，该院与患者签订补充协议，对患者进行了物质补偿，但该事件的主要肇事人并未受到严厉处罚。该院还宣称抽取患者的骨髓是为了干细胞科技的研究而并非为一己私利。该研究所的研究人员说，在必要的时候他们还要抽取自己的骨髓。由此可见，干细胞技术研究的过程中不但存在行为失范，而且已经滋生了犯罪。相关行为人甚至打着“科研”的旗号，公然地进行侵犯公民生命健康和身体权利的行为。

2. 非法干细胞治疗

由于干细胞本身的更新机制和修复机制尚未被揭示，干细胞治疗存在潜在的安全风险，容易违反干细胞治疗的安全性要求而造成对受试者和患者身体权与生命健康权利的侵害。干细胞治疗具有极强的专业性，离不开专业的科研医疗人员、技术设施、操作程序和场所等条件，试验计划的顺利进行和治疗方案的成功实施需要各环节有计划地顺利开展与专业人员的密切配合。因此，干细胞治疗对于科研人员的资格、技术水平都有严格的要求，非专业人员的技术滥用和技术参与都可能引发潜在的风险。

另外，干细胞的研究和应用尚处于初级阶段，在当前的研究和应用中仍存在许多亟待解决的问题与不确定因素。干细胞应用于临床首先要考虑其安全性。根据最新的评估报告结论，异体干细胞移植中由于干细胞来源于不同个体，接受移植者基于自身的免疫活性，会不可避免地出现免疫排斥反应。除较为成熟的造血干细胞等移植外，绝大多数种类的干细胞临床应用的安全性仍需验证。同时，干细胞移植治疗过程十分复杂，对技术要求极高，在过程中产生侵权损害行为的可能性比较大。

干细胞研究和试验过程中的非法行为会侵害受试者的生命健康权和身体权，同时还会对其造成精神伤害。干细胞治疗的有效性要求其必须经过临床前研究的理论论证和动物实验，进而在少量的患有严重疾病但缺乏整体较优的治疗方案的患者中设计开展临床试验。事实上，临床试验的受试者大多患有危及生命的疾病且因技术或者经济等原因无法选择其他有效的治疗手段，因而一旦在非法干细胞试验中遭受侵害，容易产生身体和经济上的双重伤害后果。

3. 非法干细胞商业化

当前存在以营利为目的非法干细胞治疗和非法商业宣传。卫生部《医疗技术临床应用管理办法》（2009）第 7 条的规定，干细胞技术涉及重大伦理问题，高风险且安全性、有效性尚需规范的临床试验研究进一步验证，属于典型的第三类医疗技术。合规的干细胞治疗必须进行临床前的有效性证明和风险评估，经过同行评议和临床试验，并经第三类医疗技术审计委员会批准。当前已获批的仅有造血干细胞移植等个别类型的干细胞治疗。卫生部发布的《关于开展干细胞临床研究和自查自纠的通知》（2012）要求各级行政部门对未经批准而开展的干细胞项目进行管制，但部分医疗机构有令不行。此外，许多不具备相应资质的干细胞治疗机构非法进行干细胞治疗并大肆进行网络宣传。以致曾出现一些患有严重脊髓损伤和阿尔茨海默病等病症的欧美患者通过互联网获得消息后抱着治愈或者减轻病痛的希望前来接受干细胞治疗的现象。然而，治疗的效果不尽如人意，不但没有被治愈或减轻病痛的相关报道，反而有许多患者产生了严重的排异反应，甚至诱发肿瘤，导致数人死亡。国外也有类似事件发生：英国《自然》杂志曾发文指出仍有一些医疗机构未经批准而进行干细胞治疗。国家干细胞工程技术研究中心韩忠朝主任认为，我国当前干细胞治疗问题的关键在于扩大了治疗范围，此外，治疗主体的资格等问题也需引起重视。

4. 其他犯罪行为

在与干细胞研究相关的其他违法犯罪行为中，韩国干细胞科学家黄禹锡侵吞、挪用科研经费案件是典型的案例。黄禹锡是韩国重要干细胞技术研究项目的主要科学家，被誉为韩国的民族英雄、“克隆之父”，也是国际生命科学领域的权威人物。韩国政府对他高度重视，授予其“韩国最高科学家”荣誉，并陆续给黄禹锡的项目提供了2800多万美元的资金支持。随后，其中的1000万美元或被项目组挪用或不知去向。同时，在科研方面，黄禹锡与外国科学家合作的两篇曾产生过重要学术影响的论文也被确认系科研造假。黄禹锡本人还承认自己在实验的过程中曾违反国际伦理学准则，使用两位女同事的卵子进行研究，并插手伦理委员会委员的选定，使该研究逃避了《生命伦理法》的监管。而干细胞技术科研人员的相关犯罪具有隐蔽性，往往不容易被发现且难以被证明。在黄禹锡案中，黄禹锡作为韩国的干细胞研究团队首席专家，违反伦理道德、科学造假、侵吞科研经费、非法买卖卵子等行为历经数年才由知情工作人员进行揭发，令韩国举国哗然。

第三节　非法获取人类干细胞行为及相关立法

各国对于干细胞研究相关行为的法律规制有很大一部分是对于干细胞来源的规制，这是由于干细胞的来源是干细胞应用于临床试验研究的重要前提。随着生物科学技术的发展和相关科学研究的深入，研究对于干细胞的需求也势必随之增长，以多种方式制造干细胞或者由人体获取干细胞的行为也会增多。这些获取干细胞的行为方式和途径虽然不一定能造成人体组织、器官、生理功能的异常，但从人体获得研究资源的行为本身，可能造成对他人身体权的侵扰甚至存在威胁他人健康和生命安全的潜在危险。特别是制造和获取胚胎干细胞的行为，甚至可能触及人类伦理底线，应该列为非法获取干细胞行为刑法规制的重点，予以严格监管。

一、非法获取他人成体干细胞行为的刑法规制

以暴力、胁迫、骗取、窃取等手段，骗取或未经他人同意而非法获取其干细胞或者相关组织，侵犯他人合法权益，是非法获取他人干细胞

行为的主要特征。在干细胞临床试验研究中必须指明干细胞的类型和获取方式。通常情况下，成体干细胞的合法获取途径主要有三种：（1）以胚胎干细胞为基础，对胚胎干细胞进行定向分化和诱导，或由胚胎干细胞移植分化而获取；（2）以胚胎组织为基础，通过技术手段实现胚胎组织或细胞的分离直接获取成体干细胞或者对胚胎组织进行人工培养而获取；（3）以既存的成体组织如脐带血、胎盘、成人骨髓、外周血、骨髓间质、脂肪细胞等为基础，直接进行医学提取而获得成体干细胞。除此三种途径外，即可产生各种非法获取他人干细胞的行为，如在前文所述案例中，医院在患者不知情的情形下私自抽取患者的骨髓以获取干细胞的行为即属于非法获取他人干细胞的行为。

法国新《刑法典》第五卷第一编“公共卫生犯罪”第一章“生物医学伦理有关犯罪的规定”第二节“保护人体”第511-4~511-8条规定了人体组织、细胞或者人体所生之物的买卖、非法获取、未经批准而获取、移植，为捐赠而配送或者转让组织、细胞等人体所生之物等情形的刑事处罚规则：非法获取他人干细胞，造成轻伤以上后果的，应依照故意伤害罪的相关规定定罪处罚；行为造成受害人死亡的，应以故意杀人罪定罪处罚。在奉天医院非法获取患者干细胞的案例中，对于该医院的主要负责人，应处以故意伤害罪而不应以盗窃罪论处。这是因为未经他人允许而以他人所不知的方式获取他人干细胞的行为，虽然也具有盗窃的行为表象，但其窃取对象不是财产，其破坏的法益是公民的身体权以及健康权，因此应以故意伤害罪定罪处罚更为恰当。

非法获取他人干细胞和非法获取他人血液具有相同本质，都违反了人体人格化社会关系中公众对侵犯个人身体和尊严行为的容忍限度，超出了公众普遍认同的价值内容。我国《刑法》第333条非法组织卖血和强迫卖血罪规定，行为对他人造成伤害的，依照故意伤害定罪处罚。第334条规定了非法采集、供应血液等犯罪。然而，我国现行刑法尚无非法获取他人干细胞的专项罪名，根据罪刑法定和刑法谦抑原则，可暂时将此类行为纳入故意伤害罪。因为行为人实施了获取受害人干细胞及相关组织的行为，侵害了他人的身体权，直接造成了他人身体的不完整，侵犯了受害人支配其身体组织的权利。显然，对此类行为以故意伤害罪定罪有利于防范干细胞研究中的非法行为，有利于维护干细胞研究的合理秩序，也有利于增强相关医疗和科研人员的守法和社会责任意识。

当然，非法获取他人干细胞的情形还包括运用诈骗等手段欺骗他人捐献干细胞，从他人身上“购买”组织细胞等种种方式。笔者认为，无论形式如何，只要其为获取干细胞而导致了他人身体权等权益的损害，都应处以刑罚。在我国现行刑法暂时无具体规定的情形下，应参照故意伤害罪定罪处罚。

二、非法制造胚胎获取胚胎干细胞行为及相关立法

胚胎干细胞是人体内的一种特殊祖细胞，被称为“万能干细胞”，它能够定向分化成所有类型的干细胞，因而成了干细胞研究较为理想的来源干细胞。不同于成体干细胞，胚胎干细胞只能通过人类胚胎获取。根据我国现行胚胎干细胞研究指导原则的规定，胚胎干细胞的合法来源有四种：利用体外受精时剩余的配子或囊胚获取胚胎干细胞；利用自然流产和自愿流产的胎儿细胞获取胚胎干细胞；利用公民自愿捐献的精子和卵子获取胚胎干细胞；利用体细胞核移植技术获取囊胚或单性分裂获得囊胚，进而得到胚胎干细胞。

通过制造胚胎获取胚胎干细胞是重要方式之一。而违反人胚胎干细胞研究有关伦理指导原则和法律规范的规定，制造胚胎或者违反规范的程序、方法、手段等要求制造胚胎以获取胚胎干细胞则称为非法制造胚胎获取干细胞。依据我国当前法律规定，典型的非法制造胚胎获取干细胞的相关行违法犯罪行为包括：违反干细胞科学研究的正当目的和基本伦理原则非法制造胚胎；制造与人类伦理不符的人兽嵌合体以获取来源干细胞；非法持有干细胞或者发育 14 天以上的胚胎等。胚胎干细胞取材于胚胎并以摧毁胚胎为代价分离干细胞，所以胚胎是干细胞的来源之一，也是干细胞移植的伦理争议焦点所在。当前全世界只有 12 个观念最为开放的主要国家允许以研究为目的制造胚胎。根据我国现行法律规定，医疗机构等可以进行合法的胚胎制造行为，但对于以科研为目的的人胚胎干细胞的制造应该严格遵守法律的规定。为预防潜在的生物风险，应当从刑事立法的高度禁止非法克隆行为。

克隆技术包括治疗性克隆和生殖性克隆。目前，大多数国家并不禁止治疗性克隆，包括对干细胞研究采取相对保守态度的德国，也允许进口干细胞进行研究，这实际上相当于默许了治疗性克隆。但世界各国刑

法均禁止生殖性克隆，以防止治疗性克隆滑向生殖性克隆的深渊，更体现出刑法对于干细胞研究伦理风险和犯罪行为的预防功能。美国国会《维尔登法案》（2001）下令禁止克隆人，违者将受到刑事处罚。法国新《刑法典》规定，为研究或实验之目的进行试管培育人之胚胎以及违反《公共卫生法典》第152-8条之规定对胚胎进行研究或实验的，均处七年监禁并处罚金。相比较之下，我国禁止生殖性克隆的规定体现在相关的伦理指导原则中，法律效力层级较低，尚未形成对生殖性克隆行为的严格监管。笔者赞成目前国际上对治疗性克隆和生殖性克隆的认知趋势，主张在相关立法中将二者区别对待：

对于治疗性克隆来说，由于其终极目的并不在于“造人”，而是要通过“造人”来获取医学治疗所必需的干细胞，因此，其本质实际上是以牺牲一个个体来拯救另一个或一群个体，在这一点上，它与器官移植有着类似的伦理基础。在生命科学发展尚无其他更优方案可以替代的情况下，治疗性克隆作为一种次优方案在伦理上具有一定的合理性。也正是由于这一原因，治疗性克隆获得了世界上很多国家的认可。从犯罪学的角度看，犯罪是其社会危害性已经超出了社会的承受度从而需要由刑法来加以防范和惩治的行为，而治疗性克隆则是一种尽管具有社会危害性但其社会危害性尚在社会承受范围之内的行为。因此，治疗性克隆并不具有犯罪性，刑法不宜将治疗性克隆作为犯罪处理。

对于生殖性克隆来说，这是一种具有严重社会危害性的行为，应当被刑法入罪化。这是因为人的生命复制或无性生殖问题不同于克隆技术在医学、农业等领域的运用，它将使人类面临巨大的伦理和法律危机。从社会关系与家庭关系的角度看，人自诞生起都会在其家庭关系乃至社会关系中具有明确的法律身份和地位，但克隆人则无论是社会还是其本人都无法界定其在伦理及法律上的身份和地位，这势必会造成其社会异类的身份，使其陷入被歧视甚至无法为社会认同和接受的窘境，并导致其无法定位自我以致处于自我怀疑、自我否定的状态之中。人的复制还完全违背了人类生育和人类亲亲关系的基本准则。生殖性克隆不仅完全改变了人类自然的、通过男女两性结合才能完成的生育方式，也使作为传统社会关系的亲亲关系发生了动摇。从人的尊严和价值角度看，每个人都有自己的尊严和价值，如果允许用克隆的方法在实验室内去复制人或大批复制同一个人，实际上是在认同人类可以被作为产品而在实验室里加以生产，这势必会贬损人的尊严与人的整体性社会价值。从克隆人自身的角度看，一个生理性状被控制的人，如果为某种目的而再生产，就会有自身被沦为“社会工具”的悲观心理和宿命感，势必会激发其对科学与未来社会的报复感或对抗情绪。而一旦这种技术被用来控制人的性别、人种或生产人体器官，则后果更难想象。从人的生死概念角度看，人的死亡是一个法律事实，人一旦死亡，其生命便不复存在。但克隆人却产生了这样一个问题，即死人是可以被复制的，而死人的复制则会使正常的或法律上的生死概念发生颠覆性的动摇与混乱。从目前技术的角度看，克隆技术相对粗糙，克隆生物个体易产生畸形、死胎、流产、胎儿过大、早衰等现象，克隆人的质量难以保障。克隆羊“多利”的成功率是 1/227，而克隆人的成功率即使乐观估计也只有 2%～3%。

综上可见，生殖性克隆技术给整个人类社会带来的弊是远大于利的，“如果复制技术被某些不负责任的人滥用，世界将因人类科技进步而陷入噩梦般的境地”。它无法摆脱伦理上的非难性，已经超出了社会可承受的范围，其本质是一种反社会的犯罪行为；刑法应当将其入罪化。

此外，我国《人胚胎干细胞研究伦理指导原则》规定，利用人工辅助生殖技术手段得到的囊胚必须在 14 天内予以摧毁。其原因在于囊胚期的囊胚腔内一侧的细胞团就是胚胎干细胞，此时的干细胞尚未完全分化。两周以后，内细胞团开始出现内、中、外胚层的分化并开始定向分化为人体的各种组织器官，开始涉及胚胎的法律地位。同时规定不得制造人兽嵌合体胚胎或者将用于试验的囊胚植入母体。此类违背伦理和践踏人类生物独立性尊严的行为，既是生物伦理议题，也是实践医学和整个社会科学的道德议题。

三、非法进出口干细胞行为及相关立法

各主要国家均对干细胞的进口和出口实行严格的管制，如德国最初作为研究对象的胚胎干细胞仅限于一定时期以前进口的胚胎干细胞。德国议会 2008 年 4 月通过的《干细胞法》严禁干细胞的非法进口和走私，同时对于胚胎干细胞的引进进行了严格的条件限定，规定了干细胞进口的许可制度、登记制度。该法第 13 条同时明确了违反干细胞进出口规定的犯罪行为的刑事责任，对于未根据该法相应条款规定取得许可

而进口或者使用胚胎干细胞的，处三年以下有期徒刑或者罚金。

干细胞是重要的生物细胞，也是重要的科研资源，非法进出口干细胞的行为实质上是科研资源在国境间的非法运输和转移，这不仅破坏了各国的海关监管秩序，还可能造成珍贵科研资源的流失，而且如有不慎还可能造成生物科技资源的浪费。如果不对此进行严格的监管，放纵走私，可能会造成国际间干细胞非法运输行为的猖獗，以及非法干细胞滥用。我国定义的非法进出口干细胞行为，是指故意违反我国海关进出口法律法规的规定，逃避监管，将干细胞及与干细胞研究相关的生物组织由境外进口至我国境内或者由我国境内出口至境外的行为。笔者认为，基于对干细胞研究滥用和干细胞来源商业化风险的防范与规制，理论上该类行为应作为走私特殊物品类罪定罪处罚。鉴于刑法的谦抑性原则以及我国刑法没有走私相关生物材料等的专门罪名，目前可以将其暂时置于《刑法》第 153 条之项下，依照走私普通物品罪定罪处罚，同时在实际司法实践中可依照具体犯罪情形适当把握刑罚力度。

第四节　非法干细胞人体试验行为及相关立法

目前，国际上的干细胞研究整体处于临床试验研究阶段。根据美国最具权威的医学研究机构——美国国立卫生研究院的统计数据，到 2009 年 9 月底，各国家和地区已经开展或者正在开展的干细胞相关临床试验研究立项共 2723 项，其中，2200 多项目处于一期和二期临床研究中，400 余项处于临床试验研究阶段，共计有 1300 余项临床试验研究需要志愿者的配合。

研究是生物科学进步的前提，研究的进行离不开人体试验。随着以干细胞研究为代表的生物科技的发展，人体试验在科学技术研究过程中扮演着越来越重要的角色。由于干细胞的再生机理仍尚待探索，干细胞研究和产品仍具有风险性和不确定性，干细胞研究应用的风险尚待观察和评估，特别是一些干细胞研究在临床应用中的肿瘤发生、免疫毒性等风险具有长期潜伏性，需要长期和反复的临床试验研究才能够发现与应对。因此，干细胞研究临床试验是干细胞研究应用于医药治疗的必经阶段，只有经过临床试验才能作为已经验证的技术开展对外治疗。有必要尽快设立非法人体试验罪，以有效遏止人体试验过程中存在的以及可能出现的违法犯罪行为。

一、非法人体试验罪的立法依据和界定

（一）非法人体试验罪的立法依据

1. 非法人体试验的社会危害性

20 世纪 80 年代以来，我国各种人体试验陆续展开，其中不乏非法开展的人体试验，尽管只是个别主体行为，但其严重的社会危害性已初现端倪。实践中，包括干细胞技术研究在内的生物医学研究涉及非法人体试验犯罪的案例并不鲜见。《南方周末》曾经报道上海市东方医院涉嫌开展与人工心脏有关的非法人体试验，其试验直接造成多人伤亡。非法人体试验的开展危害了公众的生命健康，侵犯了受试人的身体权利，以促进科学研究发展为名而行非法侵害公民人权之实，对公民的侵害超出了公众对于科学研究的容忍范围。21 世纪以来，新科技产业化的周期不断缩短，不排除为降低成本和缩短研发周期而存在非法人体试验行为，特别是一些国际性的集团公司，可能利用相对落后国家和地区的人民进行跨国人体试验，进而导致国际性的非法人体试验行为。这种行为会在全球范围内将造成恶劣影响，甚至冲击正常的人体科学实验秩序。

在我国刑法中新增具有广泛适用性的非法人体试验罪不仅是细胞工程相关研究的要求，也是对所有依赖于人体科学试验的现代生物科技发展的必要保障。只有对非法进行生物科技试验行为予以刑法规制，打击和预防相关科技研究犯罪，才能合法保障正当生物科技研究活动的良好秩序。

2. 非法人体试验罪的法理基础

联合国《公民权利和政治权利国际公约》从保护公民人身权利的角度出发，明确禁止非法人体试验行为。该公约规定，不经本人同意，对任何人不得施以医药或者对其进行科学试验。此后，《赫尔辛基宣言》（1964）和有关国际组织关于人体生物医学的道德指南分别对生物医学的人体试验研究提出了深入要求。在国内法方面，美国在《纽伦堡规则》的基础上形成了以人体试验为对象的，以尊重个人（Respect for Persons）、惠益（Beneficence）和公平（Justice）为内容的生物研究三大原则；欧盟规范生物法律规定了自律（Autonomy）、尊严（Dignity）、正直（Integrity）和脆弱（Vulnerability）四大原则。我国学

者也提出了人体试验应该符合目的正当性、知情同意、有利无害、保护弱势群体四大原则。还有学者在此基础上认为应增加保密原则，形成“五大原则”。

非法人体试验罪的法律渊源为以遏制德国在第二次世界大战中的非法人体试验为背景设立的日内瓦第三公约和第四公约。公约将以平民和战俘为对象进行生物学试验，造成其身体和健康损害的行为列为非法行为，并将非法人体试验行为规定为违反国际法并应受刑罚处罚的行为。刑法领域，在国际刑法学协会成立 100 周年会议上，各国学者对现代生物医学技术问题进行了专题探讨。对于人体试验行为，该会议认为应当采取多层次的制裁方法，在具备应受惩罚性和刑罚有效性的情况下，刑法是相应行为最后的规制措施。在此基础上，各主要国家在考虑刑法谦抑性要求的同时，纷纷界定非法人体试验罪与非罪的行为界限，俄罗斯等国直接在刑事法律中设立了非法人体试验的相关罪名。法国新《刑法典》第二卷第三章第四节明确规定了用人体进行试验罪，该法第223-8条规定：如果事先未取得当事人、对当事人拥有亲权的人或当事人的监护人在身体自由意志清醒的情况下出具的意思明确的书面同意，而直接在他人身上进行生物医学研究，则须判处自由刑及罚金。

（二）非法人体试验罪的界定

非法人体试验行为的主体为一般主体，包括单位和自然人，侵犯的法益包括国家的医疗卫生管理制度和受试人的生命健康权与身体权。身体权是自然人维护其身体完整并对其身体的组织或器官享有支配权的具体人格权。身体权与健康权是分别独立的两种权利，这一观点已经在学界达成共识。在我国当前的法律规范体系中，尚无明确的法律规定对身体权予以确认和保护，当前的讨论大多是在民法特别是侵权法领域内的学理讨论。但也有学者认为，为适应医疗科技的发展和新的相关侵权行为的产生，应当针对身体权进行立法。笔者认为，身体权是具体的人格权，包含公民对个人身体完整性和完全的支配权利，是与健康权并列的人身权利，应当通过刑事立法加以保护。

人体试验是以人为试验对象，按照一定的试验计划、方法和技术实施试验行为，观察和记录受试者的各项反应以确定或者否定某种结论，最终达到某种预期效果的试验，内容包括与人体有关的药物制剂试验和技术试验等。人体试验分为合法人体实验和非法人体试验。非法，是指行为人的人体试验不符合人类社会伦理或不符合现有社会秩序和公共安全、生态安全要求，违反了现有医疗卫生和生物科技等管理制度与法律法规所规定的原则、步骤、方法、规范要求等。学界的主要观点是尊重和支持合法的人体试验，而对于超出国际和国内法律规范所确认的试验规程而开展的非法人体试验行为，应当予以禁止和惩处。

根据我国刑法的现行体系安排，应当在我国现行《刑法》第六章妨害公共管理秩序罪第五节危害公共卫生罪下增设非法人体试验罪，规定对于违反国家医疗卫生和生物科技等管理制度和法律法规而以科研为目的开展非法人体试验的单位与个人以非法人体试验罪定罪处罚。

二、非法干细胞人体试验行为的刑事定性

（一）非法干细胞人体试验行为的具体表现

非法干细胞人体试验行为目前具体存在以下情形：（1）违反干细胞研究有关管理规范关于研究主体资格的规定，无主体资格的组织、医疗和科研机构、研究人员等，未经审批或者不具备资格而以科研为目的进行非法人体试验。（2）违反人体试验的安全性和有效性原则，进行风险较大且未经充分的动物试验而进行干细胞人体试验研究，或者对不符合受试人资格要求的人进行干细胞人体试验。（3）不符合知情同意原则的要求而进行人体试验研究，包括利用威胁、暴力、胁迫、欺骗等手段要求受试人接受试验，在未告知干细胞来源、可能风险和对策、可能遭受的痛苦和结果等受试者应该被告知的内容的情形下开展试验。知情同意原则是《赫尔辛基宣言》等国际规范和我国现行医疗卫生法律所确定的基本试验原则，未经本人同意，任何人和机构不能对他人的身体进行利用和处分。（4）违反相关规章制度和法定的申报、评价、报告、监管等程序而进行非法干细胞人体试验，情节恶劣或者造成了严重后果。（5）其他违反法律规范和人体试验管理制度开展干细胞人体试验导致严重后果或者情节特别恶劣的情形，包括在干细胞研究有关的人体试验中，在干细胞临床试验研究基地以外的地点开展试验，采用不符合质量标准的制剂和设备进行试验，利用弱势群体的相对弱势地位而对其开展干细胞人体试验等。

（二）非法干细胞人体试验行为的主观故意和研究目的

对于非法干细胞人体试验行为的主观故意的认定，有学者认为，行

为人主观方面既具有干细胞研究目的又希望受试者遭受损害的直接故意情形是不可能存在，因而认为应为间接故意。但笔者认为，行为人具有干细胞技术研究目的是行为人的行为动机，不排除行为人为论证某种行为的伤害后果而进行试验等情形，故此处的“故意”包含行为主体伤害他人身体的故意。此时，主观上是否同时具备干细胞研究的目的是区分故意伤害行为和非法人体试验的依据。对于间接故意，还包括依法有监管职责的单位和个人明知他人实施了非法人体试验行为而放纵其行为的间接故意。非法干细胞研究有关的非法人体试验行为的行为人应同时具有科研目的，对于主观目的在于利用干细胞研究获利的纯商业化行为不应当认定为非法干细胞人体试验罪，这也是区分非法经营罪和非法干细胞人体试验罪依据。对于不具备干细胞研究和临床试验研究资格的医疗机构，如果以营利为目的向受试者收取费用应认定为非法经营罪，不以营利为目的而非法进行干细胞试验的，应认定为非法干细胞人体试验罪。

（三）非法干细胞人体试验的行为主体

非法干细胞人体试验罪的行为主体往往是掌握一定专业技术或者有一定资质的自然人和医疗、科研单位。一种情形是在相关科研或医疗单位组织进行非法人体试验的犯罪活动。科研或医疗单位的附属机构能否成为本罪单位犯罪的行为主体？一般而言，单位的分支机构作为单位的一种附属机构，可以独立地以自己的名义进行活动以及承担相应的法律责任。但就干细胞人体试验研究而言，根据《干细胞临床试验研究基地管理办法（试行）》规定，干细胞临床试验研究必须在研究基地进行，而申请批准成立干细胞临床试验研究基地的必须为三级甲等医院并将作为干细胞临床实验研究的责任主体。另一情形为自然人犯罪，任何科研或医疗单位以科研为目的进行非法人体试验的行为人都可能构成本罪犯罪主体。对于医疗人员个人私自进行的与干细胞研究有关的非法人体试验行为应当追究其作为自然人犯罪主体的刑事责任。本罪的共同犯罪包括本单位及非本单位的自然人构成的共同犯罪。如果医疗或科研单位人员利用本单位的设施等资源以个人名义进行与干细胞研究有关的非法人体试验研究，单位明知其行为及目的而放纵或者支持其进行相关研究的，应当认定该医疗或科研单位和直接行为人构成非法人体试验的共同犯罪。对于其他自然人和单位资助医疗或科研单位进行非法人体试验的，认定其与医疗或科研单位构成非法人体试验的共同犯罪。

第五节　非法干细胞研究商业化行为及相关立法

一、非法干细胞研究商业化现状

2012 年，国务院印发“十二五”国家战略新兴产业规划，明确将生物医学工程和生物医药产业纳入了重点发展方向与主要任务，同时把干细胞治疗列为创新能力建设的重大行动。干细胞研究有着广阔的产业化应用前景，其研发的终极目的在于应用，鉴于在当前干细胞产业的研发阶段即获市场资本强势介入，干细胞研究的产业化是必然趋势。目前，我国的干细胞产业应用主要集中于干细胞的保存以及造血干细胞等部分种类干细胞的临床治疗等方面。其中，脐带血的保存是我国干细胞保存业务市场发展的重点。目前，我国经批准并验收合格执业的脐带血库有：山东省脐带血造血干细胞库、北京市脐带血造血干细胞库、天津市脐带血造血干细胞库、上海市脐带血造血干细胞库、广东省脐带血造血干细胞库、浙江省脐带血造血干细胞库、四川省脐带血造血干细胞库等。脐带血库获准组建并开展脐带血存储、基因检测等业务，这些脐带血库在美国纽约交易所上市的市值约二十亿美元。近年来，干细胞研发也已成为国际资本市场的投资热点，干细胞概念股相关市场在美国纳斯达克挂牌股票中市值达两千多亿元人民币。

毋庸讳言，干细胞研究产业化发展的同时也面临非法商业化的问题。干细胞研究和试验阶段存在企业等经济主体的参与及其资本的注入，商业资本的高利润回报要求成了干细胞研究实验和应用非法商业化行为的市场原动力。我国在干细胞研究方面处于世界先进行列，干细胞研究的临床应用基本不存在伦理障碍，加之立法层面的管理制度和规范缺失，导致了干细胞研究的临床应用过快发展。在干细胞研究的临床应用过程中产生了一些损害患者合法权益和不当牟利等行为，尽管只是少数人的投机行为，但在国内和国际范围内都产生了一定的负面影响，受到一些同领域学者以及《自然》等国际性学术杂志的异议和质疑。

脐带血干细胞的实物保存是当前干细胞研究相关产业化应用的一个重要方向。脐带血是胎儿出生时残留的血液，其中含有丰富的造血干细胞，用于移植治疗血液疾病有着优于骨髓移植的优点。脐带血库是储存脐带血的机构，大多分为公共库和自体库。公共库免费储存由公众捐献的脐带血，主要用于公益用途；自体库面向社会，接受公众付费储存个人脐带血。我国目前除有上述经国家卫生部审批验收并颁发执业许可的脐带血库外，还有部分由科研机构与民间企业未经批准而组建的脐带血库。这些未经批准的脐带血库同样经营付费脐带血储存业务，由于缺乏监管很容易产生违法犯罪行为。脐带血库在接受公众自费脐带血保存的过程中，由于技术等原因可能产生脐带血的污染等后果，同时脐带血库为片面追求经济利益可能将不合格的脐带血作为合格脐带血进行储存并收取费用。2006 年，上海市脐带血库十几位消费者就曾怀疑其在该机构付费存储的脐带血未经检验合格而被存储，并在存储期间发生污染，该事件曾在全国范围内引起了轩然大波。

我国《干细胞临床试验研究管理办法（试行）》明确规定，开展干细胞相关试验研究的机构和个人进行干细胞人体试验，不得向受试人收取任何费用。但实际中利用干细胞技术进行的非规范化临床治疗并不罕见。在实际的非法商业化情形中，有的机构往往利用老人、学生等处于劣势经济地位的公众进行干细胞试验，或者误导或者隐瞒受试人，使他们将干细胞临床应用阶段的人体试验误认为是干细胞治疗而被收取费用，使这些违法违规机构达到节省试验成本和非法牟利的双重目的。有的机构和个人往往还跳过了经伦理委员会批准，进行三期临床试验，跳过技术的有效性和安全性得到试验验证再进行技术推广应用的合理步骤而直接进行临床应用，导致了干细胞技术的产业化步骤大大提前而饱含隐患。目前，在高价收费方面，有关部门并未对干细胞有关治疗和应用进行统一的定价，大部分医疗单位都是参照生物医药制剂定价标准尽可能高地进行干细胞定价。在治疗的多个疗程中，每个疗程需要进行至少两次干细胞注射，全部治疗过程费用不菲。此外，非法试验或者治疗的过程中还可能存在泄露和出卖公民个人信息等其他违法犯罪行为。

《干细胞临床试验研究管理办法（试行）》同时还规定不得发布任何形式的干细胞治疗广告，但实际中干细胞治疗广告却五花八门，层出不穷，愈演愈烈。一些医疗机构的干细胞广告声称其能够治疗数十种疾病，还能进行干细胞美容。而根据我国的法律规定，干细胞目前仅用于治疗血液疾病等少数疾病，这些广告明显属于虚假广告。此外，还存在多种形式的“隐形”干细胞治疗广告以及干细胞治疗的“软推广”，如部分干细胞相关网站从名称来看会误导公众，使公众认为该网站是进行干细胞知识普及和推广的网站，但实际并非如此。公众一进入网站就会出现各种弹窗、浮动字幕和网页链接形式的干细胞治疗广告，从网站呈现的主要内容来看，绝大部分版面是夸大干细胞治疗效果和范围的包括视频、图片、文字等各种形式等的不实广告，内容上包括干细胞治疗成功案例，接受干细胞治疗咨询答疑等。

二、非法干细胞研究商业化行为的刑法应对

（一）干细胞研究相关的非法经营行为及相关立法

非法经营罪所侵犯的法益是我国的市场秩序。一般而言，干细胞研究相关犯罪行为不属于非法经营罪项下列举的前三种犯罪情形，但可以纳入第四项所规定的“其他严重扰乱市场秩序”的非法经营行为。严重破坏我国经济管理秩序的与干细胞研究相关的非法商业化行为，部分可以根据非法经营罪的规定定罪处罚，包括以非法营利为目的开展营利性干细胞存储业务以及非法开展干细胞治疗等。

将与干细胞相关的非法商业化行为纳入“其他严重扰乱市场秩序”而按非法经营罪定罪处罚，对于防范和惩治以干细胞研究为代表的生物科技非法商业化行为无疑有重要价值。定罪与否，应把握三个方面的内容：主观营利目的；违反法律、行政法规的禁止和限制性规定；严重扰乱市场经济秩序的严重后果和社会危害性。《干细胞临床试验研究管理办法（试行）》明确规定，干细胞临床试验研究不得对受试者收费，不得进行市场化运作。对于故意严重违反《干细胞临床试验研究管理办法（试行）》的有关规定而向受试者收取治疗费用的，应按照《中华人民共和国执业医师法》（1998）、《中华人民共和国药品管理法》（2001 年修订）等法律规范的规定追究相关医疗机构的主要负责人、直接责任人员的法律责任并撤销其干细胞临床研究基地资格。除上述责任外，未经国家相关主管部门的许可进行干细胞治疗，超出合法批准范围、种类进行干细胞治疗及其他不具备主体资格的机构以营利为目的非法进行干细胞治疗等行为，情节严重的都可以纳入非法经营罪的规制范围。对于无相关营业资格而开展营利性干细胞存储业务，造成他人脐带血污染或其他无法使用而致人伤害、死亡或者其他严重后果的以及无资

质的医疗机构和人员进行非法干细胞治疗而致他人伤害或者死亡的，应以故意伤害罪或者故意杀人罪的规定定罪处罚。

（二）非法收购、买卖干细胞及相关物质的非法行为及相关立法

收购、买卖干细胞及相关物质、资源的非法行为虽不属于非法经营，但就其本质而言，该类行为严重地威胁着公众的生命健康和良好的社会管理秩序等法益，因此应对其进行刑罚处罚。其他主要国家和地区对于此类情形也大多在专门立法中予以明确规定或者在刑法中设立相关条款予以规制，如法国新《刑法典》第三节关于保护人之胚胎的相关规定第511–17～11–19条规定，为工业、商业目的进行试管婴儿受孕将人之胚胎用于工业、商业目的的，处七年监禁并处罚金。

我国香港特别行政区《人类生殖科技条例》第16条规定，禁止订明物质的商业交易行为，禁止任何人或者任何单位、团体在任何地方提供、购买或者使用生殖科技程序、胚胎研究有关的订明物质，不得作为相关物质买卖的委托人或者代理人，不得代为进行相关物质买卖或进行有关交易的安排，同时禁止任何人公布或者分发相关广告。这表明，香港禁止对干细胞等相关生殖科技物质的商业交易发出要约，禁止任何机构作为中间机构进行相关交易并禁止任何相关广告，对干细胞研究商业化行为持严厉打击的态度。

我国刑法规定，对收购、买卖干细胞及相关物质、资源行为的策划者和组织者以非法组织出卖人体器官罪定罪处罚。该罪中的“人体器官”不以生物学和医学概念为限而应相对作扩大解释，包括干细胞及相关组织的非法买卖。此处的犯罪行为应当区分于以侵袭性途径获取他人干细胞的行为和营利性机构的非法经营行为，营利性机构的非法行为一般是侵袭性途径获取干细胞行为的下游行为，包括领导、策划以及控制他人实施非法买卖干细胞的行为。对于上述主体以外的参与干细胞买卖的其他主体，其行为造成他人伤害或者死亡后果的，应当将其和上游的非法获取他人干细胞的行为作为共同犯罪或者单独以故意伤害罪或者故意杀人罪定罪处罚。

（三）与干细胞有关的其他非法商业行为及相关立法

对于违反规定非法发布干细胞治疗广告，非法出售、提供就诊人个人信息等违法犯罪行为，应当按照《中华人民共和国广告法》、《互联网信息服务管理办法》（2000）等相关法律法规进行处罚。情节严重并

构成犯罪的，可以以虚假广告罪、非法出售公民个人信息罪等罪名定罪处罚。非法发布干细胞治疗广告不但影响了正常的广告管理秩序而且会导致不特定公民的人身和财产遭受损失，虚假广告罪的规范目的则在于打击此类行为和避免此类后果，保护正当的市场交易，维护正常的竞争秩序。

应当明确，在非法发布干细胞治疗虚假广告的犯罪行为中，相关医疗机构或人员，进行广告经营的单位和个人以及发布广告的个人与网络运营商、网站等网络服务提供者均可能成为该罪的共同犯罪主体。对于医疗机构非法泄露和出售患者信息行为中的“信息”应包括患者的个人信息、就诊事实、诊疗记录等。应当特别注意的是，上述相关罪名的构成应符合“情节严重”这一要件。依据相关司法解释和学者的观点，应当包括患者生命健康安全和财产因行为人行为受到严重损害，行为人获利数额较大，产生社会影响较为恶劣等。

第二编　人类干细胞研究的医学实践

第一章　人骨髓间充质干细胞促进脑损伤修复的研究

脑卒中是导致人类死亡的三大疾病之一，而病残率在所有疾病中高居首位，[①] 缺血性卒中是脑卒中的主要类型，在我国占脑卒中患者的70%~75%，脑损伤后自身修复能力极其有限，药物治疗不能取得很好的效果，往往遗留严重的神经功能缺失，是高病残率的主要原因。进行促进脑损伤后的组织修复和功能重建的研究，有重要的临床意义。干细胞是能够自我更新、高度增殖和多系分化的细胞群体，可以产生高度分化的功能子细胞，是替代、修复或加强受损、衰老组织或器官功能的理想种子细胞。近年来，大量动物实验和临床研究结果显示，干细胞移植是促进脑损伤修复和神经功能重建的很有希望的途径。

骨髓间充质干细胞（Bone Marrow Mesenchymal Stem Cells，BMSCs）取材方便，体外培养能快速大量扩增；在一定诱导条件下，具有向多种类型细胞分化的能力；能够长期转染和表达外源性基因；取自体骨髓细胞体外培养扩增后移植可避免移植后的免疫排斥反应。因此，BMSCs是临床应用前景较好的细胞移植治疗的首选细胞种类。[②③]

最近，越来越多的研究发现移植的 BMSCs 具有向中枢神经系统损

---

① He J，Gu D，Wu X，et al.. Major causes of death among men and women in China. N Engl J Med，2005，353（11）：1124-1134.

② Prockop DJ. Marrow stromal cells as stem cells for nonhematopoietic tissues. Science，1997，276（5309）：71-74.

③ Prockop DJ，Gregory CA，Spees JL. One strategy for cell and gene therapy：harnessing the power of adult stem cells to repair tissues. Proc Natl Acad Sci USA，2003，100 Suppl 1：11917-11923.

伤病灶定向迁移的趋势，①②③④ 损伤部位移植细胞的募集有利于促进中枢神经损伤后的修复。但是，迄今对移植的 BMSCs 向中枢神经损伤病灶定向迁移的机制仍不明确，阐明其机制有助于采取积极手段促进移植细胞向病灶迁移，提高移植治疗效果。

趋化因子是一类结构和功能相关的多肽超家族，其基本功能是诱导表达有相应受体的细胞的定向迁移。⑤ BMSCs 可表达某些趋化因子受体，如 CCR1、CCR7、CCR9、CXCR4、CXCR5、CXCR6 和 CX3CR1 等，⑥⑦ 提示趋化因子与其受体的作用可能参与促进移植的 BMSCs 在体内的定向迁移。已有学者在离体研究中发现趋化因子单核细胞趋化蛋白-1（Monocyte Chemoattractant Protein-1，MCP-1）、巨噬细胞炎性蛋白-1（Macrophage Inflammatory Protein-1，MIP-1）和白细胞介素-8（Inter Leukin-8，IL-8）等在脑损伤局部表达上调，MCP-1、MIP-1、IL-8 以及缺血脑组织匀浆可促进 BMSCs 迁移。⑧⑨ BMSCs 向中枢神经

---

① Shichinohe H，Kuroda S，Lee JB，et al.. In vivo tracking of bone marrow stromal cells transplanted into mice cerebral infarct by fluorescence optical imaging. Brain Res Brain Res Protoc，2004，13（3）：166-175.

② Yano S，Kuroda S，Shichinohe H，et al.. Do bone marrow stromal cells proliferate after transplantation into mice cerebral infarct? ——a double labeling study. Brain Res，2005，1065（1-2）：60-67.

③ Shyu WC，Chen CP，Lin SZ，et al.. Efficient tracking of non-iron-labeled mesenchymal stem cells with serial MRI in chronic stroke rats. Stroke，2007，38（2）：367-374.

④ Chen JR，Cheng GY，Sheu CC，et al.. Transplanted bone marrow stromal cells migrate，differentiate and improve motor function in rats with experimentally induced cerebral stroke. J Anat，2008，213（3）：249-258.

⑤ Campbell DJ，Kim CH，Butcher EC. Chemokines in the systemic organization of immunity. Immunol Rev，2003，195：58-71.

⑥ Sordi V，Malosio ML，Marchesi F，et al.. Bone marrow mesenchymal stem cells express a restricted set of functionally active chemokine receptors capable of promoting migration to pancreatic islets. Blood，2005，106（2）：419-427.

⑦ Honczarenko M，Le Y，Swierkowski M，et al.. Human bone marrow stromal cells express a distinct set of biologically functional chemokine receptors. Stem Cells，2006，24（4）：1030-1041.

⑧ Wang L，Li Y，Chen X，et al.. MCP-1，MIP-1，IL-8 and ischemic cerebral tissue enhance human bone marrow stromal cell migration in interface culture. Hematology，2002，7（2）：113-117.

⑨ Wang L，Li Y，Chen J，et al.. Ischemic cerebral tissue and MCP-1 enhance rat bone marrow stromal cell migration in interface culture. Exp Hematol，2002，30（7）：831-836.

损伤病灶定向迁移是多种因子共同参与的复杂过程，是否还有其他趋化因子参与趋化 BMSCs 向缺血性损伤脑组织的定向迁移呢?

基质细胞衍生因子-1（Stromal Cell-Derived Factor-1，SDF-1）（又称 CXCL12）和 fractalkine 是为数不多组成性表达于中枢神经系统的趋化因子。[①] 在正常脑组织中，神经元、神经胶质细胞和血管内皮细胞等可持续低水平表达 SDF-1 与 fractalkine。[②] 当中枢神经系统发生炎症、缺血和缺氧等损伤后，病灶周围的 SDF-1 和 fractalkine 表达上调，[③④⑤⑥⑦⑧] 分别作用于其特异性受体，可促进小胶质细胞向病灶的迁移和活化，募集循环系统中的免疫细胞，发挥清除坏死组织和促进损伤

① Cartier L，Hartley O，Dubois Dauphin M，et al.. Chemokine receptors in the central nervous system：role in brain inflammation and neurodegenerative diseases. Brain Res Brain Res Rev，2005，48（1）：16-42.

② Cartier L，Hartley O，Dubois Dauphin M，et al.. Chemokine receptors in the central nervous system：role in brain inflammation and neurodegenerative diseases. Brain Res Brain Res Rev，2005，48（1）：16-42.

③ Guillemin GJ，Croitoru LamouryJ，Dormont D，et al.. Quinolinic acid upregulates chemokine production and chemokine receptor expression in astrocytes. Glia，2003，41（4）：371-381.

④ Hill WD，Hess DC，Martin Studdard A，et al.. SDF-1（CXCL12）is upregulated in the ischemic penumbra following stroke：association with bone marrow cell homing to injury. J Neuropathol Exp Neurol，2004，63（1）：84-96.

⑤ Miller JT，Bartley JH，Wimborne HJ，et al.. The neuroblast and angioblast chemotaxic factor SDF-1（CXCL12）expression is briefly up regulated by reactive astrocytes in brain following neonatal hypoxic-ischemic injury. BMC Neurosci，2005，6：63.

⑥ Pan Y，Lloyd C，Zhou H，et al.. Neurotactin，a membrane-anchored chemokine upregulated in brain inflammation. Nature，1997，387（6633）：611-617.

⑦ Hughes PM，Botham MS，Frentzel S，et al.. Expression of fractalkine（CX3CL1）and its receptor，CX3CR1，during acute and chronic inflammation in the rodent CNS. Glia，2002，37（4）：314-327.

⑧ Sunnemark D，Eltayeb S，Nilsson M，et al.. CX3CL1（fractalkine）and CX3CR1 expression in myelin oligodendrocyte glycoprotein-induced experimental autoimmune encephalomyelitis：kinetics and cellular origin. J Neuroinflammation，2005，2：17.

修复的作用，在某些情况下也可能进一步加重损伤。[①②③④] 有学者采用 RT-PCR、流式细胞术和免疫细胞化学技术检测到 BMSCs 也表达 CXCR4 和 CX3CR1。[⑤⑥] 由此提示 SDF-1/CXCR4 和 fractalkine/ CX3CR1 可能参与诱导移植的 BMSCs 向损伤脑组织的定向迁移，但目前缺乏具体研究报道。

我们建立了大鼠大脑中动脉缺血/再灌注模型，观察大鼠大脑缺血后脑损伤局部 SDF-1 和 fractalkine 的表达变化，以及经静脉移植的人骨髓间充质干细胞（hMSCs）迁移到脑损伤区域是否与 SDF-1 和 fractalkine 的表达有关；观察慢病毒介导的 RNA 干扰技术抑制 hMSCs 的 CXCR4 或 CX3CR1 表达后，是否对移植的 hMSCs 向脑缺血区域的定向迁移产生影响。

第一节　概　　述

缺血性脑卒中是严重威胁中老年人健康和生活质量的重要疾病，干细胞移植是促进脑损伤修复和改善神经功能的具有实际应用前景的治疗手段。作为较理想的供体细胞，骨髓间充质干细胞移植在实验性脑缺血的研究中已被证明有明确的保护作用，但缺血局部微环境如何促进 BMSCs 趋向病灶迁移的确切机制仍不明确。趋化因子是一类结构和功能相关的多肽超家族，基本功能是诱导表达有相应受体的细胞的定向迁移。有研究提示，趋化因子与其受体的作用可能参与促进移植的 BMSCs 在

---

① Callewaere C, Banisadr G, Rostene W, et al.. Chemokines and chemokine receptors in the brain: implication in neuroendocrine regulation. J Mol Endocrinol, 2007, 38 (3): 355-363.

② Li M, Ransohoff RM. Multiple roles of chemokine CXCL12 in the central nervous system: a migration from immunology to neurobiology. Prog Neurobiol, 2008, 84 (2): 116-131.

③ Soriano SG, Amaravadi LS, Wang YF, et al.. Mice deficient in fractalkine are less susceptible to cerebral ischemia-reperfusion injury. J Neuroimmunol, 2002, 125 (1-2): 59-65.

④ Re DB, Przedborski S. Fractalkine: moving from chemotaxis to neuroprotection. Nat Neurosci, 2006, 9 (7): 859-861 .

⑤ Sordi V, Malosio ML, Marchesi F, et al.. Bone marrow mesenchymal stem cells express a restricted set of functionally active chemokine receptors capable of promoting migration to pancreatic islets. Blood, 2005, 106 (2): 419-427.

⑥ Honczarenko M, Le Y, Swierkowski M, et al.. Human bone marrow stromal cells express a distinct set of biologically functional chemokine receptors. Stem Cells, 2006, 24 (4): 1030-1041.

体内的定向迁移。基质细胞衍生因子-1和fractalkine是为数不多组成性表达于中枢神经系统的趋化因子。当中枢神经系统发生炎症、缺血和缺氧等损伤后，病灶周围的SDF-1和fractalkine表达上调，分别作用于其特异性受体CXCR4或CX3CR1，可促进小胶质细胞向病灶的迁移和活化，募集循环系统中的单核细胞、自然杀伤细胞和T淋巴细胞等，发挥清除坏死组织和促进损伤修复的作用。另外，有研究发现BMSCs也表达CXCR4和CX3CR1。由此提示SDF-1/CXCR4和fractalkine/CX3CR1可能参与诱导移植的BMSCs向损伤脑组织的定向迁移，但目前仍缺乏具体研究报道。本书旨在观察SDF-1与其受体CXCR4以及fractalkine与其受体CX3CR1的作用是否参与诱导移植的人骨髓间充质干细胞向缺血脑组织的定向迁移，以进一步解释移植BMSCs向脑损伤局部迁移的可能机制。

一、方法

（一）人骨髓间充质干细胞经静脉注射移植后向大鼠缺血性脑损伤区的迁移

以密度梯度离心贴壁筛选法分离纯化hMSCs，使用流式细胞仪检测细胞表面标记物进行细胞鉴定；采用线栓法制作大鼠大脑中动脉栓塞（Middle Cerebral Artery Occlusion，MCAO）2h缺血/再灌注模型，于再灌注后24h经鼠尾静脉注射移植2×10^6 hMSCs；于移植后1d、3d和7d，取组织切片行小鼠抗人细胞核抗体mAb1281免疫组织化学染色，观察hMSCs在大鼠体内分布情况。

（二）鼠脑缺血后SDF-1和fractalkine表达的变化

线栓法制作大鼠大脑中动脉栓塞2h缺血/再灌注模型，采用Real time PCR和免疫组织化学技术，观察脑缺血/再灌注后2d、4d和8d脑组织SDF-1、fractalkine mRNA和蛋白表达的变化。

（三）人骨髓间充质干细胞趋化因子受体CXCR4和CX3CR1的表达

分离、纯化和扩增hMSCs，以Real time PCR和Western bloting检测hMSCs趋化因子受体CXCR4和CX3CR1表达情况；模拟损伤微环境部分方面（低氧）培养hMSCs，观察趋化因子受体CXCR4和CX3CR1表达的变化。

（四）干扰 CXCR4 和 CX3CR1 基因表达对移植人骨髓间充质干细胞向缺血性脑损伤区迁移的影响

采用可表达 CXCR4 或 CX3CR1 基因特异性 siRNA 的慢病毒载体病毒颗粒，以 MOI=20 的载体病毒量感染 hMSCs；使用流式细胞仪分析测定载体病毒对 hMSCs 的感染效率；Real time PCR、Western bloting 检测 CXCR4 和 CX3CR1 表达情况，了解载体病毒感染后表达 siRNA 的干扰效率；将 MCAO 模型大鼠分为 CX3CR1-RNAi-LV 感染 hMSCs 移植组、CXCR4-RNAi-LV 感染 hMSCs 移植组、阴性病毒感染 hMSCs 移植对照组和载体溶液注射对照组，每组按照移植后 1d、3d 和 7d 不同的时间点分为 3 个亚组，各组大鼠于规定时间点行全身灌注固定，观察 hMSCs（GFP 阳性细胞）在脑组织的分布情况。

二、结果

（一）人骨髓间充质干细胞经静脉注射移植后向大鼠缺血性脑损伤区的迁移

hMSCs 呈长梭形、漩涡状生长，使用流式细胞仪检测细胞表面标志物 CD29 和 CD105 阳性，CD14 和 CD45 阴性；使用线栓法制作 MCAO 大鼠，术后 Zea Longa 5 分制评分 2~3 分，TTC 染色可见白色梗死区；hMSCs 静脉移植后，在缺血/再灌注损伤侧脑组织中可观察到大量 mAb1281 阳性细胞，主要分布于缺血病灶周围区；在心、肝、脾、肺、肾等脏器以及损伤对侧脑组织中仅可观察到少量 mAb1281 阳性细胞散在分布。

（二）大鼠脑缺血后 SDF-1 和 fractalkine 表达的变化

脑缺血/再灌注损伤 2d、4d 和 8d 组大鼠缺血侧大脑脑组织 SDF-1 mRNA 表达分别为正常对照组的 2.285 倍、2.543 倍和 1.710 倍；fractalkine mRNA 表达分别为正常对照组的 1.154 倍、2.453 倍和 1.341 倍。免疫组织化学染色发现正常组大鼠脑组织中有 SDF-1 和 fractalkine 阳性表达，阳性细胞散在分布于皮质、纹状体等部位。脑缺血/再灌注损伤组大鼠脑组织 SDF-1 和 fractalkine 阳性细胞明显增多，损伤后 2d、4d 和 8d 组大鼠脑组织梗死灶周围区聚集大量 SDF-1 与 fractalkine 阳性细胞：SDF-1 表达平均光密度由正常对照组的 6.02±0.37，分别增高为 37.8±1.30（2d 组）、44.8±2.21（4d 组）和 30.6±1.08（8d 组）；

fractalkine 平均光密度由正常对照组的 5. 77±0. 57，分别增高为 31. 3±1. 80（2d 组）、43. 1±7. 63（4d 组）和 30. 2±4. 18（8d 组）。

（三）人骨髓间充质干细胞趋化因子受体 CXCR4 和 CX3CR1 的表达

CXCR4 和 CX3CR1 免疫细胞化学染色阳性表达分布于 hMSCs 的细胞膜与细胞浆；hMSCs 在常规培养条件下有 CXCR4 和 CX3CR1 mRNA 表达，低氧条件下 CXCR4 和 CX3CR1 表达增高，分别为常规培养条件下的 2. 162 倍（P<0. 01）和 2. 524 倍（P<0. 05）。经 Western bloting 检测发现 hMSCs 在正常培养条件下有 CXCR4 和 CX3CR1 表达，低氧条件下 CXCR4 和 CX3CR1 表达显著增高：CXCR4 表达由正常组的 0. 535±0. 061 增高为 0. 901±0. 029（P<0. 01），CX3CR1 表达由正常组的 0. 360±0. 079 增高为 0. 716±0. 102（P<0. 05）。

（四）干扰 CXCR4 和 CX3CR1 基因表达对移植人骨髓间充质干细胞向缺血性脑损伤区迁移的影响

流式细胞分析慢病毒载体对 hMSCs 感染效率均高于 90%。阴性病毒感染组的 hMSCs CXCR4 和 CX3CR1 mRNA 表达与正常未感染组 hMSCs 比较无显著差异（P>0. 05）；CXCR4-RNAi-LV 感染组 hMSCs CXCR4 mRNA 表达与正常未感染组 hMSCs 比较下降了 82. 6%（P<0. 01）；CX3CR1-RNAi-LV 感染组的 hMSCs CX3CR1 mRNA 表达与正常未感染组 hMSCs 比较下降了 74. 4%（P<0. 01）。经 Western bloting 检测发现阴性病毒感染组和正常未感染组 CXCR4 与 CX3CR1 的表达无显著差异；CXCR4-RNAi-LV 感染组较正常未感染组 CXCR4 表达下降了 80. 0%（P<0. 05），CX3CR1-RNAi-LV 感染组较正常未感染组 CX3CR1 表达下降了 71. 7%（P<0. 05）。各组大鼠脑组织中均可观察到 GFP 阳性细胞，主要分布于缺血侧大脑半球病灶周围区；CXCR4-RNAi-LV 感染 hMSCs 移植组和 CX3CR1-RNAi-LV 感染 hMSCs 移植组与阴性病毒感染 hMSCs 移植对照组相比，移植后 1d、3d 和 7d，脑组织中的 GFP 阳性细胞数量均显著减少（P<0. 01）。

三、结论

1. 静脉注射移植的骨髓间充质干细胞向缺血性脑损伤区定向迁移；
2. 缺血性脑损伤区趋化因子 SDF-1 和 fractalkine 表达增高；

3. 骨髓间充质干细胞表达趋化因子 SDF-1 受体 CXCR4 与 fractalkine 受体 CX3CR1；

4. 干扰 SDF-1 受体 CXCR4 或 fractalkine 受体 CX3CR1 的基因表达后，移植的骨髓间充质干细胞向缺血性脑损伤区的迁移减少；

5. 趋化因子 SDF-1、fractalkine 与其特异性受体 CXCR4、CX3CR1 的相互作用参与诱导移植的骨髓间充质干细胞向缺血性脑损伤区的迁移。

第二节　人骨髓间充质干细胞经静脉注射移植后向大鼠缺血性脑损伤区的迁移

一、材料与方法

（一）材料

1. 骨髓细胞来源

骨髓标本均取自第三军医大学新桥医院血液科 15 岁至 40 岁经骨髓细胞学检查确证原发病未累及骨髓患者；事先报伦理委员会审批；征得患者同意并签署知情同意书。

2. 实验动物

健康雄性 SD 大鼠，体重 250~300g，由第三军医大学野战外科研究所动物实验中心提供，按照 SPF 级标准饲养，每笼饲养 4 只，自由进食、饮水。

3. 主要仪器

超净工作台（中国蚌埠净化设备厂）；台式低温离心机（LABFUGE-400R，Thermo，德国）；二氧化碳培养箱（BB5060UV 型，上海力申科学仪器有限公司）；倒置相差显微镜（Leica，德国）；流式细胞仪（FACS-canlibur，Becton Dickinson，美国）；显微手术器材（上海恒久仪器有限公司）；电凝器（上海恒久仪器有限公司）；纯水仪（Millipore Elix，美国）；pH 计（PB-20 标准型，Sartorius，德国）；磁力搅拌器（4-1A 型，上海司乐仪器有限公司）；电子天平（BS2000s，Sartorius，德国）；微量移液器（Rainin，美国）；电热恒温鼓风干燥箱（上海跃进医疗器械厂）；水浴箱（上海精宏实验设备有限公司）；血球计数板（上海医疗器械厂）；冷冻切片机（CM1850，Leica，德国）；光学显微镜（Leica，德国）；激光共聚焦显微镜（TCS-NT，Leica，德国）。

4. 主要试剂

DMEM/F12 培养基（Hyclone，美国）；优等胎牛血清（FBS）（Gbico，美国）；胰蛋白酶（Gbico，美国）；Percoll 原液（1.130 kg/L）（Pharmacia，美国）；磷酸盐缓冲液（PBS）（北京中杉金桥生物技术有限公司）；FITC 标记的小鼠抗人 CD14 抗体（eBioscience，美国）；FITC 标记的小鼠抗人 CD45 抗体及同型对照（eBioscience，美国）；PE-Cy5 标记的小鼠抗人 CD29 抗体及同型对照（eBioscience，美国）；PE 标记的小鼠抗人 CD105 抗体及同型对照（eBioscience，美国）；水合氯醛（上海化学试剂公司）；乙醚（上海化学试剂公司）；多聚甲醛（PFA）（Sigma，美国）；氯化 2、3、5-三苯四氮唑 TTC（上海生化试剂公司）；OCT 冰冻切片包埋剂（Sakura，美国）；甲酚紫（EMS，美国）；Triton X-100（Amresco，美国）；抗体稀释液（北京中杉金桥生物技术有限公司）；山羊血清工作液（北京中杉金桥生物技术有限公司）；小鼠抗人细胞核抗体（mAb1281，Chemicon，美国）；山羊抗小鼠 IgG-FITC（北京中杉金桥生物技术有限公司）；水溶性封片剂（武汉博士德生物工程有限公司）。

其余试剂采用国产分析纯。

5. 常用试剂配制

（1）DMEM/F12 细胞培养基。

DMEM/F12 干粉（1L 装）1 袋；碳酸氢钠 1.2g。

将上述试剂溶于 950ml 超纯水中，超纯水配制的 1mmol/L HCl 和 5mmol/L NaOH 调节 pH 值为 7.30，定容至 1000ml，过滤除菌，按 90ml/瓶分装到 100ml 的玻璃瓶中，密封后-20℃冻存。用前溶解并向每瓶中加入 10ml 已灭活的优等胎牛血清。

（2）0.01 mol/L PBS 缓冲液。将 0.01mol/L PBS 固体粉末（1L 装）溶于 950ml 双蒸水中，调节 pH 值为 7.30，定容至 1L，分装为 100ml/瓶，高温高压消毒灭菌，-20℃冻存。

（3）0.25%胰蛋白酶消化液。称取胰蛋白酶 0.25g 溶于 0.01M PBS 中，调定 pH 值为 7.40，定容至 100ml，过滤除菌，分装成 10ml/瓶，-20℃

冻存。

（4）比重为 1.073g/ml 的 Percoll 液。

Percoll 原液 5.664ml；灭菌 8.775% Nacl 溶液 1ml；灭菌超纯水 3.336ml。

将上述溶液充分混匀，4℃避光保存。

（5）细胞冻存液。在 DMEM-F12 完全培养基中加入 10% DMSO 和 20%胎牛血清。

（6）10%水合氯醛溶液。称取 10g 水合氯醛粉剂溶于 80ml 超纯水中，混合溶解后超纯水定容至 100ml，用无菌过滤器过滤除菌，4℃保存备用。

（7）0.1 mol/L PBS 磷酸盐缓冲液。

NaH_2PO_4 4g；Na_2HPO_4 45g；NaCl 9g；双蒸水 800ml。

将上述试剂充分溶解后双蒸水定容至 1000ml。

（8）0.1 mol/L PB 磷酸缓冲液。

NaH_2PO_4 2.96g；Na_2HPO_4 29.2g；双蒸水 800ml。

将上述试剂充分溶解后双蒸水定容至 1000ml。

（9）4%多聚甲醛溶液。称取 40g 多聚甲醛溶于 0.1mol/L PBS 800ml 中，加热至 60℃，边搅拌边滴加 10mol/L 的 NaOH 至其溶解，冷却后调定 pH 值为 7.00，定容至 1000ml，4℃保存备用。

（10）30%蔗糖溶液。称取 30g 分析纯蔗糖粉剂，溶于 80ml 0.1M PBS 中，充分溶解后 PBS 定容至 100ml，4℃保存备用。

（11）2% TTC。称取 2g TTC 粉剂，溶于 80ml 0.1M PBS 中，充分溶解后 PBS 定容至 100ml，4℃避光保存备用。

（12）0.3% TritonX-100。先配制成 30%的 Triton X-100 储备液。取 Triton X-100 28.2ml 与 0.1mol/L PBS 72.8ml 混合，置于 37℃~40℃水浴中 2~3h，使其充分溶解混匀。用前取该储备液以 0.1mol/L PBS 稀释至所需浓度（0.3%）。

（13）甲酚紫染液。

甲酚紫 1.25g；冰醋酸 0.75ml；双蒸水 250ml。

将上述试剂充分混合，37℃助溶，冷却，过滤备用。

（14）70%醋酸酒精溶液。将 2ml 冰醋酸加入 200ml 70%的酒精中，充分混合。

（二）方法

1. 实验动物分组

雄性 SD 大鼠 36 只，体重 250~300g，随机分为 hMSCs 静脉注射移植组和载体溶液静脉注射对照组，每组按照移植后 1d、3d 和 7d 不同的组织学观察时点分为 3 个亚组，每亚组 6 只大鼠。

移植组分为移植 1d 组、移植 3d 组、移植 7d 组；对照组分为移植 1d 组、移植 3d 组、移植 7d 组。

2. 人骨髓间充质干细胞的分离纯化及培养

（1）人骨髓间充质干细胞的分离和原代培养。分离方法采用密度梯度分离法，具体方法如下：

①无菌条件下采集骨髓 3ml，1∶50 肝素抗凝，加入等量 PBS 液洗涤离心（1000r/min×5min），使细胞沉淀；

②弃上清及脂肪层，收集沉淀，加入 PBS 液 4ml 重悬细胞，充分混匀；

③将细胞悬液缓慢加入等体积的 percoll 分离液上（1.073g/ml），2000r/min×20min 离心，收集白膜层的单个核细胞；

④PBS 液洗涤离心（1000r/min×5min）2 次，弃上清；

⑤加入含 10% FBS 的 DMEM/F12 培养液中，按 10^5~10^6/ml 的密度接种于 25cm^{2}的塑料培养瓶中，置于 37℃、5%CO_2、饱和湿度的孵育箱内培养。

细胞接种 24h 后第一次换液，以后每 3d 换一次，每天于倒置相差显微镜下观察细胞形态变化和生长情况。待细胞长满瓶底 80%~90%时进行传代。

（2）人骨髓间充质干细胞的传代培养。hMSCs 原代培养 12~14d，细胞长满瓶底 80%~90%后进行传代，具体方法如下：

①弃培养基，PBS 冲洗一遍；

②加入 0.25%的胰蛋白酶，倒置相差显微镜下观察控制终止时间（胞体收缩、间隙变大，细胞出现边角隆起、收缩、体积变小，还尚未完全脱离瓶壁），以含 10%FBS 的培养基中止消化；

③用吸管将松散贴壁的细胞吹下，得到细胞悬液；

④将细胞悬液移入离心管中，4℃、1000rpm 离心 5min；

⑤弃上清，用含 10%FBS 的培养基悬浮细胞，按 1∶2 或 1∶3 的传

代比例种植到相应数量的培养瓶中。

当细胞传至第3~5代，待细胞增殖铺满瓶底后可用于后续实验。

3. 人骨髓间充质干细胞的鉴定

（1）细胞形态学观测。细胞接种后每次换液时用倒置相差显微镜观测细胞生长及形态变化，并照相记录。

（2）细胞表面抗原用流式细胞仪检测。取生长旺盛的第3代细胞，待培养瓶中细胞增殖铺满瓶底后用流式细胞仪检测细胞表面抗原，具体方法如下：

①用0.25%胰酶消化收获细胞（具体同上）；

②PBS洗涤后，用血球计数板行细胞计数，制成1.0×10^6/ml的单细胞悬液，按100μl/管分至1.5ml Ep管中；

③分别加入CD14（FITC标记）、CD45（FITC标记）、CD29（PE-Cy5标记）、CD105（PE标记）抗体及同型对照小鼠抗人IgG1型单克隆抗体，室温孵育30min；

④1500rpm离心10min，弃上清，用PBS悬浮细胞后同样条件下离心洗涤一次，用稀释液悬浮细胞，上机检测。

（3）透射电镜观测。选取处于对数生长期的第3代细胞，待培养瓶中细胞增殖铺满瓶底后收集细胞，于透射电镜下观察细胞超微结构。具体方法如下：

①用0.25%胰酶消化收获细胞（具体同上）；

②PBS液洗涤2次，弃上清；

③沿管壁加入2.5%冷戊二醛，置4℃固定2h；

送学校电镜室，包埋、切片，在透射电镜下观察摄片。

4. 大脑中动脉线栓法缺血/再灌注模型

（1）模型制作。参照Nagasawa等①的方法建立大鼠大脑中动脉栓塞（middle cerebral arterial occlusion，MCAO）模型，缺血2h后再灌注。将4-0尼龙缝线，剪为3.0cm线段，用头端1/3以硅胶塑型制成线栓（头端直径约为0.25~0.30mm）。线栓以无菌生理盐水清洗，浸于生理盐水中备用。具体方法如下：

---

① Nagasawa H, Kogure K. Correlation between cerebral blood flow and histologic changes in a new rat model of middle cerebral artery occlusion. Stroke, 1989, 20 (8): 1037-1043.

①术前 6h 对大鼠禁食水；

②以 10%水合氯醛（0. 3ml/100g）腹腔注射麻醉；

③仰卧位固定，备皮，常规消毒颈部；

④颈正中切口，暴露右侧颈动脉三角结构，分离暴露右侧颈总动脉（CCA）、颈内动脉（ICA）、颈外动脉（ECA）以及 ICA 和 ECA 的分支，并于 CCA、ICA 和 ECA 挂线备用；

⑤以活线结暂时阻断 CCA，挂线牵拉 ICA，在 ECA 断端距 ICA 和 ECA 分叉 4mm 左右处，以角膜剪剪一小口；

⑥放松 ICA 牵拉线，于 ECA 剪口处沿向上向内的方向插入线栓，遇到阻力即停止（距分叉处 18~22mm）；

⑦活结固定线栓，缝合手术创口并消毒；

⑧术后 2h，令大鼠吸入乙醚再次麻醉，暴露手术视野，退出线栓；

⑨结扎 ECA 远端，取下 CCA 上活结，恢复 CCA 和 ICA 血流，缝合手术创口并消毒。

手术过程中及术后保持大鼠体温在 37℃，直至大鼠苏醒。正常对照组大鼠不作处理。

（2）模型的判定。

①行为学判定。模型大鼠清醒后参照 Zea Longa① 大鼠局灶性脑缺血模型评分制进行神经功能评分：0 分为无神经系统症状；1 分为不能完全伸展对侧前爪；2 分为爬行时转圈；3 分为向对侧倾倒；4 分为不能自行行走，意识丧失。

②组织学判定。

a. 再灌注后 24h，以 10%水合氯醛（0. 3ml/100g）腹腔注射深度麻醉大鼠，迅速断头取脑；

b. 将脑组织置于-20℃约 20min，由额到枕区行连续冠状切片，片厚约 2mm；

c. 将脑片浸入 2%TTC 中，37℃避光孵育约 15min；

待染匀后确认梗死病灶，以证实模型建立成功。

---

① Longa EZ, Weinstein PR, Carlson S, et al.. Reversible middle cerebral artery occlusion without craniectomy in rats. Stroke, 1989, 20 (1): 84-91.

5. 人骨髓间充质干细胞静脉注射移植

模型大鼠于缺血/再灌注后 24h 行 hMSCs 尾静脉注射移植，具体方法如下：

（1）以 0.25%胰酶收集 hMSCs，并用血细胞计数板行细胞计数；

（2）以无菌 PBS 缓冲液重悬细胞，调整细胞浓度为 2×10^6/ml；

（3）以乙醚麻醉大鼠，以 75%酒精擦拭鼠尾，使尾静脉扩张；

（4）用 1ml 注射器从大鼠尾静脉缓慢注射 1ml 细胞悬液，注射时间为 5 分钟；①

（5）用酒精棉球充分按压注射点以止血。

6. 组织学观察

（1）冰冻切片制备。各组大鼠于规定时间点，由心脏经循环系统行全身灌注固定。具体方法如下：

①以 10%水合氯醛深度麻醉大鼠，将其仰卧位固定于手术台；

②沿肋弓逐层剪开皮肤、皮下组织和肌肉，暴露腹腔；

③分离膈肌，剪断肋骨，剥离心包膜，暴露心脏直至主动脉弓；

④从左心室尖插管至升主动脉中，并以动脉夹固定；

⑤快速灌注低温生理盐水，待右心耳膨起，用眼科剪剪开右心耳，让血液流出，直至流出液体为无色透明；

⑥换用低温 4%多聚甲醛灌注固定，先快后慢，每只大鼠约需 250ml，在 1h 内灌完。

灌注完成后，完整摘取脑、心、肝、脾、肺和肾等器官，置于 4%多聚甲醛中后固定过夜，以 30%蔗糖溶液脱水至沉底。

冠状切分脑组织成 7 块（从前额叶到枕叶），每块约厚 2mm；将组织块以 OCT 包埋剂包埋，置于冰冻切片机行 40μm 厚连续冠状切片；每组织块取 6 张切片，贴于防脱玻片，1 张行甲酚紫染色计算梗死体积，余 5 张行免疫组织化学染色观察移植细胞存活及分布，−20℃保存备用；心、肝、脾、肺和肾等器官亦用 OCT 包埋剂包埋，行 40μm 厚连续切片。

---

① Shichinohe H, Kuroda S, Lee JB, et al.. In vivo tracking of bone marrow stromal cells transplanted into mice cerebral infarct by fluorescence optical imaging. Brain Res Brain Res Protoc, 2004, 13 (3): 166–175.

（2）脑梗死体积测定。每个脑组织，从 7 个冠状切块各取 1 张切片，共 7 张行甲酚紫染色，具体步骤如下：

①将切片置于 95%酒精，孵育 15min；

②70%酒精、50%酒精各 1min，双蒸水清洗 1min×3 次，吸干；

③焦油紫染液染色，37℃，5 分钟，双蒸水清洗 1min×2 次；

④50%酒精 1min；

⑤70%醋酸酒精溶液 2min；

⑥95%酒精分色；

⑦常规脱水、透明、封片。

在解剖显微镜下观察，摄片。以 IPP 6.0 图像分析软件分析计算每张切片梗死面积。切片梗死面积×组织块厚度（2mm）即为该组织块的梗死体积，7 个组织块梗死体积之和即为该脑组织的梗死体积。

（3）移植细胞存活及分布情况。取脑、心、肝、脾、肺和肾组织切片，行免疫荧光染色，观察移植细胞在大鼠体内的分布，小鼠抗人细胞核抗体（mAb1281）标记的阳性细胞即为移植细胞，具体方法如下：

①用 0.1 mol/L PBS 漂洗 10min×3 次，吸干；

②滴加 60μl 0.3%TritonX 100，10min×3 次；

③再用 0.1 mol/L PBS 漂洗 10min×3 次，吸干；

④滴加 60μl 山羊血清工作液，室温孵育 30min（封闭非特异性抗原），倾去，未洗；

⑤滴加 60μl 小鼠抗人细胞核抗体（mAb1281，1∶200），4℃孵育过夜；阴性对照以抗体稀释液代替一抗；

⑥倾去一抗，PBS 洗片 20min×3 次，吸干；

⑦滴加 60μl FITC 标记山羊抗小鼠 IgG（1∶100），37℃孵育 1h；

⑧倾去二抗，PBS 洗片 20min×3 次，自然风干，水溶性封片剂封片，4℃避光保存。

激光共聚焦显微镜观察，摄片。

（4）统计学处理。采用 SPSS 13.0 数据分析软件，相关数字变量采用 $\bar{x} \pm s$（均值±标准差）表示，对两组间的差异统计学意义比较采用 t 检验，若 $P<0.05$ 为差异有统计学意义。

二、结果

（一）人骨髓间充质干细胞的鉴定

1. 细胞形态

经密度梯度离心获得比较均一的球形单个核细胞。接种后 24h 内，多数单个核细胞贴壁完成。贴壁细胞开始分裂增殖，外观呈圆形或多角形，有胞浆突起，偶见呈不典型梭形的细胞。随着换液悬浮细胞被逐渐清除。培养 4~5d 时细胞开始呈集落生长。随着时间延长，集落不断增多、扩大、互相融合。细胞形态呈纤维细胞样，并可见较多细胞核内有双核仁。细胞呈极性排列，细胞集落呈旋涡状或放射状。14d 左右细胞长满瓶底的 80%~90%，可进行传代。

传代细胞数小时已贴壁，2~3 d 后细胞呈集落生长，约 5~7d 达 80%~90%融合。随传代次数的增多，hMSCs 逐渐得到纯化，传至第 4~5 代时，细胞呈均一的长梭形、旋涡状排列。

2. 细胞表面标志

使用流式细胞仪检测结果发现：人骨髓间充质干细胞 CD29 阳性率为 99.13%、CD105 阳性率为 99.38%、CD14 阳性率为 0.78%，CD45 阳性率为 0.40%（见图 1）。

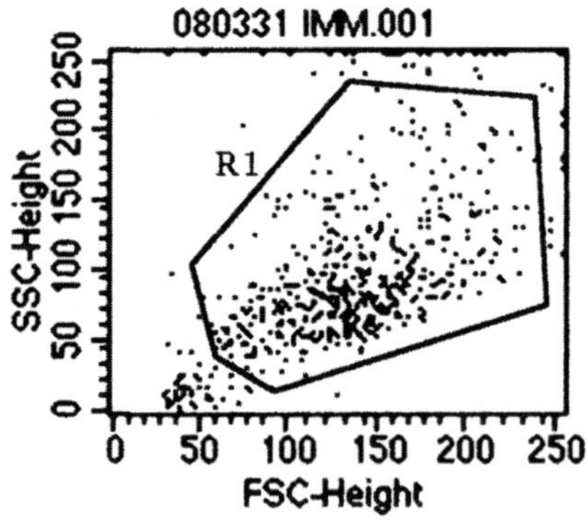

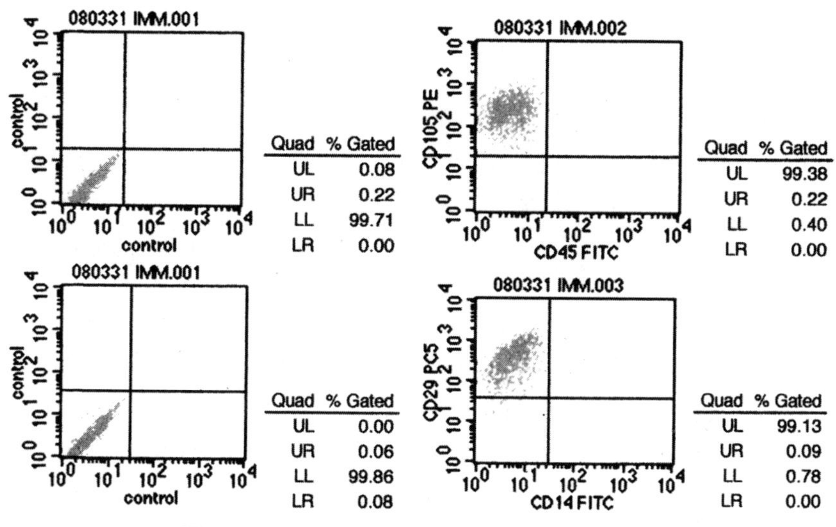

图 1　hMSCs 细胞表面标记物流式细胞仪分析

3. 细胞超微结构

在透射电镜下观察 hMCSs：hMCSs 细胞核大，核形状多样，以圆形/类圆形为主，核浆比例大；染色质分布稀疏，电子密度较低；含 1 个至多个核仁不等，以 2 个核仁的细胞多见；胞浆疏松，内有丰富的核糖体，而内质网、线粒体高尔基体等细胞器少见。提示细胞处于原始未分化状态。

（二）大脑中动脉栓塞缺血/再灌注模型

1. 行为学判断

模型大鼠清醒后参照 Zea Longa 大鼠局灶性脑缺血模型 5 分制评分标准进行神经功能评分，以 2~3 分为造模成功入选标准。经解剖发现蛛网膜下腔出血者不计入实验组。

2. T TC 染色

灌注后 24h，将模型大鼠麻醉后断头取脑行 T TC 染色。T TC 是脂溶性光敏感复合物，它是呼吸链中吡啶—核苷结构酶系统的质子受体，与正常组织中的脱氢酶反应被染成鲜红色，而缺血区域因为组织坏死，琥珀酸脱氢酶降解，无法与 T TC 反应，呈现白色。

（三）脑梗死体积测定

hMSCs 移植后 7d，将大鼠由心脏经循环系统行全身灌注固定，取脑组织切片行甲酚紫染色，计算梗死体积。移植组和对照组大鼠右侧大脑半球脑组织均可见梗死区，该区域神经纤维淡染，神经元胞体缩小，细胞间隙增大，胞浆深染，核固缩。使用 IPP 6.0 图像分析软件计算分析梗死体积，移植组和对照组梗死体积分别为 232.22±14.65mm^3 和 241.96±15.35 mm^3，无显著差异（P=0.128）。

（四）人骨髓间充质干细胞在脑缺血/再灌注损伤大鼠体内的迁移与分布

hMSCs 移植后 1d、3d 和 7d，将大鼠由心脏经循环系统行全身组织灌注固定，取脑、心、肝、脾、肺和肾进行小鼠抗人细胞核抗体（mAb1281）免疫荧光染色。在损伤对侧脑组织及各脏器中观察到少数 mAb1281 阳性细胞散在分布，而在缺血性损伤脑组织内可见大量 mAb1281 阳性细胞，主要分布于缺血病灶周围。载体溶液注射对照组体内各脏器均未见 mAb1281 阳性细胞。

三、讨论

干细胞是能够自我更新、高度增殖和多系分化的细胞群体，可以产生高度分化的功能子细胞，是替代、修复或加强受损、衰老组织或器官功能的理想种子细胞。干细胞移植可促进脑损伤的修复，在动物实验和临床研究方面都取得了一定进展，展示出了很有希望的应用前景，成为神经科学领域研究的热点。①②③ 目前用于中枢神经移植的供体细胞主要有胚胎干细胞、神经干细胞、骨髓间充质干细胞、脐带血干细胞等。其中，骨髓间充质干细胞由于具有强大的增殖能力和多向分化潜能，易于从骨髓中分离、纯化及体外扩增，自体骨髓移植可避免免疫排斥反应等

① Longhi L, Zanier ER, Royo N, et al.. Stem cell transplantation as a therapeutic strategy for traumatic brain injury. Transpl Immunol, 2005, 15 (2): 143-148.

② Honmo O. A stem cell therapy for stroke. Rinsho Shinkeigaku, 2003, 43 (11): 897-899.

③ Haas S, Weidner N, Winkler J. Adult stem cell therapy in stroke. Curr Opin Neurol, 2005, 18 (1): 59-64.

特点，越来越受到人们的重视。[1][2][3][4] 低免疫源性为骨髓间充质干细胞的另一突出特点，近期在大鼠动物模型的相关研究中有应用人骨髓间充质干细胞的报道。[5][6][7] 因此，本研究选取 hMSCs 作为研究对象，旨在深入了解其基本特性，为将 hMSCs 应用于临床进行自体移植提供线索和动物实验依据。

BMSCs 的培养方法较多。根据其对塑料玻璃的黏附特性，可采用贴壁培养法进行筛选，也可以采用密度梯度离心法分离，或根据其表面标志物采用流式细胞术和免疫磁珠法进行筛选。[8][9][10][11][12] 本实验采用密

---

① Prockop DJ. Marrow stromal cells as stem cells for nonhematopoietic tissues. Science, 1997, 276 (5309): 71-74.

② Prockop DJ, Gregory CA, Spees JL. One strategy for cell and gene therapy: harnessing the power of adult stem cells to repair tissues. Proc Natl Acad Sci USA, 2003, 100 Suppl 1: 11917-11923.

③ Chopp M, Li Y. Treatment of neural injury with marrow stromal cells. Lancet Neurol, 2002, 1 (2): 92-100.

④ Dezawa M, Hoshino M, Ide C. Treatment of neurodegenerative diseases using adult bone marrow stromal cell-derived neurons. Expert Opin Biol Ther, 2005, 5 (4): 427-435.

⑤ Zhao LR, Duan WM, Reyes M, et al.. Human bone marrow stem cells exhibit neural phenotypes and ameliorate neurological deficits after grafting into the ischemic brain of rats. Exp Neurol, 2002, 174 (1): 11-20.

⑥ Li Y, Chen J, Wang L, et al.. Treatment of stroke in rat with intracarotid administration of marrow stromal cells. Neurology, 2001, 56 (12): 1666-1672.

⑦ Honma T, Honmou O, Iihoshi S, et al.. Intravenous infusion of immortalized human mesenchymal stem cells protects against injury in a cerebral ischemia model in adult rat. Exp Neurol, 2006, 199 (1): 56-66.

⑧ Friedenstein AJ, Chailakhyan RK, Gerasimov UV. Bone marrow osteogenic stem cells: in vitro cultivation and transplantation in diffusion chambers. Cell Tissue Kinet, 1987, 20 (3): 263-272.

⑨ Nuttall ME, Patton AJ, Olivera DL, et al.. Human trabecular bone cells are able to express both osteoblastic and adipocytic phenotype: implications for osteopenic disorders. J Bone Miner Res, 1998, 13 (3): 371-382.

⑩ Deryugina EI, Muller Sieburg CE. Stromal cells in longterm cultures: keys to the elucidation of hematopoietic development? Crit Rev Immunol, 1993, 13 (2): 115-150.

⑪ Elisabeth H, Javazon Kirstin J, et al.. Mesenchymal stem cells: Paradoxes of passaging. Exp Hematol, 2004, 32 (5): 414-425.

⑫ Tondreau T, Lagneaux L, Dejeneffe M, et al.. Bone marrow-derived mesenchymal stem cells already express specific neural proteins before any differentiation. Differentiation, 2004, 72 (7): 319-326.

度梯度离心贴壁筛选法，即把密度梯度离心、贴壁培养和消化控制相结合。骨髓样本经梯度离心有效去除绝大部分红细胞、粒细胞、脂肪细胞和血小板，获得纯度较高的单个核细胞。塑料培养瓶贴壁培养时，应严格掌握消化胰酶的量及其消化时间对细胞进行进一步筛选。原代培养的hMSCs，细胞形态呈纺锤形或多角形，有的排列紧密，有的排列相对松散，在形态学上具有异质性，与文献报道一致。① 随着传代次数的增多，细胞形态逐渐均一化，呈梭形。BMSCs 的另一个特点就是在低密度培养时可以形成细胞克隆。② 本研究中，原代细胞培养的 4~5d 及传代细胞培养 2~3d 以后，细胞成集落生长，数量不断增多，呈旋涡状排列，形成细胞克隆，在形态学上符合 BMSCs 的特点。

BMSCs 缺乏特异性的标志物，大量表达 CD44、CD49e、CD90、CD71、CD62、CD105 和 CD166 等基质细胞和间质细胞的抗原成分，不表达造血细胞和内皮细胞的标志物，如 CD11b、CD11a、CD31、CD34 和 CD45 等。③④ 本研究采用流式细胞仪检测的方法，发现本实验中分离的 hMSCs 表达 CD29 阳性率为 99.13%、CD105 阳性率为 99.38%、CD14 阳性率为 0.78%、CD45 阳性率为 0.40%，符合 BMSCs 表面标志物表达特征，并结合细胞形态学特点，证实我们获得的是 hMSCs，并且经过贴壁传代筛选后达到较高纯度。在透射电镜下观察到的细胞超微结构反映出细胞处于相对原始状态，具有高分化潜能。

目前认为，BMSCs 移植促进脑损伤后神经再生和功能重建的可能机制有：（1）表达并分泌细胞因子、神经营养因子等，促进损伤局部

① Elisabeth H, Javazon Kirstin J, et al.. Mesenchymal stem cells: Paradoxes of passaging. Exp Hematol, 2004, 32 (5): 414-425.

② Javazon EH, Colter DC, Schwarz EJ, et al.. Rat marrow stromal cells are more sensitive to plating density and expand more rapidly from single-cell-derived colonies than human marrow stromal cells. Stem Cells, 2001, 19 (3): 219-225.

③ Minguell JJ, Erices A, Conget P. Mesenchymal stem cells. Exp Biol Med, 2001, 226 (6): 507-520.

④ Colter DC, Sekiya I, Prockop DJ. Identification of a subpopulation of rapidly self-renewing and multipotential adult stem cells in colonies of human marrow stromal cells. Proc Natl Acad Sci USA, 2001, 98 (14): 7841-7845.

血管和神经再生；①② (2) 充填局部坏死后形成的空腔，作为轴突再生的基质，易化轴突生长；(3) 与宿主整合，建立功能联系，替代受损伤组织的功能。③ 移植 BMSCs 能够趋向迁移并在损伤病灶募集存活，是发挥以上诸项功能的重要前提。大量动物实验研究均发现，多种途径移植的 BMSCs（损伤局部移植、血管内注射移植和脑室内移植等）有向损伤病灶募集的趋势。④⑤⑥ Azizi 等人⑦将 hMSCs 分离后注入大鼠的纹状体内，5~72 d 后发现约 20%的细胞移植成功，且未见明显的排斥反应，并发现细胞沿注入部位在脑内逐层迁移。Li 等人⑧建立了大鼠 MCAO 模型，于造模后 24h 将大鼠 BMSCs 经颈内动脉注射移植到大鼠体内，观察到移植 BMSCs 广泛分布到缺血侧脑组织，约占移植细胞总数的 21%，移植组大鼠神经功能恢复明显。Wu 等人⑨将绿色荧光蛋白（Green Fluorescent Protein，GFP）标记的 BMSCs 于缺血后 24h 经尾静脉注射到 MCAO 大鼠体内，发现移植后 7d BMSCs 广泛分布于缺血侧脑

---

① UY，Chen J，Chen XG，et al.. Human marrow stromal cell therapy for stroke in rat: neurotrophins and functional recovery. Neurology，2002，59: 514-523.

② Chen J，Zhang ZG，Li Y，et al.. Intravenous administration of human bone marrow stromal cells induces angiogenesis in the ischemic boundary zone after stroke in rats. Circ Res，2003，92 (6): 692-699.

③ Gage FH，Ray J，Fisher LJ. Isolation，characterization，and use of stem cells from the CNS. Annu Rev Neurosci，1995，18: 159-192.

④ Li Y，Chen J，Wang L，et al.. Treatment of stroke in rat with intracarotid administration of marrow stromal cells. Neurology，2001，56 (12): 1666-1672.

⑤ Azizi SA，Stokes D，Augelli BJ，et al.. Engraftment and migration of human bone marrow stromal cells implanted in the brains of albino rats--similarities to astrocyte grafts. Proc Natl Acad Sci USA，1998，95 (7): 3908-3913.

⑥ Wu J，Sun Z，Sun HS，et al.. Intravenously administered bone marrow cells migrate to damaged brain tissue and improve neural function in ischemic rats. Cell Transplant，2008，16 (10): 993-1005.

⑦ Azizi SA，Stokes D，Augelli BJ，et al.. Engraftment and migration of human bone marrow stromal cells implanted in the brains of albino rats--similarities to astrocyte grafts. Proc Natl Acad Sci USA，1998，95 (7): 3908-3913.

⑧ Li Y，Chen J，Wang L，et al.. Treatment of stroke in rat with intracarotid administration of marrow stromal cells. Neurology，2001，56 (12): 1666-1672.

⑨ Wu J，Sun Z，Sun HS，et al.. Intravenously administered bone marrow cells migrate to damaged brain tissue and improve neural function in ischemic rats. Cell Transplant，2008，16 (10): 993-1005.

组织中，主要位于缺血侧疤痕组织以及缺血半暗区，移植组与对照组相比疤痕组织和细胞凋亡明显减少，血管生成因子表达和毛细血管密度明显增加。

在本书中，我们建立了大鼠大脑中动脉栓塞缺血/再灌注模型，于再灌注后 24h 经尾静脉注射移植 2×10^6 hMSCs。采用特异性的小鼠抗人细胞核抗体（mAb1281）进行免疫荧光染色，观察移植 hMSCs 在脑缺血大鼠体内的分布情况。于激光共聚焦显微镜下观察组织切片发现：移植后 1d、3d 和 7d 的缺血/再灌注损伤侧脑组织中可见大量 mAb1281 阳性细胞，主要分布于缺血灶周围区域，包括皮质和纹状体；损伤对侧大脑内有少数 mAb1281 阳性细胞散在分布；在心肌组织中未发现 mAb1281 阳性细胞；肝脏、脾脏、肺组织以及肾脏组织中，于血管周围偶尔可见 mAb1281 阳性细胞。以上结果表明经静脉注射移植的 hMSCs 能选择性地趋化迁移到缺血性损伤脑组织。

本书将移植组和对照组大鼠脑组织以甲酚紫染色，计算梗死体积。结果发现移植组和对照组梗死体积没有显著差异。其原因可能是本实验于缺血/再灌注损伤后 24h 进行细胞移植，此时脑组织内神经细胞和胶质细胞已发生了不可逆的损伤；以往诸多研究发现仅有极少部分移植的 BMSCs（2%~4%）可向有功能的神经细胞转分化；① 本实验仅观察了移植后 1d、3d 和 7d 的脑组织病理变化，未观察 BMSCs 移植治疗的长期效果。

BMSCs 如何选择性定向趋化迁移到脑组织，并主要分布于损伤病灶？目前的研究认为，其机制可能有以下几点：首先，脑组织损伤引起血脑屏障破坏，通透性增加。众多损伤因素如外伤、缺氧缺血等均可导致血脑屏障固有结构破坏，以及大量炎性介质和血管通透性因子释放，使血脑屏障通透性大大增加。在这种情况下，BMSCs 能够穿过血脑屏障进入脑内。② 其次，BMSCs 与血脑屏障的内皮细胞表面黏附分子介导的特异性转移。脑组织损伤后，炎性介质如 IL-1 可诱导促进脑内皮细胞表达多种黏附分子，与 BMSCs 表达的黏附分子相互作用，促使

① Li Y, Chen J, Chen XG, et al.. Human marrow stromal cell therapy for stroke in rat: neurotrophins and functional recovery. Neurology, 2002, 59 (4): 514-523.

② Li Y, Chen J, Chen XG, et al.. Human marrow stromal cell therapy for stroke in rat: neurotrophins and functional recovery. Neurology, 2002, 59 (4): 514-523.

BMSCs 稳固地贴壁黏附于脑毛细血管内皮细胞及基膜，从而穿过血脑屏障向脑实质迁移。① 最后，病变组织的趋化作用。受损脑组织释放的化学物质及损伤激活细胞分泌的一系列生物活性因子，包括趋化因子（IL-8、MIP-1、MCP-1 等）、②③ 脑源性神经营养因子（Brain-Derived Neurotrophic Factor，BDNF）、血管内皮细胞生长因子（Vascular Endothelial Growth Factor，VEGF）④ 等，与 BMSCs 表达的相应受体等相互作用，从而促进了 BMSCs 向病灶迁移。

但是人们就这些关键问题仍然存在争议，促进 BMSCs 迁移的确切机制仍不明确。阐明其机制将有助于采取积极手段促进移植的 BMSCs 向损伤病灶的募集，提高移植治疗效果。

第三节　大鼠脑缺血后 SDF-1 和 fractalkine 表达的变化

一、材料与方法

（一）材料

1. 实验动物

健康雄性 SD 大鼠，体重 250～300g，由第三军医大学野战外科研究所动物实验中心提供，按照 SPF 级标准饲养，每笼饲养 4 只，自由进食、饮水。

2. 主要仪器

显微手术器材（上海恒久仪器有限公司）；电凝器（上海恒久仪器

---

① Dormady SP，Bashayan O，Dougherty R，et al.. Immortalized multipotential mesenchymal cells and the hematopoietic microenvironment. J Hematother Stem Cell Res，2001，10（1）：125-140.

② Wang L，Li Y，Chen X，et al.. MCP-1，MIP-1，IL-8 and ischemic cerebral tissue enhance human bone marrow stromal cell migration in interface culture. Hematology，2002，7（2）：113-117.

③ Wang L，Li Y，Chen J，et al.. Ischemic cerebral tissue and MCP-1 enhance rat bone marrow stromal cell migration in interface culture. Exp Hematol，2002，30（7）：831-836.

④ Schichor C，Birnbaum T，Etminan N，et al.. Vascular endothelial growth factor A contributes to glioma-induced migration of human marrow stromal cells（hMSC）. Exp Neurol，2006，199（2）：301-310.

有限公司)；纯水仪（Millipore Elix，美国)；电子天平（BS2000s，Sartorius，德国)；磁力搅拌器（4-1A 型，上海司乐仪器有限公司)；pH 计（PB-20 标准型，Sartorius，德国)；水浴箱（上海精宏实验设备有限公司)；微量移液器（Rainin，美国)；台式低温离心机（LABFUGE-400R，Thermo，德国)；紫外/可见分光光度计（Du800，Beckman，美国)；梯度 PCR 仪（Bio-Rad，美国)；Real time 定量 PCR 仪（7500 型，ABI，美国)；冷冻切片机（CM1850，Leica，德国)；激光共聚焦显微镜（TCS-NT，Leica，德国)。

3. 主要试剂

水合氯醛（上海化学试剂公司)；乙醚（上海化学试剂公司)；多聚甲醛（Sigma，美国)；氯化 2、3、5-三苯四氮唑 TTC（上海生化试剂公司)；RNAlater（Ambion，美国)；DEPC（Sigma，美国)；Trizol (Invitrogen，美国)；SYBR PrimeScript RT-PCR Kit（TaKaRa，日本)；OCT 冰冻切片包埋剂（Sakura，美国)；兔抗 SDF-1 多克隆抗体 (Chemicon，美国)；兔抗 fractalkine 多克隆抗体（Biovision，美国)；山羊抗兔 IgG-Cy3（上海碧云天生物技术有限公司)；抗体稀释液（北京中杉金桥生物技术有限公司)；山羊血清工作液（北京中杉金桥生物技术有限公司)；水溶性封片剂（武汉博士德生物工程有限公司)。

其余试剂采用国产分析纯。

4. 常用试剂配制

本部分实验所需常用试剂的配制参照本章第二节相关内容。

将 1ml DEPC 加入 1000ml 双蒸水中，37℃过夜，高温高压消毒，-20℃保存备用。

（二）方法

1. 实验动物分组

雄性 SD 大鼠 48 只，体重 250~300g，随机分为 4 组：

（1）正常对照组；

（2）缺血再灌注 2d 组；

（3）缺血再灌注 4d 组；

（4）缺血再灌注 8d 组。

每组 12 只大鼠（其中 6 只用于 Real time PCR 检测，6 只用于免疫组织化学检测)。

2. 大脑中动脉栓塞（MCAO）缺血/再灌注模型

参照本章第二节相关内容。

3. 脑缺血/再灌注损伤后 SDF-1 和 fractalkine mRNA 表达变化

（1）脑组织总 RNA 的提取（根据 Invitrogen 公司的 Trizol 操作说明书进行）。各组大鼠于规定时间点，以 10%水合氯醛深度麻醉。在无菌条件下，迅速断头取脑；生理盐水清洗脑组织周围血迹后，浸泡入 RNAlater 溶液中，-70℃冻存备用。

①将脑组织于小烧杯中剪碎，按 100g 脑组织/1ml Trizol，加入匀浆管中；

②匀浆后，分装至 EP 管中，4℃ 12000×g 离心 10min，去除上层脂肪组织，然后转移至新的 1.5ml EP 管中；

③每管加入 200μl 氯仿（200 μl 氯仿/1ml Trizol），上下颠倒 15s，室温静置 10min，4℃ 12000×g 离心 15min；

④吸取上层水样层，移至新的 EP 管，加入预冷的异丙醇（500μl/1ml Trizol），混匀后 4℃沉淀 10min，4℃ 12000×g 离心 10min；

⑤弃上清，加入至少 1ml 75%乙醇（用 DEPC 处理过的水新鲜配制），洗涤沉淀，4℃ 7500×g 离心 5min；

⑥吸去上清，室温干燥，待 RNA 基本透明时，加入 20 μl RNase-free 水，至完全溶解，-70℃储存备用。

（2）RNA 纯度检测。取 1μl RNA 溶液加入 99μl DEPC 水，在紫外线分光光度仪上测定 A260 和 A280 的 OD 值，求出 A260/A280 的比值，要求比值在 1.8~2.0，低于 1.8 则要重新抽提或纯化。

（3）RNA 反转录（根据 TaKaRa 公司 SYBR PrimeScript RT-PCR Kit 说明书进行）。

①按下列组分配制反转录反应液（反应液的配制在冰上进行）。

5×PrimeScript™ Buffer 4μl;

PrimeScript™ RT Enzyme Mix I 1μl;

OligodT Primer 1μl;

Random 6 mers 1μl;

Total RNA 1μg;

RNase Free dH_2O up to 20μl。

②按下列条件进行反转录反应。

42℃ 30min
99℃ 5min } 1 个循环
5℃ 5min

（4） Real time PCR 检测。

①各引物序列如下：

SDF-1（123 bp）：上游 5′-GCATCAGTGACGGTAAGC-3′
下游 5′-GAAGGGCACAGTTTGGAG-3′；

Fractalkine（142 bp）：上游 5′-TGGTGGCAAGTTTGAGAAGC-3′
下游 5′-CTGGGAAATAGCAGTCGGTT-3′；

GAPDH（148bp）：上游 5′-GACCTGACCTGCCGTCTA-3′
下游 5′-AGGAGTGGGTGTCGCTGT-3′。

②按下列组分配置 PCR 反应液（反应液配制在冰上进行）。

SYBR® Premix Ex Taq™（2×）	10μl；
PCR ForwardPrimer（10μM）	0.4μl；
PCR ReversePrimer（10μM）	0.4μl；
ROX Reference Dye Ⅱ（50×）	0.4μl；
cDNA	2μl；
dH_2O	6.8μl；
Total	20μl。

③采用两步法 PCR 反应程序（ABI PRIME 7500）。

Stage 1：预变性。

Rep 1，95℃ 10s。

Stage 2：PCR 反应。

Rep 40，95℃ 5s；60℃ 34s。

④实验结果分析。反应结束后确认扩增曲线和溶解曲线，用 $2^{-\Delta\Delta Ct}$ 分析法进行相对定量分析：

ΔCt=目的基因 Ct 值-GAPDH Ct 值；

-ΔΔCt=正常对照组 ΔCt 平均值-各样品 ΔCt。

$2^{-\Delta\Delta Ct}$ 反映各样品相对正常对照组样品目的基因的相对表达水平。

4. 脑缺血/再灌注损伤后 SDF-1 和 fractalkine 表达变化

（1）脑组织冰冻切片标本制备。各组大鼠于规定时间点，灌注取脑，制备冰冻切片。具体方法参照本章第二节相关内容。

（2）免疫组织化学染色。具体方法如下：

①0.1 mol/L PBS 漂洗 10min×3 次，吸干；

②滴加山羊血清工作液，室温孵育 30min（封闭非特异性抗原），倾去，勿洗；

③滴加兔抗大鼠 SDF－1 多克隆抗体（1∶300）或兔抗大鼠 fractalkine 多克隆抗体（1∶200），4℃孵育过夜，阴性对照组以抗体稀释液代替一抗；

④倾去一抗，PBS 洗片 20min×3 次，吸干；

⑤滴加 Cy3 标记山羊抗兔 IgG（1∶500），避光，37℃孵育 1h；

⑥倾去二抗，避光，PBS 洗片 20min×3 次；

⑦自然风干，水溶性封片剂封片，4℃避光保存。

使用激光共聚焦显微镜观察，摄片，每张切片右侧大脑半球各取 6 个视野，应用 IPP 6.0 图像分析软件测定 SDF－1 或 fractalkine 光密度，并计算其平均光密度。

5. 统计学处理

采用 SPSS 13.0 数据分析软件，数据以 $\bar{x}\pm s$（均值±标准差）表示，两组间差异的比较采用 t 检验，若 $P<0.05$ 为差异有统计学意义。

二、结果

（一）脑缺血/再灌注损伤后 SDF－1 和 fractalkine mRNA 的表达变化

各组大鼠于规定时间点断头取脑，提取脑组织总 RNA，进行逆转录，获得组织 cDNA。将获得的 cDNA 以 GAPDH 为内参，进行 SDF－1 和 fractalkine 基因相对表达量的实时荧光定量 PCR 发现：脑缺血/再灌注损伤后脑组织 SDF－1 和 fractalkine mRNA 的表达增高。再灌注 2d、4d 和 8d 组缺血侧大脑脑组织 SDF－1 与 fractalkine mRNA 表达明显高于正常对照组（$P<0.05$）。再灌注 2d、4d 和 8d 组缺血侧大脑脑组织 SDF－1 mRNA 表达分别为正常对照组的 2.285 倍、2.543 倍和 1.710 倍（见图 2A）；fractalkine mRNA 表达分别为正常对照组的 1.154 倍、2.453 倍和 1.341 倍（见图 2B）。

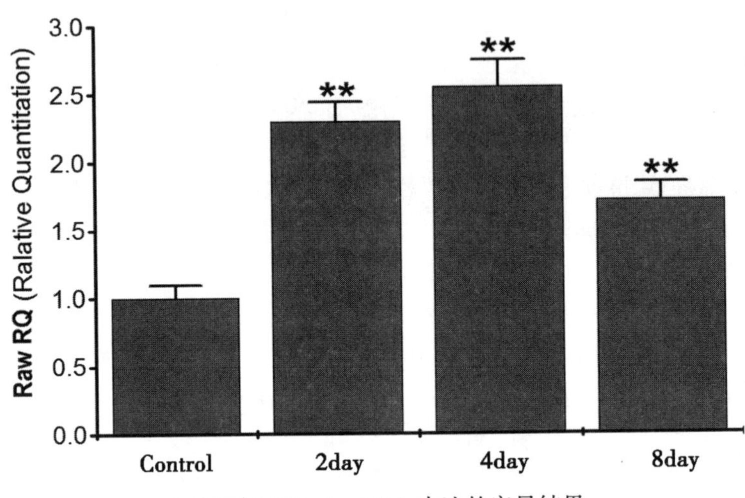

A 脑组织 SDF-1 mRNA 表达的定量结果

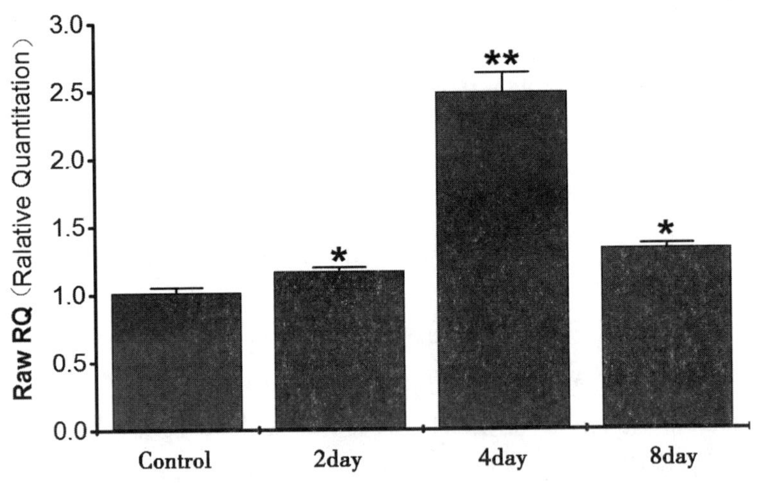

B 脑组织 fractalkine mRNA 表达的定量结果

* $P<0.05$，* * $P<0.01$，与正常对照组比较

图 2　Real time PCR 检测脑组织 SDF-1 和 fractalkine mRNA 的表达

（二）脑缺血/再灌注损伤后 SDF-1 和 fractalkine 的表达变化

脑组织 SDF-1 和 fractalkine 经免疫荧光染色发现：正常组大鼠脑组织中有 SDF-1 和 fractalkine 阳性表达，阳性细胞散在分布于皮质、纹状体等部位，其阳性染色主要集中于胞浆；脑缺血/再灌注损伤后，SDF-1 和 fractalkine 阳性细胞明显增多，损伤后 2d、4d 和 8d 脑组织梗死灶周围区聚集大量 SDF-1 和 fractalkine 阳性细胞。图像分析结果发现，再灌注 2d、4d 和 8d 组缺血侧大脑脑组织 SDF-1 与 fractalkine 表达较正常对照组显著增高（$P<0.05$），SDF-1 平均光密度由正常对照组的 6.02±0.37，分别增高为 37.8±1.30（2d 组）、44.8±2.21（4d 组）和 30.6±1.08（8d 组）（见图 3A）；fractalkine 平均光密度由正常对照组的 5.77±0.57，分别增高为 31.3±1.80（2d 组）、43.1±7.63（4d 组）和 30.2±4.18（8d 组）（见图 3B）。

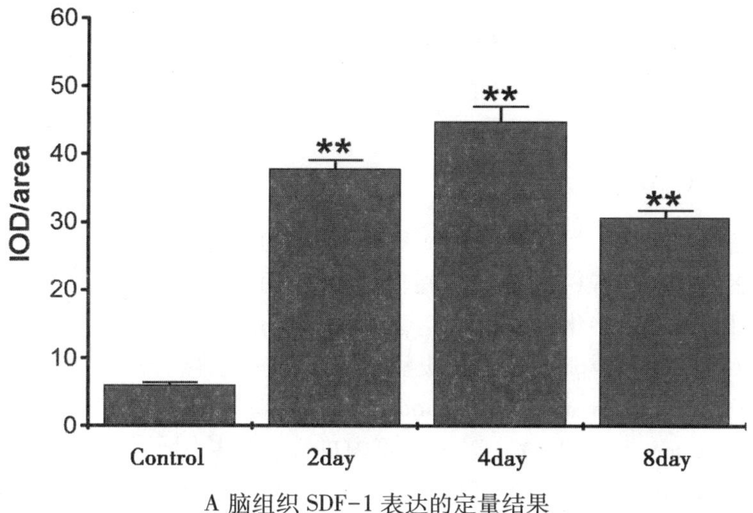

A 脑组织 SDF-1 表达的定量结果

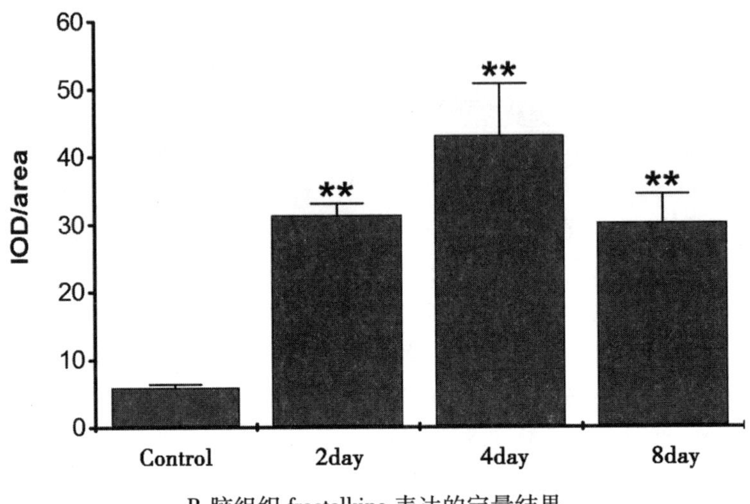

B 脑组织 fractalkine 表达的定量结果

＊＊ P<0.01，与正常对照组比较

图 3 免疫组织化学法检测脑组织 SDF-1 和 fractalkine 表达的定量结果

三、讨论

趋化因子是一类可趋化、吸引并激活炎症细胞的小分子多肽，其基本功能是对表达有相应特异性趋化因子受体的细胞有定向趋化作用。① 近期研究表明，趋化因子也表达于中枢神经系统（Central Nervous System，CNS）中。当脑组织发生炎症、缺血和缺氧等病变后，在前炎性细胞因子（Pro-Inflammatory Cytokines，PIC）、缺氧诱导因子-1（Hypoxia-ducible Factor-1，HIF-1）以及血管内皮细胞生长因子（Vascular Endothelial Cell Growth Factor，VECGF）等细胞因子的作用下，损伤局部小胶质细胞、星形胶质细胞、神经元和血管内皮细胞等可表达或分泌趋化因子，多种趋化因子表达上调，如单核细胞趋化蛋白-1（Monocyte Chemoattractant Protein，MCP-1）/CCL2、单核细胞趋化蛋白-2（Monocyte Chemoattractant Protein，MCP-2）/CCL8、RANTES（Regulated Upon Activation，Normal T Cell Expressed and Secreted）/CCL5、巨噬细胞炎性蛋

① Campbell DJ，Kim CH，Butcher EC. Chemokines in the systemic organization of immunity. Immunol Rev，2003，195：58-71.

白-1α（Macrophage Inflammatory Protein，MIP-1α）/CCL3、MIP-1β/CCL4、白细胞介素-8（Interleukin，IL-8）/CXCL8 和 IP-10/CXCL10 等。①②③ 趋化因子与其受体相互作用，可趋化炎症细胞聚集、上调黏附分子表达、促进神经修复、参与神经再生，进而加重神经组织损伤或发挥保护作用。④⑤⑥

基质细胞衍生因子-1（Sromal Cell Derived Factor-1，SDF-1）和 fractalkine 是趋化因子家族中的成员，均属于内环境稳定性趋化因子，⑦是唯一两种组成性表达于中枢神经系统中的趋化因子。⑧⑨

SDF-1 又名 CXCL12，与其唯一的受体 CXCR4 分布在包括中枢神经系统在内的广泛组织中。在正常脑组织中，神经元、神经胶质细胞和血管内皮细胞可持续低水平表达 SDF-1 与 CXCR4。⑩ 目前研究认为，

---

① Asensio VC, Campbell IL. Chemokines in the CNS: plurifunctional mediators in diverse states. Trends Neurosci, 1999, 22 (11): 504-512.

② Bacon KB, Harrison JK. Chemokines and their receptors in neurobiology: perspectives in physiology and homeostasis. J Neuroimmunol, 2000, 104 (1): 92-97.

③ Mennicken F, Maki R, de Souza EB, et al.. Chemokines and chemokine receptors in the CNS: a possible role in neuroinflammation and patterning. Trends Pharmacol Sci, 1999, 20 (2): 73-78.

④ Li M, Ransohoff RM. Multiple roles of chemokine CXCL12 in the central nervous system: a migration from immunology to neurobiology. Prog Neurobiol, 2008, 84 (2): 116-131.

⑤ Mines M, Ding Y, Fan GH. The many roles of chemokine receptors in neurodegenerative disorders: emerging new therapeutical strategies. Curr Med Chem, 2007, 14 (23): 2456-2470.

⑥ Constantin G. Chemokine signaling and integrin activation in lymphocyte migration into the inflamed brain. J Neuroimmunol, 2008, 198 (1-2): 20-26.

⑦ Sallusto F, Mackay CR, Lanzavecchia A. The role of chemokine receptors in primary, effector, and memory immune responses. Annu Rev Immunol, 2000, 18: 593-620.

⑧ Bajetto A, Bonavia R, Barbero S, et al.. Glial and neuronal cells express functional chemokine receptor CXCR4 and its natural ligand stromal cell-derived factor 1. J Neurochem, 1999, 73 (6): 2348-2357.

⑨ Harrison JK, Jiang Y, Chen S, et al.. Role for neuronally derived fractalkine in mediating interactions between neurons and CX3CR1-expressing microglia. Proc Natl Acad Sci U S A, 1998, 95 (18): 10896-10901.

⑩ Stumm RK, Rummel J, Junker V, et al.. A dual role for the SDF-1/CXCR4 chemokine receptor system in adult brain: isoform-selective regulation of SDF-1 expression modulates CXCR4-dependent neuronal plasticity and cerebral leukocyte recruitment after focal ischemia. J Neurosci, 2002, 22 (14): 5865-5878.

SDF-1 及其受体在 CNS 的发育过程中参与调节多种神经细胞迁移；[①②]促进海马齿状回、小脑和新皮质的组织结构形成；[③④] 在胶质细胞增生[⑤⑥]和 CNS 神经突触信息传递[⑦⑧]等多个生理过程中发挥重要作用。

有研究发现，当脑组织发生炎症、缺血缺氧以及变性疾病时，SDF-1 表达上调，促进 CXCR4 阳性的炎性细胞向脑组织浸润，加重神经组织损伤或促进损伤修复。[⑨] 本实验采用大鼠大脑中动脉栓塞缺血/再灌注模型，观察到缺血后 2d、4d 和 8d 缺血侧半球脑组织 SDF-1 mRNA 与蛋白表达均显著增高。经免疫荧光染色发现在正常脑组织的皮质和纹状体中可见 SDF-1 阳性细胞散在分布，缺血/再灌注损伤后大量的阳性细胞聚集于缺血灶周围区。本研究结果与以往的研究一致。Miller 等人[⑩]运用免疫组织化学双标法发现新生小鼠脑组织缺血缺氧损伤后，分布于血

---

① Bagri A, Gurney T, He X, et al.. The chemokine SDF1 regulates migration of dentate granule cells. Development, 2002, 129 (18): 4249-4260.

② Zhu Y, Yu T, Zhang XC, et al.. Role of the chemokine SDF-1 as the meningeal attractant for embryonic cerebellar neurons. Nat Neurosci, 2002, 5 (8): 719-720.

③ Lu M, Grove EA, Miller RJ. Abnormal development of the hippocampal dentate gyrus in mice lacking the CXCR4 chemokine receptor. Proc Natl Acad Sci U S A, 2002, 99 (10): 7090-7095.

④ Stumm RK, Zhou C, Ara T, et al.. CXCR4 regulates interneuron migration in the developing neocortex. J Neurosci, 2003, 23 (12): 5123-5130.

⑤ Bajetto A, Barbero S, Bonavia R, et al.. Stromal cell-derived factor-1alpha induces astrocyte proliferation through the activation of extracellular signal-regulated kinases 1/2 pathway. J Neurochem, 2001, 77 (5): 1226-1236.

⑥ Bonavia R, Bajetto A, Barbero S, et al.. Chemokines and their receptors in the CNS: expression of CXCL12/SDF-1 and CXCR4 and their role in astrocyte proliferation. Toxicol Lett, 2003, 139 (2-3): 181-189.

⑦ Liu Z, Geng L, Li R, et al.. Frequency modulation of synchronized Ca2+ spikes in cultured hippocampal networks through G-protein-coupled receptors. J Neurosci, 2003, 23 (10): 4156-4163.

⑧ Limatola C, Giovannelli A, Maggi L, et al.. SDF-1alpha-mediated modulation of synaptic transmission in rat cerebellum. Eur J Neurosci, 2000, 12 (7): 2497-2504.

⑨ Stumm RK, Rummel J, Junker V, et al.. A dual role for the SDF-1/CXCR4 chemokine receptor system in adult brain: isoform-selective regulation of SDF-1 expression modulates CXCR4-dependent neuronal plasticity and cerebral leukocyte recruitment after focal ischemia. J Neurosci, 2002, 22 (14): 5865-5878.

⑩ Miller JT, Bartley JH, Wimborne HJ, et al.. The neuroblast and angioblast chemotaxic factor SDF-1 (CXCL12) expression is briefly up regulated by reactive astrocytes in brain following neonatal hypoxic-ischemic injury. BMC Neurosci, 2005, 6: 63.

管周围的星形胶质细胞大量表达 SDF-1，损伤后 7d 的 SDF-1 表达仍高于正常水平；Hill 等人[①]观察到大鼠大脑中的动脉栓塞/再灌注后，缺血半暗区 SDF-1 表达上调至少延续到损伤后 30d。

Fractalkine 是趋化因子 CX3C 亚家族的唯一成员，作用于其特异性受体 CX3CR1，通过提高 CX3CR1 阳性细胞的黏附能力和促进细胞趋向迁移而介导炎症损伤、参与损伤修复。[②③] fractalkine 广泛分布在中枢神经系统，主要表达于神经元。其特异性受体 CX3CR1 主要表达于骨髓来源细胞，在脑组织中则主要表达于小胶质细胞。[④] fractalkine 是一种跨膜糖蛋白，其特别之处在于，它以膜结合型和游离型两种形式存在，同时具有促进外周血白细胞游走和黏附的作用，因此兼有趋化因子和细胞间黏附分子的功能特点。

已有一些研究报道了 fractalkine 在脑损伤后表达增加，但关于脑缺血后 fractalkine 的表达变化仍有争议。本部分实验建立了大鼠大脑中动脉栓塞缺血 2h/再灌注模型，采用 Real time PCR 和免疫组织化学技术对脑组织缺血病灶周围 fractalkine 的表达进行了动态研究。Real time PCR 结果发现缺血/再灌注损伤后脑组织 fractalkine mRNA 的表达显著增高。再灌注 2d、4d 和 8d 组缺血侧大脑脑组织 fractalkine mRNA 表达分别为正常对照组的 1.154 倍、2.453 倍和 1.341 倍（$P<0.05$）。免疫荧光染色结果发现正常组大鼠皮质和纹状体中有散在 fractalkine 阳性表达，其阳性染色主要集中于胞浆；脑缺血/再灌注损伤后 2d、4d 和 8d 脑组织梗死灶周围区聚集大量与 fractalkine 阳性表达。图像分析结果发现再灌注 2d、4d 和 8d 组缺血侧大脑脑组织 fractalkine 表达较正常对照

---

① Hill WD, Hess DC, Martin Studdard A, et al.. SDF-1 (CXCL12) is upregulated in the ischemic penumbra following stroke: association with bone marrow cell homing to injury. J Neuropathol Exp Neurol, 2004, 63 (1): 84-96.

② Campbell DJ, Kim CH, Butcher EC. Chemokines in the systemic organization of immunity. Immunol Rev, 2003, 195: 58-71.

③ Chen JR, Cheng GY, Sheu CC, et al.. Transplanted bone marrow stromal cells migrate, differentiate and improve motor function in rats with experimentally induced cerebral stroke. J Anat, 2008, 213 (3): 249-258.

④ Harrison JK, Jiang Y, Chen S, et al.. Role for neuronally derived fractalkine in mediating interactions between neurons and CX3CR1-expressing microglia. Proc Natl Acad Sci U S A, 1998, 95 (18): 10896-10901.

组显著增高（$P<0.05$）。但是，Chapman 等人[①]采用永久性大脑中动脉栓塞模型，使用 Real time PCR 技术检测脑组织 fractalkine 缺血前后表达变化，却发现缺血后 6h fractalkine mRNA 表达与正常脑组织无明显差异。之所以会出现不同结果，可能是因为我们所选用的模型（永久性缺血/缺血再灌注）及所选择的时向点不同（缺血后 6h/再灌注后 2d、4d 和 8d）。同时，本研究结果也与某些研究者的报道相一致。Minami 等人[②]采用免疫组织化学技术，在全脑缺血的动物模型中发现缺血性损伤的海马 CA1 区 fractalkine 表达增高；Tarozzo 等人[③]采用原位杂交和免疫组织化学技术，发现大脑中动脉缺血/再灌注后，fractalkine 大量表达于缺血半暗区神经元和血管内皮细胞。

总之，本研究联合 Real time PCR 和免疫荧光化学技术，从 mRNA 转录到蛋白表达水平，证实了缺血性脑损伤组织趋化因子 SDF-1 和 fractalkine 的表达上调，提示其可能参与了促进缺血性脑损伤后移植的 BMSCs 向损伤区的迁移。

第四节　人骨髓间充质干细胞趋化因子受体 CXCR4 和 CX3CR1 的表达

一、材料与方法

（一）材料

1. 骨髓细胞来源

骨髓标本均取自第三军医大学附属新桥医院血液科 15 岁至 40 岁经骨髓经细胞学检查确证原发病未累及骨髓患者，事先报伦理委员会审批，征得了患者同意并签署知情同意书。

---

① Chapman GA, Moores KE, Gohil J, et al.. The role of fractalkine in the recruitment of monocytes to the endothelium. Eur J Pharmacol, 2000, 392 (3): 189-195.

② Minami M, Nishiyori A, Takami S, et al.. Fractalkine immunoreactivity increases in hippocampal CA1 pyramidal cells after transient forebrain ischemia. Soc Neurosci Abstr, 2000, 2063.

③ Tarozzo G, Campanella M, Ghiani M, et al.. Expression of fractalkine and its receptor, CX3CR1, in response to ischaemia-reperfusion brain injury in the rat. Eur J Neurosci, 2002, 15 (10): 1663-1668.

2. 主要仪器

超净工作台（中国蚌埠净化设备厂）；台式低温离心机（LABFUGE-400R 型，Thermo，德国）；二氧化碳培养箱（BB5060UV 型，上海力申科学仪器有限公司）；倒置相差显微镜（Leica，德国）；光学显微镜（Leica，德国）；纯水仪（Millipore Elix，美国）；pH 计（PB-20 标准型，Sartorius，德国）；磁力搅拌器（4-1A 型，上海司乐仪器有限公司）；电子天平（BS2000s，Sartorius，德国）；微量移液器（Rainin，美国）；血球计数板（上海医疗器械厂）；流式细胞仪（FACS-canlibur，Becton Dickinson，美国）；电热恒温鼓风干燥箱（上海跃进医疗器械厂）；透射电子显微镜（TECNAI 10，FEI，荷兰）；水浴箱（上海精宏实验设备有限公司）；紫外/可见分光光度计（Du800，Beckman，美国）；梯度 PCR 仪（Bio-Rad，美国）；Real time 定量 PCR 仪（7500 型，ABI，美国）；垂直电泳槽（Mini protein 3，Bio-Rad，美国）；电泳仪电源（Bio-Rad，美国）；高灵敏度化学发光成像系统（Bio-Rad ChemiDoc XRS，美国）。

3. 主要试剂

DMEM/F12 培养基（Hyclone，美国）；优等胎牛血清（FBS）（Gbico，美国）；胰蛋白酶（Gbico，美国）；Percoll 原液（1. 130 kg/L）（Pharmacia，美国）；磷酸盐缓冲液（PBS）（北京中杉金桥生物技术有限公司）；FITC 标记的小鼠抗人 CD14 抗体（eBioscience，美国）；FITC 标记的小鼠抗人 CD45 抗体及同型对照（eBioscience，美国）；PE-Cy5 标记的小鼠抗人 CD29 抗体及同型对照（eBioscience，美国）；PE 标记的小鼠抗人 CD105 抗体及同型对照（eBioscience，美国）；多聚甲醛（PFA）（Sigma，美国）；兔抗 CXCR4 多克隆抗体（Santa Cruz，美国）；兔抗 CX3CR1 多克隆抗体（Abcam，美国）；SP-9001 免疫组化染色试剂盒（北京中杉金桥生物技术有限公司）；DAB 酶底物显色试剂盒（北京中杉金桥生物技术有限公司）；苏木素（重庆川东化工公司）；DEPC（Sigma，美国）；Trizol（Invitrogen，美国）；SYBR PrimeScript RT-PCR Kit（TaKaRa，日本）；BCA 蛋白定量试剂盒（Pierce，美国）；兔抗 GAPDH 抗体（Santa Cruz，美国）；辣根过氧化物酶标记羊抗兔 IgG（北京中杉金桥生物技术有限公司）。

其余试剂采用国产分析纯。

4. 常用试剂配制

本部分实验所需常用试剂的配制同本章第二节、第三节。

（1）苏木素染液。苏木素 1g；钾明矾 20g；无水乙醇 10ml；氧化汞 0.3g。

将上述试剂溶于 200ml 蒸馏水中，避光保存。

（2）10% SDS-聚丙烯酰胺凝胶电泳溶液配制。

①细胞裂解液。Tris 0.061mg；NaCl 0.088mg；Triton X-100 0.1ml；EGTA 0.0038mg；EDTA 0.00584mg；NaF 0.0042mg；Na_3VO_4 0.00184mg；β-巯基乙醇 0.01ml；蛋白酶片 1 片；ddH_2O 加至 10ml。

②30%丙烯酰胺储存液：丙烯酰胺 5.8g；N,N′-亚甲双丙烯酰胺 0.2g；ddH_2O 加至 20ml。

③上样缓冲液（5×）：4M Tris-HCL（1mol/L）2.5ml，pH 值为 6.8；甘油 5g；SDS 1g；β-巯基乙醇 0.5g；溴酚兰 0.1g；ddH_2O 加至 10ml。

④10%分离胶（10ml）：30%丙烯酰胺混合液 3.3ml；1.5mol/LTris（pH 值为 8.8）2.5ml；10% SDS 0.1ml；10% AP 0.05ml；TEMED 0.025ml；ddH_2O 4.0ml。

⑤5%堆积胶（5ml）：30%丙烯酰胺混合液 0.83ml；1.0mol/LTris（pH 值为 6.8）0.63ml；10% SDS 0.05ml；10% AP 0.025ml；TEMED 0.020ml；ddH_2O 3.4ml。

⑥电泳缓冲液（5×）：Tris 碱 15.1g；甘氨酸 94g；10% SDS 50ml；ddH_2O 定容 1000ml，pH 值为 8.3。

⑦考马斯亮蓝染液：甲醇 250ml；考马斯亮蓝 R-250 0.25g；乙酸 50ml；ddH_2O 加至 500ml。

⑧脱色液：甲醇 25ml；乙酸 35ml；ddH_2O 加至 500ml。

⑨固定液：甲醇 250ml；乙酸 50ml；ddH_2O 加至 500ml。

⑩10%过硫酸铵：APs 0.1g；ddH_2O 加至 10ml。

（3）免疫印渍实验（Western blotting）溶液配制。

①电转膜转移缓冲液（2×）：Tris base 3.033g；甘氨酸 4.417g；甲醇 200ml；ddH_2O 加至 1000ml。

②5%封闭液：脱脂奶粉 1g；TBS 加至 20ml。

③TBS 液：Tris-HCl（pH 值为 7.4）6.055g；NaCl 9g；ddH_2O 加至 1000ml。

（二）方法

1. 人骨髓间充质干细胞的分离纯化、培养及鉴定

参照本章第二节相关内容。

2. 低氧培养

选取第 3 代细胞，待培养瓶中的细胞增殖铺满瓶底后，常规消化，按 1∶2 的传代比例种植到相应数量的培养瓶中，随机分为正常组和低氧组。正常组细胞置于 37℃、20%O_2、5%CO_2、饱和湿度的孵育箱内培养；低氧组细胞置于 37℃、3%O_2、5%CO_2、92%N_2、饱和湿度的低氧孵育箱内培养，连续 48h。

3. 人骨髓间充质干细胞趋化因子受体 CXCR4 和 CX3CR1 的表达

（1）免疫细胞化学检测。当 hMSCs 传至第 3~5 代时将其接种到已放入盖玻片（多聚赖氨酸包被晾干）的 12 孔培养板内，待细胞达50%~70%融合，PBS 冲洗后行免疫细胞化学染色。具体方法如下：

①取细胞载片，PBS 洗 5min×3 次，室温自然风干；

②4%多聚甲醛室温固定 20min，PBS 洗 5min×3 次；

③滴加 3%H_2O_2孵育 15min，PBS 洗 5min×3 次；

④滴加正常山羊血清工作液，室温封闭 30min，甩去多余液体，未洗；

⑤分别滴加兔抗 CX3CR1 多克隆抗体（1∶200）和兔抗 CXCR4 多克隆抗体（1∶200），以抗体稀释液代替一抗作为阴性对照，4℃湿盒过夜；

⑥倾去一抗，PBS 洗 5min×3 次；

⑦滴加生物素标记二抗，37℃反应 30min，PBS 洗 5min×3 次；

⑧滴加辣根酶标记链霉卵白素工作液，37℃反应 30min，PBS 洗 5min×3 次；

⑨DAB 试剂盒室温显色，显微镜下控制显色时间，用蒸馏水洗涤终止显色；

⑩滴加苏木素染液，室温静置 10~20s，用自来水冲洗；

常规脱水，透明，封片，显微镜下观察，摄片。

（2）Real time PCR 检测。以 Real time PCR 检测正常组及低氧组（每组各 3 瓶细胞）细胞 CXCR4 和 CX3CR1 mRNA 表达。

①细胞总 RNA 的提取（根据 Invitrogen 公司的 Trizol 操作说明书

进行）。

a. 收集细胞，12000×g 离心 5min，去上清，加入 1ml Trizol，迅速吹打后室温静置 5min，转移至新的 1.5ml EP 管中；

b. 每管加入 200μl 氯仿，上下颠倒 15s，室温静置 10min，4℃ 12000 ×g 离心 15min；

c. 吸取上层水样层，移至新的 EP 管，加入预冷的异丙醇（500μl/1ml Trizol），混匀后 4℃沉淀 10min，4℃ 12000×g 离心 10min；

d. 去上清，加入至少 1ml 75%乙醇（用 DEPC 处理过的水新鲜配制），洗涤沉淀，4℃ 7500×g 离心 5min，吸去上清；

e. 室温干燥，待 RNA 基本透明时，加入 20 μl RNase-free 水，至完全溶解，-70℃储存备用。

②2RNA 纯度检测。取 1μl RNA 溶液加入 99 μl DEPC 水，在紫外线分光光度仪上测定 A260 和 A280 的 OD 值，求出 A260/A280 的比值，要求比值在 1.8~2.0，低于 1.8 时则重新抽提或纯化。

③RNA 反转录（根据 TaKaRa 公司 SYBR PrimeScript RT-PCR Kit 说明书进行）。

a. 按下列组分配制反转录反应液（反应液的配制在冰上进行）。

5×PrimeScript™ Buffer 4μl；PrimeScript™ RT Enzyme Mix I 1μl；OligodT Primer 1μl；Random 6 mers 1μl；Total RNA 1μg；RNase Free dH_2O up to 20μl。

b. 按下列条件进行反转录反应。

42℃ 30min
99℃ 5min　} 1 个循环
5℃ 5min

④Real time PCR 反应。

a. 各引物序列如下：

CXCR4（140bp）：上游 5′-TCCACTGTTGTCTGAACCCC-3′，
下游 5′-AGATGAATGTCCACCTCG CT-3′；

CX3CR1（157bp）：上游 5′-GGCCTTGTCTGATCTGCTGTTTG-3′，
下游 5′-AATGCTGATGACGGTGATGAAGAA-3′；

GAPDH（148bp）：上游 5′-GACCTGACCTGCCGTCTA-3′，
下游 5′-AGGAGTGGGTGTCGCTGT-3′。

b. 按下列组分配置 PCR 反应液（反应液配制在冰上进行）。

SYBR© Premix Ex Taq™（2×）10μl；PCR ForwardPrimer（10μM）0.4μl；PCR ReversePrimer（10μM）0.4μl；ROX Reference Dye Ⅱ（50×）0.4μl；cDNA 2μl；dH_2O 6.8μl；Total 20μl。

c. 采用两步法 PCR 反应程序（ABI PRIME 7500）。

Stage 1：预变性。

Rep 1，95℃ 10s。

Stage 2：PCR 反应。

Rep 40，95℃ 5s；60℃ 34s。

d. 实验结果分析。反应结束后确认扩增曲线和溶解曲线，用 $2^{-\Delta\Delta Ct}$ 分析法进行相对定量分析：

ΔCt=目的基因 Ct 值-GAPDH Ct 值；

-ΔΔCt=正常组 ΔCt 平均值-各样品 ΔCt；

$2^{-\Delta\Delta Ct}$反映各样品相对正常组样品目的基因的相对表达水平。

（3）Western bloting 检测。以 Western bloting 检测正常组及低氧组（每组各 3 瓶细胞）细胞 CXCR4 和 CX3CR1 表达。

①细胞总蛋白提取。

a. 收集细胞，PBS 洗涤后，每瓶细胞加入 1ml RIPA 蛋白提取液。含量：Tris 50mmol/L，NaCl 150mmol/L，Triton X-100 1%（V/V），EGTA 1mmol/L，EDTA 2mmol/L，NaF 10mmol/L，Na_3VO_4 1mmol/L，PMSF 1mmol/L，Leupeptin 5ug/ml，Aprotinin 5ug/ml，β-巯基乙醇 1∶1000，-70℃放置 10min 后冰上裂解、匀浆 1.5h；

b. 4℃ 1000×g 离心 10min，取上清液至另一个 EP 管中；

c. 4℃ 8000×g 离心 10min，上清液即为所需细胞总蛋白。

吸取上清液，蛋白定量后分装，-20℃储存备用。

②BCA 法蛋白定量（根据 Pierce 公司的 BCA 试剂盒操作说明书进行）。

a. 准备 BCA 标准液（1mg/ml），向 7 个无菌的 EP 管分别加入标准品 0μl、10μl、20μl、40μl、60μl、80μl、100μl，将各管补充无菌水至体积为 100μl，于紫外分光光度计下检测上述 7 管在 A562nm 的吸收值；

b. 以 x 轴为标注蛋白浓度、y 轴为 A562 吸收值绘制标准曲线；

c. 按照 A 液∶B 液=50∶1 的比例配制 BCA 工作液；

d. 取蛋白样品，按照样品：BCA 工作液 = 1：20 的比例混合，37℃孵育 30min；

e. 检测样品的 A562 吸收值，根据标准曲线得到蛋白浓度。

③10% SDS-PAGE 胶电泳。

a. 电泳胶的配制：见本节的材料与方法。

b. 加样电泳。取待测蛋白样品加上样缓冲液（4M Tris-HCL，50%甘油，10%SDS，5%β-巯基乙醇，1%溴酚兰）5μl，100℃沸水煮 5min 后迅速上样，每个泳道蛋白量为 20μg，静置数分钟后，110V 电压电泳 10min，待溴酚兰进入分离胶后，改变电压为 60V，电泳 3~4h，待溴酚兰到达玻璃板下沿时结束电泳。

c. 染色和脱色。将电泳胶浸没在 0.25%考马斯亮蓝 R-250 溶液中染色 0.5~1h，取出凝胶，用水漂洗后加入脱色液，直至显现清晰的蛋白质色带。

④免疫印渍（Western blotting）实验。

a. 转膜。将凝胶及 PVDF 膜在转移缓冲液中室温平衡 30min。按海绵、滤纸、凝胶、PVDF 膜、滤纸、海绵的顺序组装凝胶三明治，具体组装步骤如下：

海绵；滤纸，大小如凝胶，并预先用转移缓冲液湿润；凝胶，成 45°的角度轻置于滤纸上，注意排空气泡；PVDF 膜边缘超出凝胶约 1mm；滤纸，润湿后置于 PVDF 膜上，排去气泡；海绵，在滤纸的顶部放另一块海绵；扣紧凝胶三明治转移夹板，完成组装。

按三明治凝胶侧对电源负极、PVDF 膜侧对电源正极将转移夹板放入电转仪中，4℃、20V 电转过夜。

停止转印，取出 PVDF 膜。

b. 封闭。把 PVDF 膜放入培养皿中，根据膜的面积以 0.1ml/cm^2的量加入封闭液（5%脱脂奶粉），平放在摇床平台上室温孵育 1h。

c. 一抗结合。用 TBS 洗膜 5min，重复 2 次；按 0.1ml/cm^2的量加入适量的兔抗 CX3CR1 多克隆抗体（1：1000）、兔抗 CXCR4 多克隆抗体（1：800）或兔抗 GAPDH 抗体（1：2000）；密封袋口，将 PVDF 膜平放在平缓摇动的摇床平台上，4℃过夜；弃去抗体，用 TBS 漂洗 PVDF 膜 3 次，每次 5min。

d. 二抗结合。加入二抗稀释液（以辣根过氧化物酶标记的羊抗兔

IgG，稀释度 1∶5000），室温孵育 1h；TBS 洗涤 PVDF 膜 10min，重复 4 次，每次更换新的器皿。

e. 发光显影。以 Pierce 化学发光试剂孵育 PVDF 膜 5min，凝胶成像分析系统扫描并测定各显影条带的平均积分光密度（Integral Optical Density，IOD），以 GAPDH 作为内参照标准化蛋白表达水平。

⑤统计学处理。采用 SPSS 13.0 数据分析软件，相关数字变量采用 $\bar{x}\pm s$（均值±标准差）表示，对两组间的差异统计学意义比较采用 t 检验，若 $P<0.05$ 则差异有统计学意义。

二、结果

（一）免疫细胞化学检测人骨髓间充质干细胞 CXCR4 和 CX3CR1 的表达

经免疫细胞化学染色发现：第 3～5 代 hMSCs 均可表达 CXCR4 和 CX3CR1，其阳性表达主要分布于细胞膜和细胞浆。阴性对照细胞未见着色。

（二）Real time PCR 检测人骨髓间充质干细胞 CXCR4 和 CX3CR1 mRNA 的表达

分别提取正常组及缺氧组 hMSCs（各 3 份标本）总 RNA，进行逆转录，获得细胞 cDNA。将获得的 3 组 cDNA，以 GAPDH 为内参，进行 CXCR4 和 CX3CR1 基因相对表达量的实时荧光定量 PCR，每组标本重复 3 次。结果发现：hMSCs 在常规培养条件下有 CXCR4 和 CX3CR1 mRNA 表达，低氧条件下 CXCR4 和 CX3CR1 表达增高，分别为常规培养条件下的 2.162 倍（$P<0.01$）和 2.524 倍（$P<0.05$）（见图 4）。

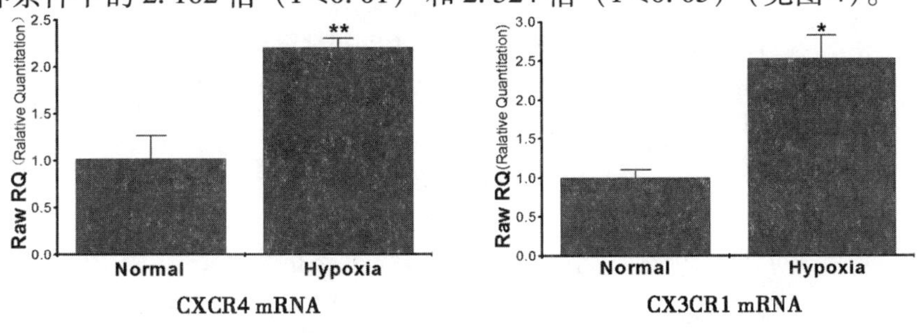

* $P<0.05$，* * $P<0.01$，与正常组比较

图 4 Real time PCR **检测** CXCR4 **和** CX3CR1 mRNA **的表达**

（三）Western bloting 检测人骨髓间充质干细胞 CXCR4 和 CX3CR1 的表达

提取正常组及低氧组 hMSCs 胞浆和胞核总蛋白（各 3 份标本），进行 Western bloting 检测，每组标本重复 3 次。结果发现：hMSCs 在正常培养条件下有 CXCR4 和 CX3CR1 表达，低氧条件下 CXCR4 和 CX3CR1 表达显著增高（见图 5A）。图像分析结果（见图 5B）发现：低氧培养后 CXCR4 的表达由正常组的 0.535±0.061 增高为 0.901±0.029（$P<0.01$），低氧培养后 CX3CR1 的表达由正常组的 0.360±0.079 增高为 0.716±0.102（$P<0.05$）。

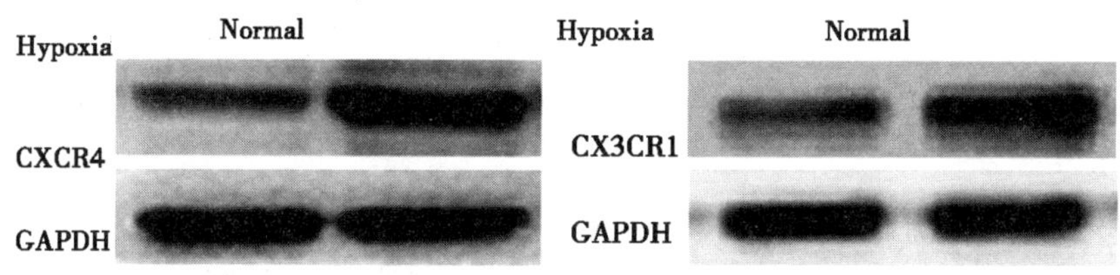

A CXCR4 和 CX3CR1 Weatern bloting 电泳图

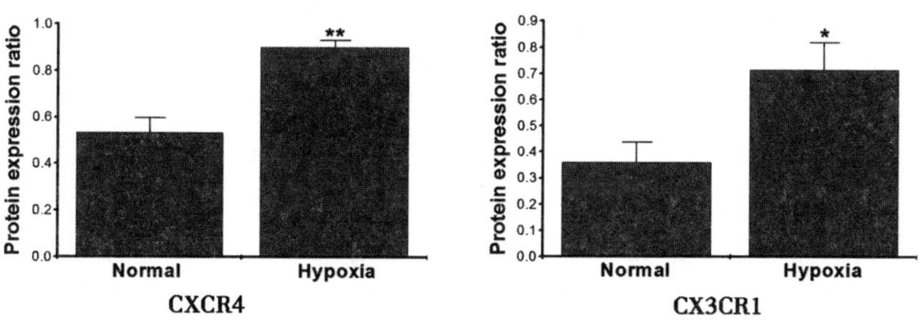

B CXCR4 和 CX3CR1 光密度分析统计图

* $P<0.05$，* * $P<0.01$，与正常组比较

图 5 Western bloting **检测** CXCR4 **和** CX3CR1 **的表达**

三、讨论

随着 BMSCs 细胞治疗和组织工程治疗策略的发展，移植 BMSCs 的定向募集迁移潜能引起了人们的关注。已有研究显示趋化因子及其受体

的相互作用参与 BMSCs 的定向迁移。[①②③] 因此，BMSCs 在特定生理环境下的趋化因子受体表达和功能性意义显得非常重要。

趋化因子发挥生物学活性必须结合特异性 G 蛋白偶联受体——趋化因子受体。趋化因子受体主要表达于骨髓来源的各白细胞亚群，也表达于上皮细胞、血管内皮细胞、神经细胞等。至今，已有 19 种趋化因子受体被克隆。趋化因子与趋化因子受体之间的关系非常复杂：大多数趋化因子受体可结合数个不同的趋化因子，同一个趋化因子可与多个不同的受体结合，但也有少数趋化因子只能与唯一受体相结合，其受体也仅拥有该趋化因子作为唯一的配体的情况，如 SDF-1 和其特异性受体 CXCR4、fractalkine 和其唯一的受体 CX3CR1。

本实验选取体外培养的第 3～5 代 hMSCs，采用 Real time PCR、Western bloting 和免疫细胞化学技术检测趋化因子受体 CXCR4 和 CX3CR1 的表达。结果发现：以密度梯度离心贴壁筛选法分离纯化，体外培养的 hMSCs 可表达 CXCR4、CX3CR1 mRNA 和蛋白。CXCR4 和 CX3CR1 的表达主要定位于 hMSCs 细胞膜和细胞浆。本研究结果与以往某些研究报道相一致。例如，Ji 等人[④]分离培养大鼠的 BMSCs，采用流式细胞术和 RT-PCR 技术检测第 4 代以内细胞表面趋化因子受体 CCR2、CCR5、CXCR4 和 CX3CR1 蛋白以及 mRNA 的表达情况。结果 4 种受体均为阳性表达，免疫细胞化学染色定位这些受体于 BMSCs 的细胞膜和细胞浆。但也有研究者曾得出不完全一致的结果。Sordi 等人[⑤]从 3 例成人的骨髓中分离培养 hMSCs，以同样的方法检测第 2 代培养细胞

---

① Sordi V, Malosio ML, Marchesi F, et al.. Bone marrow mesenchymal stem cells express a restricted set of functionally active chemokine receptors capable of promoting migration to pancreatic islets. Blood, 2005, 106 (2): 419-427.

② Wang L, Li Y, Chen X, et al.. MCP-1, MIP-1, IL-8 and ischemic cerebral tissue enhance human bone marrow stromal cell migration in interface culture. Hematology, 2002, 7(2): 113-117.

③ Wang L, Li Y, Chen J, et al.. Ischemic cerebral tissue and MCP-1 enhance rat bone marrow stromal cell migration in interface culture. Exp Hematol, 2002, 30 (7): 831-836.

④ Ji JF, He BP, Dheen ST, et al.. Interactions of chemokines and chemokine receptors mediate the migration of mesenchymal stem cells to the impaired site in the brain after hypoglossal nerve injury. Stem Cells, 2004, 22 (3): 415-427.

⑤ Sordi V, Malosio ML, Marchesi F, et al.. Bone marrow mesenchymal stem cells express a restricted set of functionally active chemokine receptors capable of promoting migration to pancreatic islets. Blood, 2005, 106 (2): 419-427.

表面所有已知的趋化因子受体表达和基因表达，发现仅有小部分细胞（约2%~25%）表达CCR1、CCR7、CXCR6、CX3CR1和CXCR4。Honczarenko等人[①]对5例第2代hMSCs细胞进行研究，则发现细胞表面的免疫荧光染色显示CCR1、CCR7、CCR9、CXCR4、CXCR5和CXCR6表达阳性，而其他受体在细胞表面不表达。

如何解释这些研究结果的差异呢？Luttichau等人[②]建立了永生化BMSCs细胞系。在同样的实验条件下比较原代培养BMSCs和永生化细胞系，发现二者的趋化因子受体表达相同，都表达CCR1、CCR4、CCR7、CCR10和CXCR5。由此得出同一标本不同亚群细胞之间的差异不是趋化因子受体表达差异的主要原因，进而推测培养条件和培养时间是影响表达差异的关键因素。Honczarenko等人[③]评价了长期培养对hMSCs趋化因子受体表达的影响。在体外培养的第12代细胞中，检测出24%~41%的趋化因子受体阳性细胞，而到第16代则降至0~16%，从而推测培养条件和培养时间影响hMSCs趋化因子受体的表达。

目前研究显示，移植BMSCs向损伤病灶的募集，可能与损伤局部微环境促进移植细胞趋向迁移并有利于细胞在局部存活有关。损伤局部趋化因子的表达增加是促进移植细胞向病灶迁移的重要机制之一。[④⑤]但人们对于移植供体细胞表面存在的趋化因子受体的表达是否受损伤微环境的影响而发生变化并影响移植细胞的定向迁移，目前仍不是十分清楚。

低氧是各种原因（包括缺血）造成的组织损伤的微环境特征。因此，观察低氧条件下培养的hMSCs趋化因子受体的表达，对在模拟损伤微环境情况下探讨BMSCs迁移的机制有重要价值。本研究以3%O_2的

---

① Honczarenko M, Le Y, Swierkowski M, et al.. Human bone marrow stromal cells express a distinct set of biologically functional chemokine receptors. Stem Cells, 2006, 24 (4): 1030-1041.

② Von Luttichau I, Notohamiprodjo M, Wechselberger A, et al.. Human adult CD34- progenitor cells functionally express the chemokine receptors CCR1, CCR4, CCR7, CXCR5, and CCR10 but not CXCR4. Stem Cells Dev, 2005, 14 (3): 329-336.

③ Honczarenko M, Le Y, Swierkowski M, et al.. Human bone marrow stromal cells express a distinct set of biologically functional chemokine receptors. Stem Cells, 2006, 24 (4): 1030-1041.

④ Wang L, Li Y, Chen X, et al.. MCP-1, MIP-1, IL-8 and ischemic cerebral tissue enhance human bone marrow stromal cell migration in interface culture. Hematology, 2002, 7(2): 113-117.

⑤ Wang L, Li Y, Chen J, et al.. Ischemic cerebral tissue and MCP-1 enhance rat bone marrow stromal cell migration in interface culture. Exp Hematol, 2002, 30 (7): 831-836.

低氧条件培养 hMSCs，采用 Real time PCR 和 Western bloting 的方法，分别从 mRNA 和蛋白水平检测 hMSCs CXCR4 和 CX3CR1 的表达变化。结果发现：低氧培养 48h 后，CXCR4 和 CX3CR1 mRNA 明显增高，分别为常规培养条件下的 2. 162 倍和 2. 524 倍；其蛋白表达亦显著增加，分别为常规培养条件下的 1. 68 倍和 1. 99 倍。结合前人的研究发现，本研究结果提示低氧条件诱导的 BMSCs 趋化因子受体表达增加可能是移植 BMSCs 向损伤病灶迁移的重要机制之一。

第五节　干扰 CXCR4 和 CX3CR1 基因表达对移植人骨髓间充质干细胞向缺血性脑损伤区迁移的影响

一、材料与方法

（一）材料

1. 骨髓细胞来源

骨髓标本均取自第三军医大学附属新桥医院血液科 15 岁至 40 岁经骨髓细胞学检查确证原发病未累及骨髓患者，事先报伦理委员会审批，征得了患者同意并签署知情同意书。

2. 实验动物

健康雄性 SD 大鼠，体重 250～300g，由第三军医大学野战外科研究所动物实验中心提供，按照 SPF 级标准饲养，每笼饲养 4 只，自由进食、饮水。

3. 主要仪器

超净工作台（中国蚌埠净化设备厂）；生物净化台（SW-CJ-1F，苏州净化设备有限公司）；台式低温离心机（LABFUGE-400R 型，Thermo，德国）；二氧化碳培养箱（BB5060UV 型，上海力申科学仪器有限公司）；倒置相差显微镜（Leica，德国）；流式细胞仪（FACS-canlibur，Becton Dickinson，美国）；紫外/可见分光光度计（Du800，Beckman，美国）；梯度 PCR 仪（Bio-Rad，美国）；Real time 定量 PCR 仪（7500 型，ABI，美国）；垂直电泳槽（Mini protein 3，Bio-Rad，美国）；电泳仪电源（Bio-Rad，美国）；高灵敏度化学发光成像系统

(Bio-Rad ChemiDoc XRS，美国)；酶标仪（TECAN，意大利)；显微手术器材（上海恒久仪器有限公司)；电凝器（上海恒久仪器有限公司)；纯水仪（Millipore Elix，美国)；pH 计（PB-20 标准型，Sartorius，德国)；磁力搅拌器（4-1A 型，上海司乐仪器有限公司)；电子天平（BS2000s，Sartorius，德国)；微量移液器（Rainin，美国)；电热恒温鼓风干燥箱（上海跃进医疗器械厂)；水浴箱（上海精宏实验设备有限公司)；血球计数板（上海医疗器械厂)；冷冻切片机（CM1850，Leica，德国)；光学显微镜（Leica，德国)；激光共聚焦显微镜（TCS-NT，Leica，德国)。

4. 主要试剂

CX3CR1-RNAi-LV（上海吉凯基因化学技术有限公司)；CXCR4-RNAi-LV（上海吉凯基因化学技术有限公司)；阴性对照病毒（上海吉凯基因化学技术有限公司)；Polybrene（上海吉凯基因化学技术有限公司)；DMEM/F12 培养基（Hyclone，美国)；优等胎牛血清（FBS)（Gbico，美国)；胰蛋白酶（Gbico，美国)；Percoll 原液（1. 130 kg/L)（Pharmacia，美国)；磷酸盐缓冲液（PBS)（北京中杉金桥生物技术有限公司)；FITC 标记的小鼠抗人 CD14 抗体（eBioscience，美国)；FITC 标记的小鼠抗人 CD45 抗体及同型对照（eBioscience，美国)；PE-Cy5 标记的小鼠抗人 CD29 抗体及同型对照（eBioscience，美国)；PE 标记的小鼠抗人 CD105 抗体及同型对照（eBioscience，美国)；兔抗 CXCR4 多克隆抗体（Santa Cruz，美国)；兔抗 CX3CR1 多克隆抗体（Abcam，美国)；DEPC（Sigma，美国)；Trizol（Invitrogen，美国)；SYBR PrimeScript RT-PCR Kit（TaKaRa，日本)；BCA 蛋白定量试剂盒（Pierce，美国)；兔抗 GAPDH 抗体（Santa Cruz，美国)；辣根过氧化物酶标记羊抗兔 IgG（北京中杉金桥生物技术有限公司)；CCK-8 试剂盒（上海碧云天生物技术有限公司)；水合氯醛（上海化学试剂公司)；乙醚（上海化学试剂公司)；多聚甲醛（Sigma，美国)；OCT 冰冻切片包埋剂（Sakura，美国)；小鼠抗 GFP 多克隆抗体（上海碧云天生物技术有限公司)；山羊抗小鼠 IgG-FITC（北京中杉金桥生物技术有限公司)；抗体稀释液（北京中杉金桥生物技术有限公司)；山羊血清工作液（北京中杉金桥生物技术有限公司)；水溶性封片剂（武汉博士德生物工程有限公司)。

其余试剂采用国产分析纯。

5. 常用试剂配制

本部分实验所需常用试剂的配制同本章第二节、第三节和第四节。

（二）方法

1. 实验动物分组

雄性 SD 大鼠共 72 只，体重 250~300g，分为 CXCR4-RNAi-LV 感染 hMSCs 移植组、CX3CR1-RNAi-LV 感染 hMSCs 移植组、阴性病毒感染 hMSCs 移植对照组和载体溶液注射对照组，每组按照移植后 1d、3d 和 7d 不同的时间点分为 3 个亚组，每亚组 6 只大鼠。

（1）CXCR4-RNAi-LV 感染 hMSCs 移植组：移植 1d 组；移植 3d 组；移植 7d 组。

（2）CX3CR1-RNAi-LV 感染 hMSCs 移植组：移植 1d 组；移植 3d 组；移植 7d 组。

（3）阴性病毒感染 hMSCs 移植对照组：移植 1d 组；移植 3d 组；移植 7d 组。

（4）载体溶液注射对照组：移植 1d 组；移植 3d 组；移植 7d 组。

2. 慢病毒介导的 RNAi 干扰人骨髓间充质干细胞 CXCR4 和 CX3CR1 的表达

（1）人骨髓间充质干细胞的分离纯化、培养及鉴定。参照本章第二节相关内容。

（2）慢病毒感染人骨髓间充质干细胞。携带 CXCR4 和 CX3CR1 目的基因 RNA 干扰片段的慢病毒载体以及阴性病毒均由上海吉凯基因化学有限公司构建。siRNA 序列分别为：

CXCR4：AAGATGATGGAGTAGATGG；

CX3CR1：GCCTGTCTCTTCCATATGA。

取处于对数生长期的第 3~5 代 hMSCs，随机分为正常未感染组、CX3CR1-RNAi-LV 感染组、CXCR4-RNAi-LV 感染组和阴性病毒感染组。具体方法如下：

①取处于对数生长期的第 3~5 代 hMSCs，待细胞融合度达到80%~90%时，以胰酶消化，细胞计数，按 1∶2 或 1∶3 的传代比例种植到相应的培养瓶中。

②待细胞融合度达到 30%时，按照 MOI=20 加入适宜量的病毒，并添加 Polybrene（终浓度为 5ug/ml）。

③12h 后观察细胞状态，如果没有明显的细胞毒性作用，继续培养 24h 后更换培养基；如果有明显的细胞毒性作用，立即更换培养基。

④每日在荧光显微镜下观察细胞上报告基因 GFP 的表达情况，正常换液；3d 后于荧光显微镜下观察，感染效率大于 50%者继续培养，感染效率低于 50%的实验组，重新进行感染实验。

⑤感染时间达到 7d 后收集细胞进行流式细胞术、Real time PCR 和 Weatern bloting 检测实验，以及大鼠尾静脉注射移植。

（3）流式细胞仪检测慢病毒感染效率。感染 7d 后，胰酶消化感染后细胞，制成单细胞悬液，室温、1000rpm 离心 5min 后，70%乙醇重悬、固定细胞。用流式细胞仪分析感染后细胞表达 GFP 的细胞比例，以获得慢病毒对 hMSCs 的感染效率。

（4）Real time PCR 检测干扰效率。感染 7d 后，提取 CXCR4-RNAi-LV 感染组、CX3CR1-RNAi-LV 感染组、阴性病毒感染组以及正常未感染组细胞总 RNA，以 Real time PCR 检测 CXCR4 或 CX3CR1 mRNA 表达情况。具体方法参照本章第四节相关内容。

Real time PCR 反映实验结果用 $2^{-\Delta\Delta Ct}$分析法进行相对定量分析：

ΔCt=目的基因 Ct 值-GAPDH Ct 值；

$-\Delta\Delta Ct$=阴性病毒感染组 ΔCt 平均值-各样品 ΔCt；

$2^{-\Delta\Delta Ct}$反映各样品相对阴性病毒感染组样品目的基因的相对表达水平。

（5）Weatern bloting 检测干扰效率。感染 7d 后，提取 CXCR4-RNAi-LV 感染组、CX3CR1-RNAi-LV 感染组、阴性病毒感染组以及正常未感染组细胞总蛋白，以 Weatern bloting 检测 CXCR4 或 CX3CR1 表达情况。具体方法参照本章第四节相关内容。

（6）CCK-8（Cell counting kit-8）检测细胞增殖情况。以 CCK-8 试剂盒检测细胞增殖情况，绘制细胞生长曲线，观察慢病毒感染 hMSCs 后是否影响其增殖和存活。具体方法如下：

①将 CXCR4-RNAi-LV 感染组、CX3CR1-RNAi-LV 感染组、阴性病毒感染组以及正常未感染组细胞分别种植在各个 96 孔板上，每组细胞设立培养 1d、2d、3d、4d、5d 组，每组种植 3 个培养孔，细胞种植密度为 5×10^3/孔，培养液体积为 100μl，放入 CO_2浓度为 5%的 37℃细胞培养箱中培养。

②在培养的 1～5d 取出相应组别的细胞培养板，向每个培养孔中加

入 10μl CCK-8 溶液，放入 37℃孵箱中继续培养 4h。

③在酶标仪上测定光吸收，测定波长为 450nm，参考波长为 650nm。

3. 大鼠大脑中动脉栓塞（MCAO）缺血/再灌注模型制备

参照本章第二节相关内容。

4. 人骨髓间充质细胞静脉注射移植

各组大鼠于缺血/再灌注后 24h 行 hMSCs 尾静脉注射移植，具体方法参照本章第二节相关内容。

5. 移植细胞在脑组织的存活及分布情况

（1）脑组织冰冻切片标本制备。各组大鼠于规定时间点，由心脏经循环系统行全身灌注固定。具体方法参照本章第二节相关内容。冠状切分脑组织成 7 块（从前额叶到枕叶），每块约厚 2mm；将组织块以 OCT 包埋剂包埋，置于冰冻切片机行 40μm 厚连续冠状切片；每 10 张取 1 张切片，即每组织块取 5 张切片，贴于防脱玻片，-20℃保存备用。

（2）免疫组织化学染色。

①取脑组织切片，行小鼠抗 GFP 多克隆抗体免疫荧光染色，观察移植细胞在各组大鼠脑组织的分布。具体方法如下：

a. 0.1 mol/L PBS 漂洗 10min×3 次，吸干；

b. 滴加山羊血清工作液，室温孵育 30min（封闭非特异性抗原），倾去，未洗；

c. 滴加小鼠抗 GFP 多克隆抗体（1∶200），4℃孵育过夜；阴性对照以抗体稀释液代替一抗；

d. 倾去一抗，PBS 洗片 20min×3 次，吸干；

e. 滴加 FITC 标记山羊抗小鼠 IgG（1∶100），37℃孵育 1h；

f. 倾去二抗，PBS 洗片 20min×3 次，自然风干，用水溶性封片剂封片，4℃避光保存。

使用激光共聚焦显微镜观察，摄片。以每个组织块 5 张切片的阳性细胞数计数并取其均值，将 7 个组织块获取的 7 个均值相加作为该脑组织的总细胞数。①

---

① Mahmood A，Lu D，Lu M，et al.. Treatment of traumatic brain injury in adult rats with intravenous administration of human bone marrow stromal cells. Neurosurgery，2003，53（3）：697-702；discussion 702-703.

②取脑组织切片，行小鼠抗 GFP 多克隆抗体和兔抗 SDF-1 多克隆抗体免疫荧光双标染色，或小鼠抗 GFP 多克隆抗体和兔抗 fractalkine 多克隆抗体免疫荧光双标染色，观察移植细胞分布和脑组织 SDF-1 或 fractalkine 表达的空间关系。具体方法如下：

a. 0.1 mol/L PBS 漂洗 10min×3 次，吸干；

b. 滴加山羊血清工作液，室温孵育 30min（封闭非特异性抗原），倾去，未洗；

c. 滴加小鼠抗 GFP 多克隆抗体（1∶200），4℃孵育过夜；阴性对照以抗体稀释液代替一抗；

d. 倾去一抗，PBS 洗片 20min×3 次，吸干；

e. 滴加 FITC 标记山羊抗小鼠 IgG（1∶100），37℃孵育 1h；

f. 倾去，PBS 洗片 20min×3 次；

g. 滴加兔抗 SDF-1 多克隆抗体（1∶300）或兔抗 fractalkine 多克隆抗体（1∶200），4℃孵育过夜，阴性对照以抗体稀释液代替一抗；

h. 倾去一抗，PBS 洗片 20min×3 次，吸干；

i. 滴加 Cy3 标记山羊抗兔 IgG（1∶500），37℃孵育 1h，倾去，PBS 洗片 20min×3 次；

j. 自然风干，用水溶性封片剂封片，4℃避光保存。

使用激光共聚焦显微镜观察，摄片。

6. 统计学处理

采用 SPSS 13.0 数据分析软件，相关数字变量采用 $\bar{x}\pm s$（均值±标准差）表示，对两组间的差异统计学意义比较采用 t 检验，若 $P<0.05$ 则差异有统计学意义。

二、结果

（一）慢病毒介导的 RNAi 干扰人骨髓间充质干细胞 CXCR4 和 CX3CR1 的表达

1. 使用流式细胞仪检测慢病毒感染效率

CXCR4-RNAi-LV 和 CX3CR1-RNAi-LV 感染 hMSCs 7d 后，经流式细胞分析结果显示，表达 GFP 的细胞比例为 94.86% 和 92.93%（见图 6）。

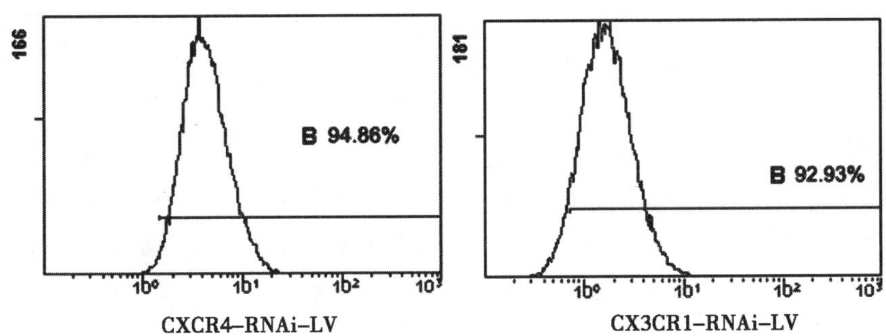

图 6　使用流式细胞仪检测慢病毒感染效率

2. Real time PCR 检测细胞 CXCR4 和 CX3CR1 mRNA 变化情况

（1）CXCR4 mRNA 变化情况。分别提取正常未感染组、CXCR4-RNAi-LV 感染组和阴性病毒感染组 hMSCs（各 3 份标本）总 RNA，进行逆转录，获得细胞 cDNA。将获得的组 cDNA，以 GAPDH 为内参，进行 CXCR4 mRNA 相对表达量的实时荧光定量 PCR，每组标本重复 3 次。结果发现，阴性病毒感染组 hMSCs CXCR4 mRNA 的表达与正常未感染组 hMSCs 比较无显著差异（P>0.05），CXCR4-RNAi-LV 感染组 hMSCs CXCR4 mRNA 的表达与正常未感染组 hMSCs 比较下降了 82.6%（P<0.01）（见图 7）。

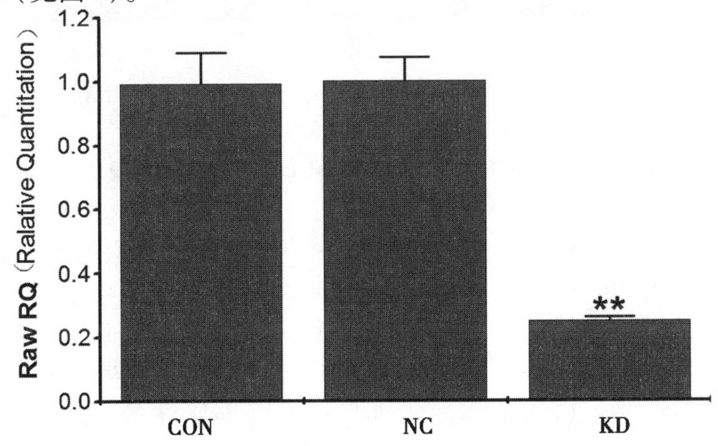

CON：正常未感染组；NC：阴性病毒感染组；KD：CXCR4-RNAi-LV 感染组

＊＊ P<0.01 与正常未感染组比较

图 7　Real time PCR 检测 CXCR4 mRNA 表达的定量结果

（2）CX3CR1 mRNA 变化情况。分别提取正常未感染组、CX3CR1-RNAi-LV 感染组和阴性病毒感染组 hMSCs（各 3 份标本）总 RNA，进行逆转录，获得细胞 cDNA。将获得的组 cDNA，以 GAPDH 为内参，进行 CX3CR1 mRNA 相对表达量的实时荧光定量 PCR，每组标本重复 3 次。结果发现，阴性病毒感染组 hMSCs CX3CR1 mRNA 的表达与正常未感染组 hMSCs 比较无显著差异（P>0.05），CX3CR1-RNAi-LV 感染组 hMSCs CX3CR1 mRNA 的表达与正常未感染组 hMSCs 比较下降了 74.4%（P<0.01）（见图 8）。

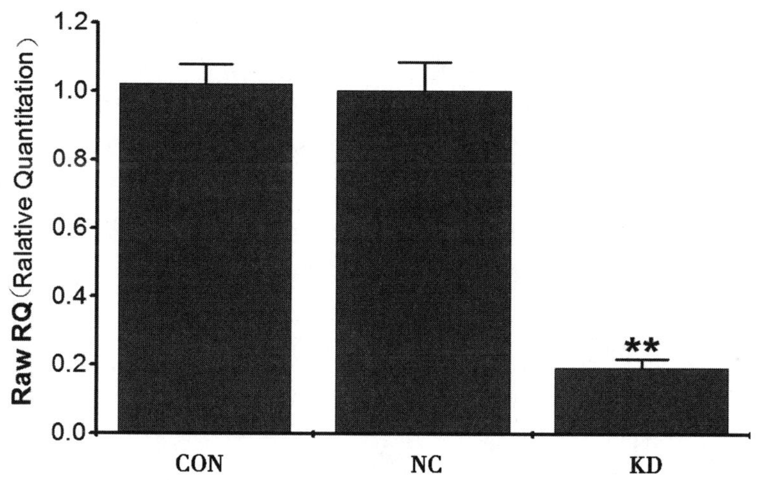

CON：正常未感染组；NC：阴性病毒感染组；KD：CX3CR1-RNAi-LV 感染组

＊＊ P<0.01 与正常未感染组比较

图 8 Real time PCR **检测** CX3CR1 mRNA **表达的定量结果**

3. Western bloting 检测细胞 CXCR4 和 CX3CR1 表达变化情况

（1）CXCR4 表达变化情况。分别提取正常未感染组、CXCR4-RNAi-LV 感染组和阴性病毒感染组 hMSCs 胞浆和胞核总蛋白（各 3 份标本），进行 Western bloting 检测，每组标本重复 3 次。结果发现，阴性病毒感染组和正常未感染组 CXCR4 的表达相似，而 CXCR4-RNAi-LV 感染组与正常未感染组相比 CXCR4 的表达显著下降。图像分析结果发现，阴性病毒感染组和正常未感染组 CXCR4 的表达无显著差异（P>0.05）；CXCR4-RNAi-LV 感染组较正常未感染组和阴性病毒感染组均明显下降

（P<0. 05），较正常未感染组 CXCR4 下降了 80. 0%（见图 9）。

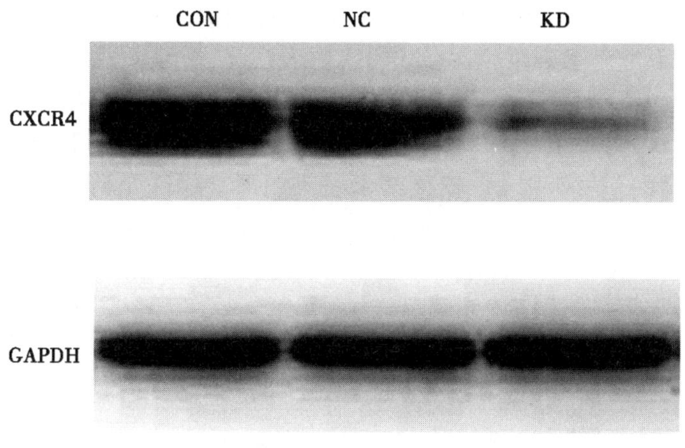

A CXCR4 Weatern bloting 电泳图

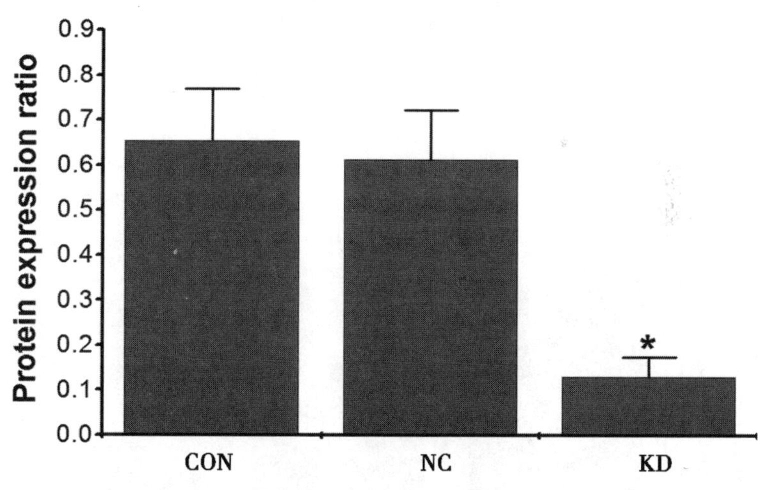

B CXCR4 光密度分析统计图

CON：正常未感染组；NC：阴性病毒感染组；KD：CXCR4-RNAi-LV 感染组

* P<0. 05 与正常未感染组比较

图 9 Western bloting **检测** CXCR4 **的表达**

（2）CX3CR1 表达变化情况。分别提取正常未感染组、CX3CR1-RNAi-LV 感染组和阴性病毒感染组 hMSCs 胞浆和胞核总蛋白（各 3 份标本），进行 Western bloting 检测，每组标本重复 3 次。结果发现，阴性病毒感染组和正常未感染组 CX3CR1 的表达相似，而 CX3CR1-RNAi-LV 感染组与正常未感染组相比 CX3CR1 的表达显著下降。图像分析结果发现，阴性病毒感染组和正常未感染组 CX3CR1 的表达无显著差异（P>0.05）；CX3CR1-RNAi-LV 感染组较正常未感染组和阴性病毒感染组均明显下降（P<0.05），较正常未感染组 CX3CR1 下降了 71.7%（见图 10）。

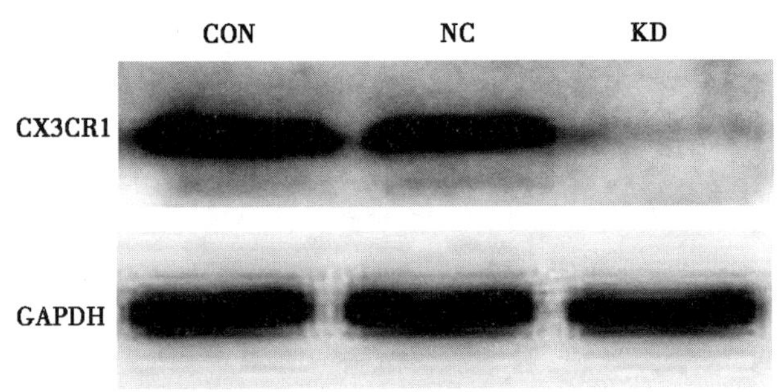

A CX3CR1 Weatern bloting 电泳图

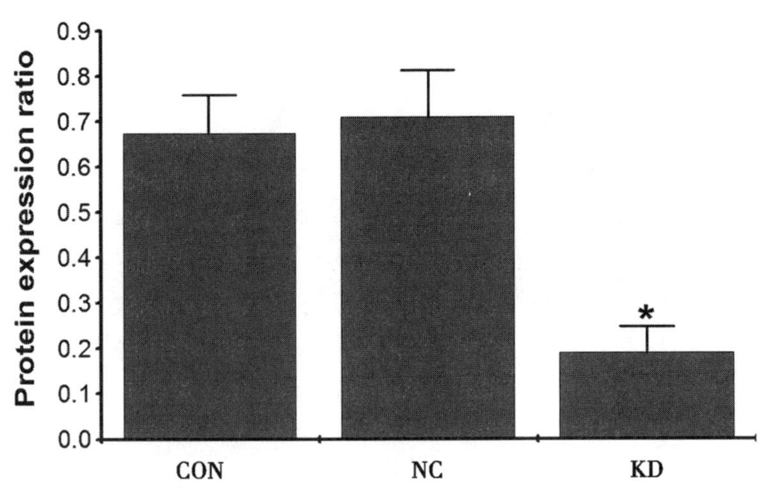

B CX3CR1 光密度分析统计图

CON：正常未感染组；NC：阴性病毒感染组；KD：CX3CR1-RNAi-LV 感染组

* P<0.05 与正常未感染组比较

图 10　Western bloting 检测 CX3CR1 的表达

4. 以 CCK-8 试剂盒检测观察慢病毒对细胞增殖和存活的影响

CXCR4-RNAi-LV、CX3CR1-RNAi-LV 及阴性病毒感染 hMSCs 7d 后以 CCK-8 试剂盒检测细胞增殖情况，绘制细胞生长曲线，结果显示，细胞培养 1~5d，慢病毒感染各组细胞的吸光度值与正常未感染细胞相比均无明显差异（P>0.05）（见表 1）。

表 1　各组细胞不同培养时间的吸光度值

吸光度值 时间 对照组	1d	2d	3d	4d	5d
正常未感染组	0.510±0.019	0.683±0.025	0.753±0.066	0.943±0.017	1.346±0.025
阴性病毒感染组	0.507±0.019	0.673±0.021	0.708±0.031	0.976±0.020	1.372±0.022
CXCR4 - RNAi - LV 感染组	0.492±0.027	0.651±0.020	0.747±0.037	0.962±0.036	1.324±0.058
CX3CR1-RNAi-LV 感染组	0.483±0.045	0.656±0.019	0.757±0.051	0.958±0.026	1.365±0.017

（二）各组大鼠脑组织中移植细胞的存活及分布情况

各组大鼠于规定时间点，常规灌注，完整取脑，行小鼠抗 GFP 多克隆抗体免疫荧光染色。结果发现：在载体溶液注射对照组大鼠脑组织中未见 GFP 阳性细胞；在其余各组大鼠脑组织中均可观察到 GFP 阳性细胞，主要分布于缺血侧大脑半球病灶周围区；CXCR4-RNAi-LV 感染 hMSCs 移植组和 CX3CR1-RNAi-LV 感染 hMSCs 移植组与阴性病毒感染 hMSCs 移植对照组相比，GFP 阳性细胞明显减少。

行 GFP 阳性细胞计数并行统计学分析，结果发现，CXCR4-RNAi-LV 感染 hMSCs 移植组和 CX3CR1-RNAi-LV 感染 hMSCs 移植组与阴性病毒感染 hMSCs 移植对照组相比，移植后 1d、3d 和 7d，脑组织中 GFP 阳性细胞数量均显著减少（P<0.01）（见表 2 和图 11）。

表 2　各组大鼠脑组织 GFP 阳性细胞数

GFP阳性细胞数 / 时间 / 对照组	移植后 1d	移植后 3d	移植后 7d
阴性病毒感染 hMSCs 移植对照组	761. 83±118. 23	856. 68±129. 21	804. 65±124. 51
CXCR4 - RNAi - LV 感染 hMSCs 移植组	534. 13±94. 51**	502. 10±56. 26**	462. 57±58. 32**
CX3CR1 - RNAi - LV 感染 hMSCs 移植组	486. 97±53. 16**	461. 65±61. 29**	556. 38±74. 09**

注：＊＊ P<0. 01 与阴性病毒感染 hMSCs 移植对照组比较

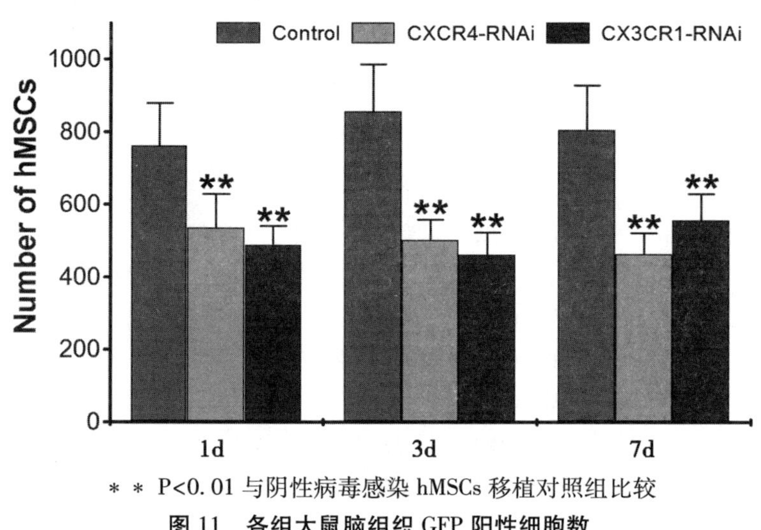

＊＊ P<0. 01 与阴性病毒感染 hMSCs 移植对照组比较

图 11　各组大鼠脑组织 GFP 阳性细胞数

（三）人骨髓间充质干细胞在脑缺血/再灌注损伤大鼠脑组织分布与 SDF-1 和 fractalkine 表达分布的空间关系

hMSCs 移植后 1d、3d 和 7d，将大鼠常规灌注，完整摘取脑组织，行小鼠抗人细胞核抗体（mAb1281）和兔抗 SDF-1 多克隆抗体免疫荧光双标染色，或 mAb1281 和兔抗 fractalkine 多克隆抗体免疫荧光双标染色。结果发现：在缺血侧半球脑组织中可观察到大量 mAb1281 阳性细胞，且主要分布于缺血灶周围区；缺血灶周围区也正是 SDF-1 和 fractalkine 阳性表达细胞大量聚集的区域。

三、讨论

大量动物实验研究发现，BMSCs 移植对于多种原因造成的中枢神经损伤具有促进修复的作用和改善神经功能的作用。①②③④⑤ 在多种途径的移植（损伤局部移植、静脉内注射移植和脑室内移植等）研究中，⑥⑦⑧ 均发现移植的 BMSCs 有向损伤病灶募集的趋势，笔者认为，与损伤局部微环境促进移植细胞趋向迁移并有利于移植细胞在局部的存活有关，但确切机制仍不明确。阐明其机制有助于采取积极手段促进移植的 BMSCs 向损伤病灶的募集，提高移植治疗效果。

有研究发现，SDF-1 和 fractalkine 可趋化 BMSCs 定向迁移。Lee 等人⑨在体外实验中发现，SDF-1 和 fractalkine 诱导 hMSCs 向其趋向迁移，CXCR4 和 CX3CR1 抗体抑制迁移，表明 SDF-1 和 fractalkine 分别

---

① Mahmood A, Lu D, Lu M, et al.. Treatment of traumatic brain injury in adult rats with intravenous administration of human bone marrow stromal cells. Neurosurgery, 2003, 53 (3): 697-702; discussion 702-703.

② Zhang J, Li Y, Lu M, et al.. Bone marrow stromal cells reduce axonal loss in experimental autoimmune encephalomyelitis mice. J Neurosci Res, 2006, 84 (3): 587-595.

③ Seyfried D, Ding J, Han Y, et al.. Effects of intravenous administration of human bone marrow stromal cells after intracerebral hemorrhage in rats. J Neurosurg, 2006, 104 (2): 313-318.

④ Shen LH, Li Y, Chen J, et al.. Intracarotid transplantation of bone marrow stromal cells increases axon-myelin remodeling after stroke. Neuroscience, 2006, 137 (2): 393-399.

⑤ Liu W, Jiang X, Fu X, et al.. Bone marrow stromal cells can be delivered to the site of traumatic brain injury via intrathecal transplantation in rabbits. Neurosci Lett, 2008, 434 (2): 160-164.

⑥ Wu J, Sun Z, Sun HS, et al.. Intravenously administered bone marrow cells migrate to damaged brain tissue and improve neural function in ischemic rats. Cell Transplant, 2008, 16 (10): 993-1005.

⑦ Shen LH, Li Y, Chen J, et al.. Intracarotid transplantation of bone marrow stromal cells increases axon-myelin remodeling after stroke. Neuroscience, 2006, 137 (2): 393-399.

⑧ Liu W, Jiang X, Fu X, et al.. Bone marrow stromal cells can be delivered to the site of traumatic brain injury via intrathecal transplantation in rabbits. Neurosci Lett, 2008, 434 (2): 160-164.

⑨ Lee RH, Hsu SC, Munoz J, et al.. A subset of human rapidly self-renewing marrow stromal cells preferentially engraft in mice. Blood, 2006, 107 (5): 2153-2161.

作用于 hMSCs 上的特异性受体 CXCR4 和 CX3CR1 而诱导 BMSCs 的定向迁移；在体实验中，经静脉注射移植的 hMSCs 只有表达 SDF-1 受体 CXCR4 和 fractalkine 受体 CX3CR1 的细胞群可迁移到正常小鼠的海马结构，而不表达 CXCR4 和 CX3CR1 的细胞不能迁移到脑实质内，提示脑组织内表达的 SDF-1 和 fractalkine 与移植的 hMSCs 向脑实质内迁移有关。Ji 等人①发现，rSDF-1 和 rfractalkine 可在体外诱导大鼠 BMSCs 的趋向迁移；大鼠舌下神经损伤后，胞核部位 SDF-1 和 fractalkine 的表达增加，而脑室内注射移植的 BMSCs 可向舌下神经胞核区域募集，提示 SDF-1 和 fractalkine 的表达可能诱导移植的 BMSCs 向其分泌部位迁移。尽管前述研究结果表明 SDF-1 和 fractalkine 作用于其相应受体可诱导 BMSCs 的迁移，并高度提示脑组织内表达的 SDF-1 和 fractalkine 促进移植的 BMSCs 向脑实质内迁移，但目前仍然缺乏直接的证据表明损伤脑组织表达增加的 SDF-1 和 fractalkine 诱导移植的 BMSCs 向损伤部位定向迁移。

为此，本研究首次采用 RNAi（RNA interfernce）技术分别干扰 hMSCs 对 CXCR4 或 CX3CR1 的表达，观察是否影响移植的 hMSCs 向脑实质内迁移，以此探讨 SDF-1/CXCR4 和 fractalkine/CX3CR1 在移植 hMSCs 向脑损伤区域迁移中的作用。

RNA 干扰是生物界普遍存在的一种防御反应，被细胞内出现的双链 RNA 激活，可高度特异地抑制同源基因的表达。②③ 近年来，随着相关研究的深入，该技术被广泛应用于多个领域，发挥着重要的作用。siRNA 具有 RNA 双链结构和 3′端双核苷酸悬垂，较难被核酶降解，所以用它作为基因沉默工具，具有更好的稳定性和更优越的抑制效果。慢病毒载体是一种新型病毒载体，具有获得病毒周期短，滴度高，可以感

---

① Ji JF, He BP, Dheen ST, et al.. Interactions of chemokines and chemokine receptors mediate the migration of mesenchymal stem cells to the impaired site in the brain after hypoglossal nerve injury. Stem Cells, 2004, 22 (3): 415-427.

② Meister G, Tuschl T. Mechanisms of gene silencing by double-stranded RNA. Nature, 2004, 431 (7006): 343-349.

③ Hannon GJ, Rossi JJ. Unlocking the potential of the human genome with RNA interference. Nature, 2004, 431 (7006): 371-378.

染分裂、非分裂细胞，能整合入宿主基因组从而稳定表达目的基因等特点。①②

本研究采用可表达 CXCR4 或 CX3CR1 基因特异性 siRNA 的慢病毒载体病毒颗粒，通过载体病毒感染后表达 siRNA 阻断 hMSCs CXCR4 或 CX3CR1 基因的表达。我们以 MOI 为 20 的载体病毒量感染 hMSCs 后，经流式细胞仪分析载体自身携带的 GFP 表达情况，结果显示，慢病毒载体对 hMSCs 的感染效率均达到了 90%以上。Real time PCR 检测结果显示，CXCR4-RNAi-LV 感染组 hMSCs CXCR4 mRNA 水平较正常未感染组细胞显著下降，与正常未感染组细胞 CXCR4 mRNA 水平比较下降了 82.6% （$P<0.01$）；CX3CR1 - RNAi - LV 感染组 hMSCs CX3CR1 mRNA 水平与正常未感染组相比亦明显降低，与正常未感染组 hMSCs 比较下降了 74.4% （$P<0.01$）。Western bloting 检测结果显示，CXCR4-RNAi-LV 感染组 hMSCs CXCR4 较正常未感染组细胞下降了 80.0%；CX3CR1-RNAi-LV 感染组 hMSCs CX3CR1 较正常未感染组细胞下降了 71.7%，说明 CXCR4-RNAi-LV 和 CX3CR1-RNAi-LV 在 hMSCs 内表达了特异性的 siRNA，在 mRNA 和蛋白水平上阻断了 CXCR4 或 CX3CR1 的表达和功能。为排除慢病毒载体表达 siRNA 对靶细胞 CXCR4 或 CX3CR1 表达非特异性的干预作用，我们采用了阴性对照慢病毒载体感染靶细胞进行观察。该阴性对照慢病毒载体可表达 siRNA，但其编码的序列经基因组数据库比对不与人的基因组完全配对。该阴性对照病毒载体感染 hMSCs 后细胞 CXCR4 或 CX3CR1 的 mRNA 和蛋白水平与正常未感染组无显著差异。

随后，我们建立了大鼠 MCAO 模型，将 CXCR4-RNAi-LV 感染组、CX3CR1-RNAi-LV 感染组及阴性病毒感染组 hMSCs 经尾静脉注射移植至脑缺血大鼠，通过免疫组织化学技术观察 GFP 阳性细胞在脑缺血大鼠脑组织的分布情况。细胞计数结果发现，CXCR4-RNAi-LV 感染组、CX3CR1-RNAi-LV 感染组 hMSCs 移植后向缺血性脑损伤病灶的迁移明

---

① Abbas Terki，T，Blanco Bose W，Deglon N，et al.. Lentiviral - mediated RNA interference. Hum Gene Ther，2002，13 (18)：2197-2201.

② Li M，Rossi JJ. Lentiviral vector delivery of siRNA and shRNA encoding genes into cultured and primary hematopoietic cells. Methods Mol Biol，2008，433：287-299.

显减少，提示阻抑 CXCR4 或 CX3CR1 的表达可抑制移植 hMSCs 向缺血性脑损伤病灶的迁移，表明 SDF-1/CXCR4 和 fractalkine/CX3CR1 确实可诱导移植的 hMSCs 向损伤病灶的定向迁移。本研究首次采用 RNA 干扰技术，更可靠地证实了缺血性脑损伤组织高表达的趋化因子 SDF-1 和 fractalkine 分别与其特异性受体作用，诱导移植的 hMSCs 向损伤病灶定向迁移。

本研究结果表明，经静脉注射移植的 hMSCs 定向迁移到缺血性脑损伤病灶，缺血性脑损伤组织高表达的 SDF-1 和 fractalkine 与其表达于 hMSCs 的受体 CXCR4 和 CX3CR1 相互作用，是诱导移植的 hMSCs 定向迁移的重要因素。研究结果为促进移植 BMSCs 向脑损伤病灶的定向迁移并提高移植治疗效果提示了可能的干预策略。但是，移植 BMSCs 向损伤脑组织的定向迁移是多种细胞因子及趋化因子相互作用共同参与的复杂过程，何种因子在促进 BMSCs 迁移过程中起主要作用？它们又是通过什么分子机制发挥作用？趋化作用受何种因素影响？这些问题还有待今后进一步研究澄清。

本实验结论

1. 静脉注射移植的骨髓间充质干细胞向缺血性脑损伤区定向迁移；

2. 缺血性脑损伤区的趋化因子 SDF-1 和 fractalkine 表达增高；

3. 骨髓间充质干细胞表达趋化因子 SDF-1 受体 CXCR4，fractalkine 受体 CX3CR1；

4. 干扰 SDF-1 受体 CXCR4 或 fractalkine 受体 CX3CR1 的基因表达后，移植的骨髓间充质干细胞向缺血性脑损伤区的迁移减少；

5. 趋化因子 SDF-1、fractalkine 与其特异性受体 CXCR4、CX3CR1 的相互作用参与诱导移植的骨髓间充质干细胞向缺血性脑损伤区的迁移。

第二章 人脐带血干细胞颈内动脉输注治疗血管性痴呆大鼠的实验研究

血管性痴呆（Vascular Dementia，VD）是由一系列脑血管因素引起脑组织梗死、低灌注或出血所致的学习、认知和记忆障碍综合征。在我国，VD 发病率超过阿尔茨海默病（Alzheimer Disease，AD），[①] 发病率呈逐年上升趋势，是困扰中老年患者的一种疾病，且至今尚无令人满意的治疗方法。成年哺乳动物的中枢神经系统（Central Neural System，CNS）受损后的修复是有限的，受损的神经元几乎不能再生。因此，越来越多的研究将精力集中在干细胞移植治疗脑和脊髓病变（如脑缺血和脊髓损伤）方面。[②]

神经干细胞（Neural Stem Cells，NSCs）的研究发展迅速，其低免疫源性、自我更新和多分化潜能的特性为 VD 等 CNS 疾病的细胞移植治疗带来了曙光。以往 NSCs 多来自胚胎组织，但涉及社会、伦理及法律等诸多问题。近年来骨髓干细胞在体外已成功诱导分离出 NSCs，并可定向分化为神经元和神经胶质细胞，[③④⑤] 用于治疗 CNS 疾病取得了显

---

① 田金洲、王永炎：《血管性痴呆述评》，载《北京中医药大学学报》1997 年第 4 期，第 2~7 页。

② Qu T，Brannen CL，Kim HM，et al.. Human neural stem cells improve cognitive function of aged brain. Neuroreport，2001，12（6）：1127-1132.

③ Krause D，Theise ND，Collector MI，et al.. Multi-organ，multi-lineage engraftment by a single bone marrow-derived stem cell. cell，2001，105：369-377.

④ Bianco P，Riminucci M，Gronthos S，et al.. Bone marrow stromal stem cells：nature biology and potential applications. Stem cells，2001，19（3）：123-126.

⑤ Peter K，Moneeb E，Andrea K，et al.. Generation of Neural Progenitor Cells from Whole Adult Bone Marrow. Exp Neurology，2002，178（2）：288-293.

著的效果。[①②③④] 脐带血和骨髓都含有间充质干细胞（Mesenchymal Stem Cells，MSCs）和造血干细胞（Hematopoietic Stem Cells，HSCs），人脐带血单个核细胞（Human Cord Blood Mononuclear Cells，HCMNCs）在体外特定的条件下经扩增培养后可获得细胞克隆球，表达 NSCs 特异性标记抗原 nestin、CD133 及 MAP2 mRNA，并可诱导分化为 NeuN（Neuronal nuclei）、NF 和 GFAP 免疫反应阳性细胞[⑤⑥⑦⑧⑨⑩⑪⑫⑬⑭⑮] HCMNCs 较原始，增殖

---

① Li Y, Chopp M, Chen J, et al.. Intrastriatal transplantation of bone marrownonhematopoietic cells improves functional recovery after stock in adult. J Cereb Blood Flow, 2000, 20(9): 1311-1319.

② Chen JL, Li Y, Wang L, et al.. Therapeutic benefit of intravenous administration of bone marrow stromal cells after cerebral ischemia in rats. stroke, 2001, 32: 1005-1011.

③ Lu D, Li Y, Wang L, et al.. Intraarterial administration of marrow stromal cells in a rat model of traumatic brain injury. L Neurotrauma, 2001, 18 (8): 813-819.

④ Li Y, Chen J, Wang L, et al.. Treatment of stroke in rat with intracarotid administration of marrow stromal cells. Neuroreport, 2001, 12 (3): 559-563.

⑤ Goodwin HS, Bicknese AR, Chien SN, el at.. Multilineage Differentiation Activity by Cells Isolated From Umbilical Cord Blood: Expression of Bone, Fat, and Neural Markers. Biology of Blo od and Marrow Transplantation, 2001, 7: 581-588.

⑥ Sanchez-Ramos JR, Shijie S, Kamath SG, et al.. Expression of neural markers in human umbilical cord blood. Exp Neurology, 2001, 171 (1): 109-115.

⑦ Jang YK, Park JJ, Lee MC, el at.. Retinoic Acid-Mediated Induction of Neurons and Glial Cells From Human Umbilical Cord-Derived Hematopoietic Stem cells. Journal of Neuroscience Research, 2004, 75: 573-584.

⑧ Ha Y, Choi JU, Yoon DH, et al.. Neural phenotype expression of cultured human cord blood cells in vitro. Neuroreport, 2001, 12: 3523-3527.

⑨ Buzanska L, Machaj EK, Zablocka B, el at.. Human cord blood-derived cells attain neuronal and glial features in vitro. J Cell Sci, 2002, 115 (Pt 10): 2131-2138.

⑩ Bicknese AR, Goodwin HS, Quinn CO, el at.. Human umbilical cord blood cells can be induced to express markers for neurons and glia. Cell Transplant, 2002, 11 (3): 261-264.

⑪ Colin PM, Nicolas F, Quentin A, el at.. Umbilical cord blood stem cells can expand hematopoietic and neuroglial progenitors in vitro. Experimental Cell Research, 2004, 295 (Pt 2): 350-359.

⑫ Jeong JA, Gang EJ, Hong SH, et al.. Rapid neural differentiation of human cord blood-derived mesenchymal stem cells. Neuroreport, 2004, 15 (11): 1731-1734.

⑬ Ha Y, Lee JE, Kim KN, el at.. Intermediate filament nestin expressions in human cord blood monocytes (HCMNCs). Acta Neurochir, 2003, 145: 483-487.

⑭ Zhao Z, Lu S, Zhang Q, et al.. The preliminary study on in vitro differentiation of human umbilical cord blood cells into neural cells. Int J Hematol, 2003, 24 (9): 484-487.

⑮ Hou L, Cao H, Wang D, et al.. Induction of umbilical cord blood mesenchymal stem cells into neuron-like cells in vitro. Int J Hematol, 2003, 78 (3): 256-261.

分化能力较强，免疫系统还不成熟，抗原表达弱，引起的免疫排斥和移植物抗宿主反应极低，且其来源丰富，易于采集、制备及保存。因此，HCMNCs 移植替代治疗 CNS 疾病的研究已成为国内外学者关注的热点。关于细胞移植方式，目前大多采取损伤区局部立体定向注射法，并取得了可喜的成果，但该法增加了对正常脑组织的创伤，且操作复杂、技术要求高，从而不同程度地限制了其在实验和临床研究中的广泛应用。而外周血管输注途径则可避免上述问题。

近年来，HCMNCs 在神经系统疾病如卒中、变性疾病、外伤等疾病的治疗方面取得了较为满意的结果。Willing AE 等人①在永久性大脑中动脉闭塞（MCAO）后 24h 内通过纹状体直接移植或股静脉注射途径将 HCMNCs 移植入大鼠体内，发现移植细胞可在缺血损伤区定居、存活，表达神经细胞特异性标记物 GFAP、NeuN、MAP-2，以 Digiscan 系统和被动回避试验评估显示，接受 HCMNCs 治疗大鼠的功能评分明显提高。Chen 等人②将 HCMNCs 经外周血管注入脑缺血—再灌注损伤大鼠体内，发现移植的 HCMNCs 透过血脑屏障（Blood Brain Barrier，BBB）迁移到脑损伤区存活，分化为神经样细胞，使活动能力恢复到卒中前的 50%~80%。Garbuzova-Davis S 等人③通过尾静脉输注 HCMNCs 给肌萎缩侧索硬化症小鼠，移植细胞在脑、脊髓神经元变性区域存活，分化为神经元、神经胶质细胞及少突胶质细胞，与宿主神经元形成突触联系，显著改善了神经功能的缺损。至今，HCMNCs 移植研究多集中在改善感觉、

① Willing AE, Lixian J, Milliken M, et al.. Intravenous versus intrastriatal cord blood administration in a rodent model of stroke. J Neurosci Res, 2003, 73 (3): 296-307.

② Chen J, Sanberg KI, Nolta JA, et al.. Intravenous adiministation of human umbilical cord blood reduces behavioral deficits after stroke in rats. stroke, 2001, 32: 2682-2688.

③ Garbuzova DS, Willing AE, Zigova T, et al.. Intravenous administration of human umbilical cord blood cells in a mouse model of amyotrophic lateral sclerosis: distribution, migration and differentiation. J Hematother Stem Cell Res, 2003, 12 (3): 255-270.

运动功能缺损上,[①②③] 而对于将之用于治疗 VD 提高，认知障碍的报道甚少。

本实验采用免疫组化法检测颈内动脉输注的 HCMNCs 能否透过 VD 大鼠 BBB 进入脑实质，以及在脑内存活、迁移、分布特点和分化特性，并了解慢性脑缺血后不同时相点注射对其透过率的影响；同时运用穿梭箱和神经电生理方法观察大鼠的主动回避反应和海马齿状回长时程增强的变化，用 ELISA 和 HE 染色法检测脑内 BDNF、NGF 的含量表达及脑组织病理学的改变，进一步探讨 HCMNCs 对 VD 大鼠脑组织保护及修复方面的作用。为今后临床 HCMNCs 通过颈内动脉途径治疗 VD 提供了实验和理论依据。

第一节　概　　述

一、研究背景

成年哺乳动物的神经元缺乏再生能力，中枢神经系统（Central Neural System，CNS）损伤后的修复相当困难。目前，越来越多的研究将精力集中在干细胞移植治疗脑和脊髓病变方面。胚胎干细胞移植是治疗 CNS 疾病最有希望的手段之一,[④] 但其广泛应用受到取材困难、免疫排斥和伦理学等因素的限制。骨髓干细胞在体外可成功诱导分离出神经

① Chen J, Sanberg KI, Nolta JA, et al.. Intravenous adiministation of human umbilical cord blood reduces behavioral deficits after stroke in rats. stroke, 2001, 32: 2682-2688.

② Garbuzova DS, Willing AE, Zigova T, et al.. Intravenous administration of human umbilical cord blood cells in a mouse model of amyotrophic lateral sclerosis: distribution, migration and differentiation. J Hematother Stem Cell Res, 2003, 12 (3): 255-270.

③ Vendrame M, Cassady J, Newcomb J, et al.. Infusion of Human Umbilical Cord Blood Cells in a Rat Model of Stroke Dose-Dependently Rescues Behavioral Deficits and Reduces Infarct Volume. Stroke, 2004, 35 (10): 2390-2395.

④ Park KI. Transplantation of neural stem cell: cellular and gene therapy for hypoxic -ischemic brain injury. Yonsei Med J, 2000, 41 (6): 825-835.

干细胞（Neural Stem Cells，NSCs）并定向分化为神经元和神经胶质细胞，[①②③] 且在脑缺血、脑外伤等 CNS 疾病治疗方面得到了应用。[④⑤⑥⑦] 与骨髓相比，脐带血免疫原性弱，淋巴细胞不成熟，自然杀伤细胞（Cell Natural Killer Cell，NK）活性低，且来源丰富，易于采集、制备及保存，无病毒、细菌及肿瘤细胞污染，表明脐带血干细胞较骨髓干细胞更具有治疗应用价值。近年来，研究表明，人脐带血单个核细胞（Human Cord Blood Mononuclear Cells，HCMNCs）在适当的条件下经扩

---

① Krause D，Theise ND，Collector MI，et al.. Multi-organ，multi-lineage engraftment by a single bone marrow-derived stem cell. cell，2001，105：369-377.

② Bianco P，Riminucci M，Gronthos S，et al.. Bone marrow stromal stem cells：nature biology and potential applications. Stem cells，2001，19（3）：123-126.

③ Peter K，Moneeb E，Andrea K，et al.. Generation of Neural Progenitor Cells from Whole Adult Bone Marrow. Exp Neurology，2002，178（2）：288-293.

④ i Y，Chopp M，Chen J，et al. .Intrastriatal transplantation of bone marrownonhematopoietic cells improves functional recovery after stock in adult. J Cereb Blood Flow，2000，20(9)：1311-1319.

⑤ Chen JL，Li Y，Wang L，et al.. Therapeutic benefit of intravenous administration of bone marrow stromal cells after cerebral ischemia in rats. stroke，2001，32：1005-1011.

⑥ Lu D，Li Y，Wang L，et al.. Intraarterial administration of marrow stromal cells in a rat model of traumatic brain injury. L Neurotrauma，2001，18（8）：813-819.

⑦ Li Y，Chen J，Wang L，et al.. Treatment of stroke in rat with intracarotid administration of marrow stromal cells. Neuroreport，2001，12（3）：559-563.

增培养后可获得细胞克隆球，表达 nestin，并可向神经样细胞诱导分化；[1][2][3][4][5][6][7][8][9][10][11] 将其移植治疗 CNS 疾病（如脑卒中、外伤及脑、

---

① Goodwin HS, Bicknese AR, Chien SN, el at.. Multilineage Differentiation Activity by Cells Isolated From Umbilical Cord Blood: Expression of Bone, Fat, and Neural Markers. Biology of Blo od and Marrow Transplantation, 2001, 7: 581-588.

② Sanchez-Ramos JR, Shijie S, Kamath SG, et al.. Expression of neural markers in human umbilical cord blood. Exp Neurology, 2001, 171 (1): 109-115.

③ Jang YK, Park JJ, Lee MC, el at.. Retinoic Acid-Mediated Induction of Neurons and Glial Cells From Human Umbilical Cord - Derived Hematopoietic Stem cells. Journal of Neuroscience Research, 2004, 75: 573-584.

④ Ha Y, Choi JU, Yoon DH, et al.. Neural phenotype expression of cultured human cord blood cells in vitro. Neuroreport, 2001, 12: 3523-3527.

⑤ Buzanska L, Machaj EK, Zablocka B, el at.. Human cord blood-derived cells attain neuronal and glial features in vitro. J Cell Sci, 2002, 115 (Pt 10): 2131-2138.

⑥ Bicknese AR, Goodwin HS, Quinn CO, el at.. Human umbilical cord blood cells can be induced to express markers for neurons and glia. Cell Transplant, 2002, 11 (3): 261-264.

⑦ Colin PM, Nicolas F, Quentin A, el at.. Umbilical cord blood stem cells can expand hematopoietic and neuroglial progenitors in vitro. Experimental Cell Research, 2004, 295 (Pt 2): 350-359.

⑧ Jeong JA, Gang EJ, Hong SH, et al.. Rapid neural differentiation of human cord blood-derived mesenchymal stem cells. Neuroreport, 2004, 15 (11): 1731-1734.

⑨ Ha Y, Lee JE, Kim KN, el at.. Intermediate filament nestin expressions in human cord blood monocytes (HCMNCs). Acta Neurochir, 2003, 145: 483-487.

⑩ Zhao Z, Lu S, Zhang Q, et al.. The preliminary study on in vitro differentiation of human umbilical cord blood cells into neural cells. Int J Hematol, 2003, 24 (9): 484-487.

⑪ Hou L, Cao H, Wang D, et al.. Induction of umbilical cord blood mesenchymal stem cells into neuron-like cells in vitro. Int J Hematol, 2003, 78 (3): 256-261.

脊髓变性疾病）也取得了一定的效果。[①②③④⑤⑥] 血管性痴呆是由一系列脑血管因素引起脑组织梗死、低灌注或出血所致的学习、认知和记忆障碍综合征，是严重影响中老人健康的常见病、多发病，发病率逐年上升，至今尚无特效的治疗方法。因此，积极开展 HCMNCs 移植治疗 VD 的基础与临床研究意义深远。

二、研究目的

本研究采用改良的 Pulsinellis 4-VO 建立 VD 大鼠模型，将 BrdU 标记的 HCMNCs 经颈内动脉输注入 VD 大鼠体内，观察 HCMNCs 能否透过血脑屏障，以及在脑实质内的存活、迁移、分布和分化情况，并探讨了 HCMNCs 透过慢性脑缺血后 VD 大鼠 BBB 的最佳时间窗，同时观察大鼠行为和认知功能、脑组织病理结构的变化以及对海马神经元突触可塑性和脑内神经营养因子（Neuro Trophic Factors，NTFs）含量的影响，阐明颈内动脉输注 HCMNCs 对 VD 大鼠神经功能恢复的可行性和有效性。

---

① Willing AE，Lixian J，Milliken M，et al.. Intravenous versus intrastriatal cord blood administration in a rodent model of stroke. J Neurosci Res，2003，73（3）：296-307.

② Chen J，Sanberg KI，Nolta JA，et al.. Intravenous adiministation of human umbilical cord blood reduces behavioral deficits after stroke in rats. stroke，2001，32：2682-2688.

③ Garbuzova DS，Willing AE，Zigova T，et al.. Intravenous administration of human umbilical cord blood cells in a mouse model of amyotrophic lateral sclerosis：distribution，migration and differentiation. J Hematother Stem Cell Res，2003，12（3）：255-270.

④ Vendrame M，Cassady J，Newcomb J，et al.. Infusion of Human Umbilical Cord Blood Cells in a Rat Model of Stroke Dose-Dependently Rescues Behavioral Deficits and Reduces Infarct Volume. Stroke，2004，35（10）：2390-2395.

⑤ Ende N，Chen R，Ende-harris D. Human umbilical cord blood cells ameliorate Alzheimer's disease in transgenic mice. A brief report. J Med，2001，32：241-247.

⑥ Ende N，Chen R，Ende - harris D. Human umbilical cord blood cells ameliorate Huntington's disease in transgenic mice. A brief report. J Med，2001，32：241-247.

三、所用材料和方法

（一）HCMNCs的采集与分离

选择健康足月妊娠产妇，以正常分娩的健康新生儿作为脐带血的采集对象。用淋巴细胞密度梯度分离法对细胞进行分离。

（二）HCMNCs体外BrdU标记和扩增培养

用培养液中加BrdU使浓度为5μmol/L，在37 ℃、5% CO_2饱和湿度的培养箱内培养扩增72 h。

（三）实验动物分组

大鼠随机分对照组（n = 54）、模型组（n = 54）和治疗组（n = 78）；后者又分术后6 h、24 h、3 d、7 d、2W输注组，24 h组为54只，其余组各6只。各组大鼠分为2W、4W、8W三个时相点。

（四）动物模型

采用改良的Pulsinellis四血管阻断法（4-VO）建立大鼠VD模型。治疗组于术后相应时间点颈内动脉注射BrdU标记的HCMNCs（3×10^6/500 ul）。

（五）脑组织内HCMNCs检测

采用S-P免疫组化法检测HCMNCs通过BBB在脑内存活、迁移和分布、分化情况，以及不同时相点输注对其透过率的影响。

（六）行为学检测

运用电脑控制的穿梭箱主动回避反应（Active Avoidance Reaction，AAR）检测大鼠的学习、记忆能力。

（七）神经电生理检测

以海马齿状回长时程增强（Long Term Potentiation，LTP）观察大鼠海马神经元突触可塑性的变化。

（八）脑组织BDNF和NGF的含量检测

采用酶联免疫吸附法（Enzyme-Linked Immuno Adsordent Assay，ELISA）测定大鼠脑组织脑源性神经营养因子（Brain -Derived Neurotrophic Factor，BDNF）和神经生长因子（Nerve Growth Factor，NGF）的含量。

（九）病理学观察

用光学显微镜观察各组大鼠脑组织病理变化。

四、实验结果

第一，淋巴细胞分离液分离出的原代 HCMNCs 体积较小；培养 24h 后，细胞胞体增大，形态不一，大部分呈椭圆形或大而扁平的梭形，贴壁生长；72 h 后可见许多 4～6 个细胞聚集形成的细胞团；随后细胞迅速增殖，7～10 d 后出现较大的克隆球，细胞扩增了约 380 倍；20 d 左右细胞 80%～90%融合，每个克隆球有数百至数千个细胞。

第二，免疫组化检测显示慢性脑缺血后 6 h 输注 HCMNCs，大鼠脑内可见较多的移植细胞，24 h 和 3 d 输注时数量最多，7 d 时较前减少，2W 时更少。HCMNCs 在治疗组大鼠脑实质中广泛分布，围绕在血管周围，血管丰富的区域多；随着时间的延长，迁移方向集中，主要聚集至海马、大脑皮质等缺血易损伤区域，并有局灶聚集现象。

第三，免疫组化结果表明 HCMNCs 在 VD 大鼠脑组织内可存活较长时间（8W 以上），在脑内微环境作用下 2W 后已开始向神经细胞转化，表达人源性神经细胞抗原神经丝蛋白（Neuro Filament，NF）、神经元特异性烯醇化酶（Neuron-Specific Enolase，NSE）以及胶质原纤维酸性蛋白（Glial Fibrillary Acid Protein，GFAP）。

第四，穿梭箱测试结果显示 HCMNCs 治疗对 VD 大鼠行为学有明显改善作用。术前各组大鼠 AAR 比率无明显差异；术后 2W、4W、8W 时模型组大鼠 AAR 比率均显著低于对照组，治疗组显著低于对照组，但均高于模型组，差异非常显著（$P<0.01$）。

第五，术后 4W、8W 时，神经电生理检测显示经高频刺激后海马齿状回 LTP 诱导率和 60min 时群体电位（Population Spikes，PS）振幅模型组较对照组明显降低，治疗组较模型组显著提高；PS 潜伏期模型组较对照组明显延长，治疗组较模型组显著缩短。

第六，模型组大鼠术后 2W、4W、8W 时脑组织 BDNF 的含量显著高于对照组；治疗组各时相点脑组织 BDNF 的含量较模型组明显增多，4W 时最多，8W 时有所下降，与 4W 时相比仍无显著差异。

第七，术后 2W、4W、8W 时脑组织 NGF 的含量，模型组显著高于对照组，治疗组较模型组又有明显增多，4W 时最多，8W 时略有下降，但仍维持在较高的水平，与 4W 时相比无统计学意义。

第八，各组大鼠的脑组织病理学改变：模型组呈弥漫性缺血缺氧性改变，以海马及大脑皮质区为主；可见部分细胞核固缩、碎裂、溶解、变性、坏死或消失，胞浆致密，有炎细胞浸润。治疗组神经细胞变性、坏死数量减少，程度明显减轻。

五、结论

第一，颈内动脉输注 HCMNCs 可透过 VD 大鼠 BBB 向脑缺血易损伤部位迁移聚集、存活，并定向分化神经样细胞，其透过 BBB 具有特定的适宜时间窗。

第二，颈内动脉输注 HCMNCs 可显著易化海马齿状回神经元突触的可塑性。

第三，HCMNCs 治疗后 VD 大鼠神经细胞变性、坏死数量减少，程度明显减轻；结合脑组织 BDNF、NGF 含量的检测结果，表明颈内动脉输注 HCMNCs 能够较好保护 VD 大鼠脑组织神经细胞，减少细胞凋亡。

第四，颈内动脉输注 HCMNCs 可显著改善 VD 大鼠的学习记忆能力。

第二节　人脐带血单个核细胞透过 VD 大鼠血脑屏障的实验研究

细胞移植治疗 VD 是目前研究的一个热点。近期研究发现，HCMNCs 经体外适当条件下培养、诱导后可表达 nestin 抗原，并具有向神经元或神经胶质细胞分化的潜能。[1][2][3][4][5][6][7][8][9][10][11] 关于细胞移植方式，因受 BBB 特殊结构的限制，实验多采用脑室或脑实质内直接注射 HCMNCs 的方法，[12][13] 但其操作复杂、精确度要求高，而且会对正常脑组织造成不可避免的创伤。因此，该技术的推广应用受到了一定程度的限制。本实验旨在探讨 HCMNCs 能否透过 VD 大鼠 BBB 进入脑实质，以及在脑组织内的分布特点，并了解不同时相点注射对透过率的影响，为 HCMNCs 以颈内动脉途径治疗 VD 提供实验和理论依据。

---

① Goodwin HS, Bicknese AR, Chien SN, el at.. Multilineage Differentiation Activity by Cells Isolated From Umbilical Cord Blood: Expression of Bone, Fat, and Neural Markers. Biology of Blo od and Marrow Transplantation, 2001, 7: 581-588.

② Sanchez-Ramos JR, Shijie S, Kamath SG, et al.. Expression of neural markers in human umbilical cord blood. Exp Neurology, 2001, 171 (1): 109-115.

③ Jang YK, Park JJ, Lee MC, el at.. Retinoic Acid-Mediated Induction of Neurons and Glial Cells From Human Umbilical Cord-Derived Hematopoietic Stem cells. Journal of Neuroscience Research, 2004, 75: 573-584.

④ Ha Y, Choi JU, Yoon DH, et al.. Neural phenotype expression of cultured human cord blood cells in vitro. Neuroreport, 2001, 12: 3523-3527.

⑤ Buzanska L, Machaj EK, Zablocka B, el at.. Human cord blood-derived cells attain neuronal and glial features in vitro. J Cell Sci, 2002, 115 (Pt 10): 2131-2138.

⑥ Bicknese AR, Goodwin HS, Quinn CO, el at.. Human umbilical cord blood cells can be induced to express markers for neurons and glia. Cell Transplant, 2002, 11 (3): 261-264.

⑦ Colin PM, Nicolas F, Quentin A, el at.. Umbilical cord blood stem cells can expand hematopoietic and neuroglial progenitors in vitro. Experimental Cell Research, 2004, 295 (Pt 2): 350-359.

⑧ Jeong JA, Gang EJ, Hong SH, et al.. Rapid neural differentiation of human cord blood-derived mesenchymal stem cells. Neuroreport, 2004, 15 (11): 1731-1734.

⑨ Ha Y, Lee JE, Kim KN, el at.. Intermediate filament nestin expressions in human cord blood monocytes (HCMNCs). Acta Neurochir, 2003, 145: 483-487.

⑩ Zhao Z, Lu S, Zhang Q, et al.. The preliminary study on in vitro differentiation of human umbilical cord blood cells into neural cells. Int J Hematol, 2003, 24 (9): 484-487.

⑪ Hou L, Cao H, Wang D, et al.. Induction of umbilical cord blood mesenchymal stem cells into neuron-like cells in vitro. Int J Hematol, 2003, 78 (3): 256-261.

⑫ Ende N, Chen R, Ende-harris D. Human umbilical cord blood cells ameliorate Alzheimer's disease in transgenic mice. A brief report. J Med, 2001, 32: 241-247.

⑬ Ende N, Chen R, Ende - harris D. Human umbilical cord blood cells ameliorate Huntington's disease in transgenic mice. A brief report. J Med, 2001, 32: 241-247.

一、材料与方法

（一）主要试剂和器材

高糖 IMEM 培养基（GIBCO，美国）；胎牛血清（Hyclone，美国）；EGF、bFGF（PeproTech，Inc，美国）；PBS 粉剂（北京中衫生物技术有限公司）；淋巴细胞分离液（天津 TBD 公司）；明胶（上海化学试剂公司）；戊巴比妥钠（上海化学试剂公司）；0.3%TritonX-100（武汉博士德生物工程有限公司）；S-P 免疫组化试剂盒（北京中衫生物技术有限公司）；DAB 显色试剂盒（北京中衫生物技术有限公司）；5-溴脱氧尿嘧啶核苷（BrdU）（Sigma，美国）；小鼠抗 BrdU 抗体（Sigma，美国）；多聚甲醛（PFA）（北京化学试剂公司）；$NaH_2PO_4 \cdot 2H_2O$（重庆北碚化学试剂有限公司）；$NaHPO_4 \cdot 12H_2O$（重庆北碚化学试剂有限公司）；NaCl（重庆北碚化学试剂有限公司）；1%HCl（重庆北碚化学试剂有限公司）；二甲苯（重庆北碚化学试剂有限公司）；苏木精（重庆北碚化学试剂有限公司）；70%、100%乙醇（重庆北碚化学试剂有限公司）；30%（V/V）过氧化氢（成都科龙化工试剂有限公司）；大鼠脑立体定向定位仪（ST-7，日本）；电脑控制的穿梭箱系统（第三军医大学野战外科研究所）；超净工作台（苏争集团安泰公司）；CO_2 培养箱（Queue，美国）；微量分析天平（上海电子仪器厂）；电子天平（浙江电子仪器厂）；电烤箱（HELIOS，瑞典）；自动脱水机（E150，日本）；低温超速离心机（Beckman，美国）；-70℃冰箱（SHARP，日本）；病理组织包埋机（苏州中威电子仪器厂）；石蜡切片机（Leica 2000R，德国）；光学显微镜（Olympus，日本）；图像分析仪（Beckman，美国）。

（二）主要液体的配置

1. 0.01 M PBS

PBS 粉剂；双蒸水 2000ml。

将上述试剂混合为 0.01M 的 PBS 液，并高温、高压消毒。

2. 4%多聚甲醛（PFA）

$NaH_2PO_4 \cdot 2H_2O$ 6.24g；$NaHPO_4 \cdot 12H_2O$ 56.91g；NaCl 18g；多聚甲醛 80g；双蒸水 2000ml。

$NaH_2PO_4 \cdot 2H_2O$、$NaHPO_4 \cdot 12H_2O$、NaCl 加双蒸水至 2000ml，入多聚甲醛后水浴 60℃溶解，加入 1%HCl 调节 pH 值。

3. 1%戊巴比妥钠溶液

戊巴比妥钠 2.5 g；生理盐水 250ml。

取戊巴比妥钠 2.5 g 加入生理盐水 250ml 后混匀，高压消毒 30min 后，4 ℃冰箱存用。

4. 苏木素染液

苏木素 1g；无水乙醇 10ml；钾明矾 20g；氧化汞 0.5g；蒸馏水 200ml；冰醋酸 1ml。

先将苏木素溶于无水乙醇中，钾明矾和蒸馏水混合加热并搅拌至完全溶解，后加入苏木素溶液。混合后煮沸 2min，后加入氧化汞并持续搅拌，当液体变为深紫蓝色时，迅速于冷水中冷却，过滤后加入冰醋酸待用。

5. 伊红染液

醇溶性伊红 Y 2g；80%乙醇 200ml。

将上述试剂溶解后即可备用。

6. 0.3%过氧化氢/甲醇溶液

3%过氧化氢 10ml；甲醇 90ml。

10ml 3%过氧化氢加入 90ml 甲醇后混匀，4 ℃冰箱保存备用。

（三）实验方法

1. 实验动物与分组

选取清洁级老龄（13~15 月龄）Wistar 大鼠 42 只（由第三军医大学野战外科研究所实验动物中心提供），雌雄不拘，体质量 265~320 g。

随机分为对照组（Control Group，n=6）、模型组（Model Group，n=6）和治疗组（Treatment Group，n=30），后者又分为术后 6 h、24 h、3 d、7 d、2W 治疗亚组，每亚组各 6 只大鼠。

2. 脐带血来源与采集

脐带血由第三军医大学大坪医院产科提供，健康、足月妊娠产妇，无菌条件下穿刺脐静脉，用肝素抗凝采血袋收集胎盘脐带血。每份脐带血 50~100ml。

3. HCMNCs 的分离、纯化

将血袋内的抗凝脐带血导入 250ml 无菌生理盐水瓶中，0.01 mol/L 的无菌 PBS 液（pH 值为 7.4）等体积稀释，再与 3%明胶按 1∶1 混匀，静置 40~60min 沉降红细胞；吸上清，2000 r/min 离心 5min，弃上清，制成单细胞悬液，叠加到相对密度1.077的淋巴细胞分离液上，2000 r/min离心25min，吸取中间的白膜层；加入7~10倍体积的PBS液，1000 r/min离心10min，洗涤3次，弃上清，再制成单个核细胞悬液。

4. HCMNCs BrdU标记

移植前72 h，HCMNCs以$1.0\times10^6/cm^2$的密度接种于含体积分数20%胎牛血清的IMEM培养液（EGF+bFGF，20 ng/ml）中，加入BrdU，使浓度为5μmol/L，培养72h后离心收集HCMNCs，加入无菌PBS液重悬细胞（$6\times10^6 ml^{-1}$），备用。取BrdU标记的HCMNCs，用4%多聚甲醛和0.3%戊二醛固定，抗BrdU抗体免疫组化染色，光镜下观察、拍照、计数。

5. VD大鼠模型制作

采用Pulsinellis 4 -VO改良法，① 使用1%戊巴比妥钠（按40mg/kg）将大鼠腹腔麻醉后，将大鼠俯卧固定于立体定向仪，行背侧颈正中切口，暴露双侧第一颈椎横突翼小孔，用直径0.5 mm的电凝针烧灼双侧翼小孔内的椎动脉，造成永久性闭塞。再仰卧固定，行腹侧颈正中切口，分离双侧颈总动脉，4号丝线穿线备用。24 h后乙醚麻醉，用微动脉夹夹闭双侧颈总动脉，每次5min，共夹闭3次，每次间隔1 h。局部伤口以庆大霉素处理。对照组处理步骤同上，但不进行椎动脉烧灼和颈总动脉夹闭。

6. 穿梭箱检查

采用第三军医大学野战外科研究所研制的由微机控制的穿梭箱系统。② 将大鼠放入穿梭箱内暗适应5min，然后持续灯光刺激5 s，给箱底通电流10~20 mA、保持频率10~15 Hz的电刺激5 s。每次实验进行20次光、电刺激，每次刺激后给予60 s适应时间。大鼠受刺激后能躲避至对侧暗箱为成功1次，灯光刺激大鼠即能完成穿梭动作为主动回避反应（Active Avoidance Reaction，AAR）；经电刺激才能完成穿梭动作为被动回避反应（Passive Avoidonce Reaction，PAR）；不能完成穿梭动作为失败。本实验中大鼠的学习记忆能力以完成主动回避反应的次数与

---

① Schmidt-Kastner R，Paschen W，Ophoff BG，et al.. A modified four-vessel occlusion model for inducing in complete forebrain ischemia in rats. Stroke，1989，20（7）：936-938.

② 刘彦、何庆华、廖维宏等：《微机控制的穿梭箱双向主动回避反应实验系统》，载《中国应用生理学杂志》1999年第12期，第8~366页。

测试总次数（20 次）的比值即 AAR 比率为代表。造模前先对大鼠进行 7 d 的穿梭箱训练，以 AAR 比率≥80%作为入选标准，<80%者淘汰；于术前以及术后 2W、4W、8W 时相点行穿梭箱检查，术前各组 AAR 比率基本相似。

7. HCMNCs 注射方法

治疗组于术后相应时间点颈内动脉输注 BrdU 标记的 HCMNCs 数量为 3×10^6/500 ul，注射 5min；对照组和模型组于术后 24 h 输注等量生理盐水。

8. 免疫组化和病理学分析

（1）取材：移植后 4W 用含 0.05%戊二醛的 4%的多聚甲醛灌注，断头取脑，制成蜡块，连续冠状 6μm 切片，每隔 5 片取 1 片，用于免疫组化分析；[①] 剩余的进行 HE 染色作病理学分析。

（2）病理学观察 HE 染色，用光学显微镜观察各组大鼠脑组织病理变化。具体操作步骤如下：

①入水：切片先入二甲苯 20～30min，脱蜡。然后入 100%、95%、80%、70%乙醇下行至水；

②苏木精染色：切片入苏木精染色 10～15min；

③伊红染色：水洗切片后，入 50%、70%、80%、95%乙醇脱水，入 95%的伊红乙醇溶液染色 1～3min，入 95%乙醇分色；

④脱水、透明，电吹风干燥后，中性树胶封片；

⑤使用光学显微镜×100、×200、×400 观察。

（3）免疫组化染色检测，采用 S-P 免疫组化法检测进入脑组织的 HCMNCs。具体操作步骤如下：

①石蜡切片，常规脱蜡至水；

②0.3%过氧化氢/甲醇溶液封闭内源性过氧化物酶后加 2 N 盐酸室温孵育 30min，使用 0.01% PBS 漂洗 5min×3 次；

③抗原修复：放入抗原修复盒中，在微波炉中，中火 5min，低火 4min，再放置 30～60min 降温；和 0.3% TritonX-100，37 ℃温箱内孵育 30min；

---

① Chen J, Sanberg KI, Nolta JA, et al.. Intravenous adiministation of human umbilical cord blood reduces behavioral deficits after stroke in rats. stroke, 2001, 32: 2682-2688.

④正常山羊血清封闭，室温 30min；

⑤小鼠抗 BrdU 抗体（1∶200）孵育，4℃湿盒中过夜；

⑥次日 0.01%PBS 漂洗 5min×3 次；

⑦山羊抗小鼠二抗，37 ℃湿盒中孵育 15min，0.01% PBS 漂洗 5min×3 次；

⑧DAB 显色，苏木精复染，梯度乙醇脱水，透明、中性树胶封片；

阴性对照：每组各抽取切片两张，用 0.01 M 的 PBS（抗体稀释液）代替一抗血清，其余步骤同上。

利用图像分析仪在×400 倍光镜下，每张切片随机观察、计数 10 个非重叠视野的 BrdU 阳性细胞，统计脑组织内移植细胞总数。[①]

9. 统计学处理

数据表达采用均数±标准差（$\bar{x} \pm s$）表示。所有资料均采用 SPSS10.0 统计软件进行方差分析以及均数间多重比较 q 检验分析差异显著性。

二、结果

（一）HCMNCs 分离、纯化和 BrdU 标记结果

脐带血中分离、纯化的原代 HCMNCs 胞体较小，呈大小均一的圆形，直径约 17μm，颜色较深，在高倍镜下可见其不停振动，可在原地旋转，两两细胞间接触后会再分离。BrdU 体外标记培养后免疫组化结果表明，HCMNCs 呈 BrdU 免疫阳性细胞，BrdU 阳性反应物位于细胞核，呈棕黄或黄褐色，以颗粒状或弥漫性分布，其标记率>85%，完全能够满足移植细胞的标记需要。

（二）各组大鼠 AAR 的比较

输注后 2W、4W 时相点，模型组大鼠的 AAR 比率均显著低于对照组（P<0.01）；术后 6 h 组虽显著低于对照组（P<0.01），但均高于模型组，且差异显著（P<0.01）；24 h 组和 3 d 组较 6 h 组明显增高（P<0.05，P<0.01），但两者相比无显著差异（P>0.05）；7d 组开始下降，显著低于 3 d 组（P<0.05）；2W 组呈进行性下降趋势，但仍比模型组

---

① Chen J, Sanberg KI, Nolta JA, et al.. Intravenous adiministation of human umbilical cord blood reduces behavioral deficits after stroke in rats. stroke, 2001, 32: 2682-2688.

高（P<0.05，P<0.01）（见表1）。

表1 各组大鼠造模前、输注后2W、4W时相点AAR结果（%，$\bar{x}\pm s$）

Group	n	Preoperation	After HCMNCs infusion	
			2W	4W
Control	6	91.7±4.1	90.8±3.8	91.7±4.1
Model	6	92.5±5.2	52.5±4.2*	44.2±4.9*
4 VO-6 h	6	90.8±3.8	61.7±4.1*ΔΔ	62.5±4.2*ΔΔ
4 VO-24 h	6	92.5±4.2	70.0±4.5*ΔΔ#	71.7±4.1*ΔΔ#
4 VO-3 d	6	90.8±4.9	70.8±4.9*ΔΔ##	72.5±5.2*ΔΔ##
4 VO-7 d	6	91.7±4.1	62.5±4.2*ΔΔoo	63.3±4.1*ΔΔoo
4 VO-2 w	6	93.3±4.1	60.0±3.2*Δ	61.7±5.2*ΔΔ

*：P<0.01，vs Control；　Δ：P<0.05，ΔΔ：P<0.01，vs Model

#：P<0.05，##：P<0.01，vs 6 h；　oo：P<0.05，vs 3 d

（三）各组大鼠脑组织的病理变化

对照组大鼠脑组织皮层细胞形态、结构正常；海马锥体细胞2~3层，排列紧密，细胞核圆而大，核仁清楚。模型组脑组织呈弥漫性损伤，以海马及大脑皮质区为主；可见部分细胞核固缩、碎裂、溶解、变性、坏死或消失，胞浆致密，有炎细胞浸润、胶质细胞增生。治疗组神经细胞变性、坏死数量减少，程度明显减轻。

（四）各组大鼠脑实质内HCMNCs的免疫组化检测

细胞移植后第4W，将脑组织石蜡切片进行免疫组化检测，DAB显色进入脑实质的HCMNCs，其细胞核呈棕黄色或黄褐色。光镜×400倍下计数10个非重叠视野的HCMNCs，造模后6h组大鼠脑组织内可见数量较多的HCMNCs，24 h组和3 d组最多，7 d组明显减少，2W组更进一步减少，见表2。HCMNCs主要分布于海马和大脑皮质区，特别是血管周围，并有局灶聚集现象，基底核、丘脑及室管膜区可见少量HCMNCs；对照组、模型组未见HCMNCs。

表 2　各组大鼠脑内 HCMNCs 数比较（n，$\bar{x}\pm s$）

Group	n	MNCs in Brain
Control	6	0
Model	6	0
4 VO-6 h	6	3 598±311
4 VO-24 h	6	4 311±310*
4 VO-3 d	6	4 426±399*
4 VO-7 d	6	3 726±356△
4 VO-2 w	6	2 525±298##

*：P<0.05，vs 6 h；△：P<0.05，vs 3 d；##：P<0.01，vs 7 d

三、讨论

VD 的常见病因，以缺血性脑血管病居首位。本实验采用改良的 Pulsinellis 四血管阻断法（4-VO）反复夹闭双侧颈总动脉造成动物脑组织的反复缺血再灌流，烧灼双侧椎动脉永久性闭塞造成慢性脑灌注不足，使海马等记忆相关部位受损，导致动物认知功能减退。该模型高度模拟了 VD 的发病特点，且缺血后生理指标稳定，病理改变充分、明确，无明显肢体运动障碍，是较理想的 VD 动物模型，可利用其研究 VD 的发病机制、干预治疗、药物筛选及评价。

在干细胞替代治疗 VD 的研究中，以往采取脑组织原位移植和脑室内注射法，取得了较满意的效果。① 近年来的研究发现：上述方法存在一定的危险性和局限性，如易引起脑水肿、阻塞脑脊液循环系统，以及操作技术要求高、不便多灶移植等；有些学者把注意力转移到外周血管输注法之上，② 但移植细胞能否通过 BBB 定向迁移至病变部位是该法成败的关键。

为了对移植入宿主后的 HCMNCs 迁移、定居及分布情况进行追踪，

① 张宏、王玮、胡建石等：《血管性痴呆大鼠海马神经干细胞移植》，载《福建医科大学学报》2003 年第 2 期，第 32～128 页。

② Gao C，Wang JZ，Fan WH，et al.. Effects of intravenous administration of marrow stromal stem cells on cognitive impairment of vascular dementia rat models. Chin J Geriatr，2004，23（11）：808-812.

移植前用 BrdU 标记 HCMNCs。研究发现 BrdU 阳性反应物位于细胞核，呈棕黄或黄褐色，以颗粒状或弥漫性分布，其标记率>85%，能够满足移植细胞的标记需要。本实验用 BrdU 标记培养的 HCMNCs，通过颈内动脉注射方式将其移植于 VD 大鼠的脑组织，移植后 4W 免疫组化观察到 HCMNCs 广泛分布于大鼠的大脑组织，表明 HCMNCs 可以透过 VD 大鼠 BBB。进入脑组织的 HCMNCs 分布有以下几个特点：（1）HCMNCs 主要分布在海马和大脑皮质区域；（2）血管丰富的区域移植细胞多；（3）在海马和大脑皮质区有灶性聚集趋势。

笔者支持 HCMNCs 经血管透过 BBB 进入脑实质的推测。本书中 VD 大鼠海马和大脑皮质损害最重，HCMNCs 分布范围与其一致，提示病变脑组织是促发 HCMNCs 集中分布的重要因素。关于其透过 BBB 的机制可能是：

（1）黏附分子介导的特异性转移。①②③ 受损脑组织炎症反应诱导大脑内皮细胞表面的黏附分子如 ICAM-1、VCAM、E-selectin 的表达增多，并与 HCMNCs 表达的抗原性黏附分子（Integrin Subunitsα4、α5，Integrinαvβ3、α1vβ4、αvβ5、α4vβ1 及 CD62L 和 ICAM）之间发生特异性作用，启动其穿过 BBB 向脑内迁移。

（2）BBB 固有薄弱环节的参与。脉络丛、下丘脑正中隆起、垂体、松果体、脑室周围是 BBB 的薄弱环节，由有孔毛细血管组成，其通透性较大，HCMNCs 有可能经此途径迁移入脑内定居、存活。

---

① Chen J，Sanberg KI，Nolta JA，et al.. Intravenous adiministation of human umbilical cord blood reduces behavioral deficits after stroke in rats. stroke，2001，32：2682-2688.

② Kim JS. Cytokines and adhesion molecules in stroke and related diseases. J Neurol Sci，1996，137：69-78.

③ Blann A，Kumar P，Krupinski J，et al.. Soluble intercellular adhesion molecule-1，E-selectin，vascular cell，adhesion molecule-1 and von Willebrand factor in stroke. Blood Coagul，Fibrinolysis，1999，10：277-284.

（3）BBB 通透性的改变。①②③④ 脑若缺氧缺血不仅导致 BBB 固有结构破坏，如内皮细胞间 TJ 开放、基膜在金属蛋白酶的作用下崩解、星型胶质细胞坏死和凋亡等，还释放大量炎性介质和血管通透性因子引起 BBB 的通透性大大增加，有利于 HCMNCs 顺利进入脑实质。

（4）病变脑组织的趋化作用。坏死脑组织及其周围神经细胞释放一些化学物质和生物活性趋化因子如 IL－8、单核细胞趋化蛋白－1（MCP－1/JE）和巨噬细胞炎症蛋白 1α（MIP1α），与 HCMNCs 表达的趋化因子受体（CXCR4）和多种细胞因子受体如 IL－l 受体（IL－IR）、IL－3R、IL－4R、IL－6R、IL－7R、IL－8R 以及肿瘤坏死因子－a 受体等相互作用，促进 HCMNCs 定向迁移运动。⑤

本实验采用电脑控制的穿梭箱系统对各组大鼠在不同时相点进行了行为学测试，发现输注后 2W、4W 时相点，模型组大鼠的 AAR 比率均显著低于对照组（$P<0.01$）；造模后 6 h 组虽显著低于对照组（$P<0.01$），但均高于模型组，且差异显著（$P<0.01$）；24 h 组和 3 d 组较 6h 组明显增高（$P<0.05$），但两者相比无显著差异（$P>0.05$）；7 d 组开始下降，显著低于 3 d 组（$P<0.05$）；2W 组呈进行性下降趋势，但仍比模型组高（$P<0.05$，$P<0.01$）。移植后 4W 进行免疫组化检测，不仅观察到移植细胞主要集中在海马和大脑皮质区，而且发现在 6 h 治疗组大鼠脑内可见数量较多的 HCMNCs，24 h 组和 3 d 组最多，7 d 组明显减少，2W 组更进一步减少。一方面，提示慢性脑灌注不足可引起大鼠行为认知功能的损害，而 HCMNCs 可迁移到海马等脑缺血易损伤区域定居、存活，并改善 VD 大鼠的学习记忆能力；说明移植细胞可能在海马组织中与周围环境中的神经细胞建立了生物功能的突触联系，和/

① Schoch HJ，Fischer S，Marti HH，et al.. Hypoxia-induced vascular endothelial growth factor expression causes vascular leakage in the brain. Brain，2002，125（11）：2549-2557.

② Gloor SM，Wachtel M，Bolliger，et al.. Molecular and cellular permeability control at the blood-brain barrier. Brain res rev，2001，36（2-3）：258-264.

③ Marchi N，Fazio V，Cucullo L，et al.. Serum transthyretin monomer as a possible marker of blood-to-CSF barrier disruption. J Neurosci，2003，23（5）：1949-1955.

④ Annott NJ. Astrocyte-endothelial interactions and blood-brain barrier permeablility. J Anat，2002，200（6）：629-638.

⑤ Kim JS. Cytokines and adhesion molecules in stroke and related diseases. J Neurol Sci，1996，137：69-78.

或促进脑组织神经递质含量的增加，对神经突触传递和认知功能起到了保护作用。另一方面，提示透过 BBB 进入脑实质的移植细胞越多，VD 大鼠 AAR 的比率提高得幅度越大，且 HCMNCs 透过率与移植时间早晚有密切相关性；说明了颈内动脉输注 HCMNCs 对脑功能的修复作用与移植时间的选择至关重要，早期移植效果优于晚期，1~7d 内为最佳时间窗。这可能与缺氧缺血后 BBB 通透性增加的时间依赖性、早期急性炎症反应诱导大脑内皮细胞表面黏附分子（如 ICAM-1、VCAM、E-selectin）的显著上调、其受损脑组织和损伤激活细胞分泌释放的化学物质以及一系列生物活性趋化因子明显增多有关。①②③④⑤⑥⑦

总之，本实验证实了 HCMNCs 可透过 VD 大鼠 BBB，在脑缺血易损伤部位定居、存活，并显著改善大鼠的学习记忆功能；其透过 BBB 也具有特定的适宜时间窗。这为治疗 VD 提供了一种可行的细胞移植治疗方式。此外，有关外源性 HCMNCs 在脑实质内如何迁移、诱导分化，以及与周围的神经细胞建立有生物功能的突触联系等问题尚需进一步深入研究。

第三节 人脐带血单个核细胞在 VD 大鼠脑内的迁移及分化

随着干细胞工程的推进，细胞替代治疗已成为治疗脑卒中、脑损

---

① Chen J, Sanberg KI, Nolta JA, et al.. Intravenous adiministation of human umbilical cord blood reduces behavioral deficits after stroke in rats. stroke, 2001, 32: 2682-2688.

② Kim JS. Cytokines and adhesion molecules in stroke and related diseases. J Neurol Sci, 1996, 137: 69-78.

③ Blann A, Kumar P, Krupinski J, et al.. Soluble intercellular adhesion molecule-1, E-selectin, vascular cell, adhesion molecule-1 and von Willebrand factor in stroke. Blood Coagul, Fibrinolysis, 1999, 10: 277-284.

④ Schoch HJ, Fischer S, Marti HH, et al.. Hypoxia-induced vascular endothelial growth factor expression causes vascular leakage in the brain. Brain, 2002, 125 (11): 2549-2557.

⑤ Gloor SM, Wachtel M, Bolliger, et al.. Molecular and cellular permeability control at the blood-brain barrier. Brain res rev, 2001, 36 (2-3): 258-264.

⑥ Marchi N, Fazio V, Cucullo L, et al.. Serum transthyretin monomer as a possible marker of blood-to-CSF barrier disruption. J Neurosci, 2003, 23 (5): 1949-1955.

⑦ Annott NJ. Astrocyte-endothelial interactions and blood-brain barrier permeablility. J Anat, 2002, 200 (6): 629-638.

伤、遗传缺陷性或退行性疾病的新途径。对于神经系统疾病，细胞治疗的供体细胞应容易获得，并能够迅速扩增，可在宿主脑内长期存活，易于外源基因的转染和长期表达,[①②] 其中脐带血干细胞是可能的来源之一。研究表明，HCMNCs 中具有自我更新和多分化潜能的组织干细胞。[③④⑤⑥⑦⑧⑨⑩⑪⑫⑬] 本实验在课题组体外成功定向诱导 HCMNCs 表达

---

① Bjorklund A. Neurobiology. Better cells for brain repair. Nature 1993, 362 (6419): 414-415.

② Olson L. Regeneration in the adult central nervous system: experimental repair strategies. Nat Med, 1997, 3: 1329-1335.

③ Goodwin HS, Bicknese AR, Chien SN, el at.. Multilineage Differentiation Activity by Cells Isolated From Umbilical Cord Blood: Expression of Bone, Fat, and Neural Markers. Biology of Blo od and Marrow Transplantation, 2001, 7: 581-588.

④ Sanchez-Ramos JR, Shijie S, Kamath SG, et al.. Expression of neural markers in human umbilical cord blood. Exp Neurology, 2001, 171 (1): 109-115.

⑤ Jang YK, Park JJ, Lee MC, el at.. Retinoic Acid-Mediated Induction of Neurons and Glial Cells From Human Umbilical Cord - Derived Hematopoietic Stem cells. Journal of Neuroscience Research, 2004, 75: 573-584.

⑥ Ha Y, Choi JU, Yoon DH, et al.. Neural phenotype expression of cultured human cord blood cells in vitro. Neuroreport, 2001, 12: 3523-3527.

⑦ Buzanska L, Machaj EK, Zablocka B, el at.. Human cord blood-derived cells attain neuronal and glial features in vitro. J Cell Sci, 2002, 115 (Pt 10): 2131-2138.

⑧ Bicknese AR, Goodwin HS, Quinn CO, el at.. Human umbilical cord blood cells can be induced to express markers for neurons and glia. Cell Transplant, 2002, 11 (3): 261-264.

⑨ Colin PM, Nicolas F, Quentin A, el at.. Umbilical cord blood stem cells can expand hematopoietic and neuroglial progenitors in vitro. Experimental Cell Research, 2004, 295 (Pt 2): 350-359.

⑩ Jeong JA, Gang EJ, Hong SH, et al.. Rapid neural differentiation of human cord blood-derived mesenchymal stem cells. Neuroreport, 2004, 15 (11): 1731-1734.

⑪ Ha Y, Lee JE, Kim KN, el at.. Intermediate filament nestin expressions in human cord blood monocytes (HCMNCs) . Acta Neurochir, 2003, 145: 483-487.

⑫ Zhao Z, Lu S, Zhang Q, et al.. The preliminary study on in vitro differentiation of human umbilical cord blood cells into neural cells. Int J Hematol, 2003, 24 (9): 484-487.

⑬ Hou L, Cao H, Wang D, et al.. Induction of umbilical cord blood mesenchymal stem cells into neuron-like cells in vitro. Int J Hematol, 2003, 78 (3): 256-261.

nestin 和 musashi-1 mRNA 等神经干细胞标志物①②的基础上，将扩增培养并 BrdU 标记的 HCMNCs 颈内动脉输注 VD 大鼠体内，探讨 HCMNCs 透过 BBB 后在脑组织内存活、迁移、分化情况以及对 VD 大鼠认知功能的影响，并为临床 VD 的 HCMNCs 移植治疗提供理论依据。

一、材料与方法

（一）主要试剂和器材

高糖 IMEM 培养基（GIBCO，美国）；胎牛血清（Hyclone，美国）；EGF、bFGF（PeproTech，Inc.，美国）；PBS 粉剂（北京中衫生物技术有限公司）；淋巴细胞分离液（天津 TBD 公司）；明胶（上海化学试剂公司）；戊巴比妥钠（上海化学试剂公司）；0.3%TritonX-100（武汉博士德生物工程有限公司）；S-P 免疫组化试剂盒（北京中衫生物技术有限公司）；DAB 显色试剂盒（北京中衫生物技术有限公司）；5-溴脱氧尿嘧啶核苷（BrdU）（Sigma，美国）；小鼠抗 BrdU 抗体（Sigma，美国）；兔抗人 NF 抗体（Santa Cruz，美国）；兔抗人 NSE 抗体（Santa Cruz，美国）；兔抗人 GFAP 抗体（Santa Cruz，美国）；多聚甲醛（PFA）（北京化学试剂公司）；$NaH_2PO_4 \cdot 2H_2O$（重庆北碚化学试剂有限公司）；$NaHPO_4 \cdot 12H_2O$（重庆北碚化学试剂有限公司）；NaCl（重庆北碚化学试剂有限公司）；1% HCl（重庆北碚化学试剂有限公司）；二甲苯（重庆北碚化学试剂有限公司）；苏木精（重庆北碚化学试剂有限公司）；70%乙醇、100%乙醇（重庆北碚化学试剂有限公司）；30%（V/V）过氧化氢（成都科龙化工试剂有限公司）；大鼠脑立体定向定位仪（ST-7，日本）；电脑控制的穿梭箱系统（第三军医大学野战外科研究所）；超净工作台（苏争集团安泰公司）；CO_2培养箱（Queue，美国）；微量分析天平（上海电子仪器厂）；电子天平（浙江电子仪器厂）；低温超速离心机（Beckman，美国）；-70 ℃冰箱（SHARP，日本）；恒冷冰冻切片机（Leica CM1900，德国）；光学显微镜

① 周毅、王景周、王昌铭等：《人脐血单个核细胞中 Nestin 阳性细胞的表达及临床意义》，载《第三军医大学学报》2005 年第 8 期，第 5~773 页。

② 向静、江德鹏、王昌铭等：《脐血单个核细胞体外培养和诱导后神经干细胞标志物 mRNA 的表达》，载《重庆医科大学学报》2005 年第 3 期，第 5~352 页。

（Olympus，日本）。

（二）主要液体的配置（同本章第二节）。

（三）实验方法

1. 实验动物与分组

选取清洁级老龄（13~15 月龄）Wistar 大鼠 108 只（由第三军医大学野战外科研究所实验动物中心提供），雌雄不拘，体质量 265~320g。

将其随机分为对照组（Control Group）、模型组（Model Group）和治疗组（Treatment Group）。每组又分为 2W、4W、8W 三个时相点，每时相点 12 只大鼠。

2. 脐带血来源与采集

同本章第二节实验。

3. HCMNCs 的分离、纯化和扩增培养

分离、纯化的 HCMNCs 以 $1.0\times10^6/cm^2$（T-25 培养瓶）的密度接种于含体积分数 20%胎牛血清的 IMEM 培养液中，同时加用 EGF 和 bFGF（20 ng/ml），在 37 ℃、5% CO_2 饱和湿度的培养箱内培养，每 2~3天半量换液一次，换液待细胞长到 80%~90%融合时，加入 1∶1 的 2.5 g/L 的胰蛋白酶与 0.2 g/L EDTA 混合液消化 10min，机械分离，之后以 $8.0\times10^3/cm^2$的密度接种于传代培养瓶中进行传代培养。换液时进行细胞计数，培养过程中用倒置相差显微镜观察细胞的形态变化。

4. HCMNCs BrdU 标记

同本章第二节实验。

5. Pulsinellis 4-VO 改良 VD 模型制作

同本章第二节实验。

6. 穿梭箱检查

同本章第二节实验。于术前和术后 2W、4W、8W 时相点行穿梭箱检查，术前各组大鼠 AAR 无统计学差异。

7. HCMNCs 注射方法

治疗组于术后 24 h 颈内动脉输注 BrdU 标记的 HCMNCs，数量为 3×10^6/500 ul，注射 5min；对照组和模型组输注等量的生理盐水。

8. 病理学和免疫组化分析

（1）取材：于各组术后 2W、4W、8W 时相点随机选取 6 只大鼠，用含 0.05%戊二醛的 4%多聚甲醛灌注，断头取脑，冰冻切片，片厚

12μm，采取冠状切片。每 5 片取 1 片，用于 HE 染色作病理分析；剩余进行免疫组化分析。

（2）病理学观察：进行 HE 染色，用光学显微镜观察各组大鼠脑组织病理变化。

具体操作步骤同本章第二节实验。

（3）免疫组化染色检测：采用 S-P 免疫组化法检测进入脑组织的 HCMNCs 及其迁移、分化情况。

具体操作步骤：

①各组冰冻切片，用 0.01% PBS 漂洗 5min×3 次；

②0.3%过氧化氢/甲醇溶液封闭内源性过氧化物酶后加 2 N 盐酸室温孵育 30min，用 0.01% PBS 漂洗 5min×3 次；

③抗原修复：放入抗原修复盒中，在微波炉中用中火微波 5min，低火 4min，再放置 30~60min 降温；和 0.3%TritonX-100，37 ℃温箱内孵育 30min；

④正常山羊血清封闭，室温，30min；

⑤分别加入小鼠抗 BrdU 抗体 1∶200，兔抗人 NF 抗体、NSE 抗体、GFAP 抗体 1∶100 孵育，于 4 ℃湿盒中过夜；

⑥次日用 0.01% PBS 漂洗 5min×3 次；

⑦山羊抗小鼠二抗，于 37 ℃湿盒中孵育 15min，用 0.01% PBS 漂洗 5min×3 次；

⑧DAB 显色，苏木精复染，梯度乙醇脱水，透明、中性树胶封片；

阴性对照：每组各抽取切片两张用 0.01 M 的 PBS（抗体稀释液）代替一抗血清，其余步骤同上。

⑨用光学显微镜×100、×200、×400 观察阳性细胞。

9. 统计学处理

数据表达采用均数±标准差（$\bar{x} \pm s$）表示。所有资料均采用 SPSS10.0 统计软件进行方差分析和均数间多重比较 q 检验分析差异显著性。

二、结果

（一）HCMNCs 纯化、扩增

用相对密度为 1.077 的淋巴细胞分离液分离，HCMNCs 原代细胞体积较小。培养 24 h，其胞体增大，细胞形态不一，大部分呈椭圆形，或大而扁平的梭形，散在存在，贴壁生长，类似骨髓 MSCs；少数呈破骨样细胞，胞体大而圆，多个核；72 h 后可见许多 4~6 个细胞聚集形成的细胞团；随着培养时间延长，细胞数目不断增加，7~10 d 后出现许多大小不一的细胞集落，有数十、数百个细胞，呈球形、桑葚状，细胞形态规则，未见到明显的突起生长，折光性强，即克隆球，细胞扩增了约 380 倍；20 d 左右细胞生长达 80%~90%融合，每个克隆有数百至数千个细胞，分散后能连续传代。

（二）各组大鼠 AAR 的比较

术后 2W、4W、8W 时相点模型组大鼠 AAR 的比率均显著低于对照组（$P<0.01$）；治疗组虽显著低于对照组（$P<0.01$），但均高于模型组（$P<0.01$）（见表 3 和图 1）。

表 3　各组大鼠不同时相点 AAR 比率结果（%，$\bar{x}\pm s$）

Group	n	Preoperation	Postoperation		
			2W	4W	8W
Control	12	91.2±5.3	91.7±3.9	90.0±4.3	92.5±5.0
Model	12	91.7±4.4	55.4±4.5*	42.1±4.5*	44.2±3.6*
Treatment	12	92.5±5.3	67.1±3.3*#	69.2±4.7*#	70.8±4.7*#

*：$P<0.01$，vs Control；#：$P<0.01$，vs Model

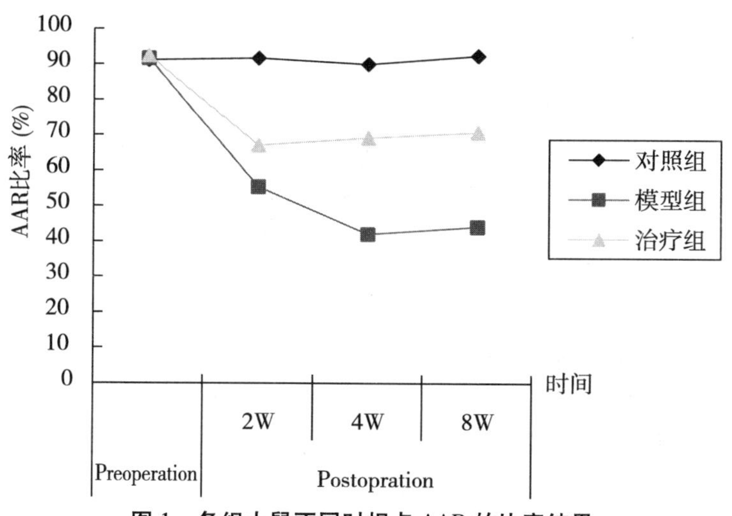

图 1 各组大鼠不同时相点 AAR 的比率结果

（三）各组大鼠脑组织的病理变化

模型建立后间隔不同时间段取大鼠脑组织进行病理学观察，发现脑组织呈弥漫性损伤，以海马、大脑皮质为主；缺血损伤后 2W，肉眼观察见脑组织表面呈黄白色瘢痕样，质硬，于光镜下见细胞核固缩、碎裂，局限性神经元数目减少，胞浆致密，有炎细胞浸润，胶质细胞增生；4W 时大脑半球萎缩，于光镜下见海马锥体细胞层次减少，排列稀疏，胞体皱缩，核固缩为三角形或多角形，胶质细胞增生，形成结节；大脑皮质变薄，较多神经细胞变性、坏死或消失，胶质细胞明显，增生修复，出现筛网状结构；8W 后大脑皮质结构紊乱，形成胶质瘢痕。治疗组神经细胞变性、坏死数量减少，程度明显减轻。对照组大鼠脑组织皮层细胞形态、结构正常；海马锥体细胞 2~3 层，排列紧密，细胞核圆而大，核仁清楚。

（四）HCMNCs 在大鼠脑内的存活、迁移和分化

HCMNCs 颈内动脉注射入 VD 大鼠体内 2W 后开始心脏灌注，取脑作为冰冻切片做免疫组化。结果发现：（1）HCMNCs 透过 BBB 后广泛分布于脑实质，血管丰富的区域移植细胞多，大部分围绕在血管周围，随着时间的延长，HCMNCs 远离血管，且迁移的方向集中，主要聚集至海马、大脑皮质缺血易损伤区域，少数散在分布于基底核、丘脑及室管

膜区；检测表明，HCMNCs 在 VD 大鼠脑内能存活至少 8W 以上。(2) 输注的 HCMNCs 在大鼠脑内微环境作用下 2W 后已开始向神经细胞转化，在冰冻切片上可看到有人 NF、NSE、GFAP 的表达，因其表达率低，且在某些情况下不能将之与宿主固有抗原完全区分，所以未统计其分化率；在未输注 HCMNCs 的大鼠脑冰冻切片上却没有人源性神经细胞抗原的表达。

三、讨论

VD 以进行性智能障碍为特征，严重影响患者的生活质量，给社会和家庭带来沉重的经济与精神负担。[①] 目前，现代医学在病因学、发病机理及其诊断方面虽取得了较大的进展，但在临床治疗效果上尚未见重大突破。因此，积极开展细胞移植治疗 VD 的基础与临床研究意义深远。

在干细胞工程兴起以前，人们曾经用大脑皮质、中脑组织、海马、下丘脑、肾上腺髓质以及小脑皮质等作为移植物治疗缺血性脑卒中、VD、帕金森病、脑萎缩、癫痫、脊髓损伤、小脑萎缩等神经系统疾病，虽然皆获得一定的近期疗效，但也存在许多问题，如存在排异反应，存活、生长的难题尚难克服，胚胎脑组织来源困难以及伦理学的问题等。随着干细胞工程的兴起，干细胞治疗逐渐成为新的治疗途径而被临床采纳。近年来从骨髓 MSCs 和 HSCs 中已成功诱导分离出 NSCs，并分化为神经元和神经胶质细胞。[②③④] 脐带血和骨髓一样都含有 MSCs 与 HSCs；HCMNCs 在体外适当条件下培养、诱导后可有特异性标记抗原 nestin、CD133 及 MAP2 mRNA 的表达，并分化为 NeuN、NF 和 GFAP 免疫反应

---

① 田金洲、王永炎：《血管性痴呆述评》，载《北京中医药大学学报》1997 年第 4 期，第 2~7 页。

② Krause D, Theise ND, Collector MI, et al.. Multi-organ, multi-lineage engraftment by a single bone marrow-derived stem cell. cell, 2001, 105: 369-377.

③ Bianco P, Riminucci M, Gronthos S, et al.. Bone marrow stromal stem cells: nature biology and potential applications. Stem cells, 2001, 19 (3): 123-126.

④ Peter K, Moneeb E, Andrea K, et al.. Generation of Neural Progenitor Cells from Whole Adult Bone Marrow. Exp Neurology, 2002, 178 (2): 288-293.

阳性细胞，①②③④⑤⑥⑦⑧⑨⑩⑪ 且其特性稳定，体外扩增迅速，取材方便，目前已成为国内外研究的热点之一。

为进一步探索 HCMNCs 在脑内的命运，为 VD 的干细胞治疗提供理论和实验依据，笔者所在课题组在体外成功定向诱导 HCMNCs 表达 nestin 和 musashi-1 mRNA 等神经干细胞标志物的基础上，将扩增培养并被 BrdU 标记的 HCMNCs 颈内动脉输注 VD 到大鼠体内，研究其透过 BBB 在脑实质内的迁移和分化情况。结果显示，HCMNCs 广泛分布于 VD 大鼠脑组织，血管丰富区域移植细胞多，围绕在血管周围，随着时间的延长，迁移的方向集中，主要聚集至缺血易损伤区域，如海马、大脑皮质区，可存活较长时间（8W 以上），并表达人源性神经细胞抗原 NF、NSE 以及 GFAP。这表明，HCMNCs 可透过 BBB 在脑组织内存活，

---

① Goodwin HS, Bicknese AR, Chien SN, el at.. Multilineage Differentiation Activity by Cells Isolated From Umbilical Cord Blood: Expression of Bone, Fat, and Neural Markers. Biology of Blo od and Marrow Transplantation, 2001, 7: 581-588.

② Sanchez-Ramos JR, Shijie S, Kamath SG, et al.. Expression of neural markers in human umbilical cord blood. Exp Neurology, 2001, 171 (1): 109-115.

③ Jang YK, Park JJ, Lee MC, el at.. Retinoic Acid-Mediated Induction of Neurons and Glial Cells From Human Umbilical Cord - Derived Hematopoietic Stem cells. Journal of Neuroscience Research, 2004, 75: 573-584.

④ Ha Y, Choi JU, Yoon DH, et al.. Neural phenotype expression of cultured human cord blood cells in vitro. Neuroreport, 2001, 12: 3523-3527.

⑤ Buzanska L, Machaj EK, Zablocka B, el at.. Human cord blood-derived cells attain neuronal and glial features in vitro. J Cell Sci, 2002, 115 (Pt 10): 2131-2138.

⑥ Bicknese AR, Goodwin HS, Quinn CO, el at.. Human umbilical cord blood cells can be induced to express markers for neurons and glia. Cell Transplant, 2002, 11 (3): 261-264.

⑦ Colin PM, Nicolas F, Quentin A, el at.. Umbilical cord blood stem cells can expand hematopoietic and neuroglial progenitors in vitro. Experimental Cell Research, 2004, 295 (Pt 2): 350-359.

⑧ Jeong JA, Gang EJ, Hong SH, et al.. Rapid neural differentiation of human cord blood-derived mesenchymal stem cells. Neuroreport, 2004, 15 (11): 1731-1734.

⑨ Ha Y, Lee JE, Kim KN, el at.. Intermediate filament nestin expressions in human cord blood monocytes (HCMNCs). Acta Neurochir, 2003, 145: 483-487.

⑩ Zhao Z, Lu S, Zhang Q, et al.. The preliminary study on in vitro differentiation of human umbilical cord blood cells into neural cells. Int J Hematol, 2003, 24 (9): 484-487.

⑪ Hou L, Cao H, Wang D, et al.. Induction of umbilical cord blood mesenchymal stem cells into neuron-like cells in vitro. Int J Hematol, 2003, 78 (3): 256-261.

并在大鼠脑内微环境的作用下模仿神经干/祖细胞的行为，沿着一定的路线迁移聚集至脑缺血易损伤部位，而且有向功能神经细胞分化的潜能。HCMNCs 在大鼠脑内的命运由脑内微环境决定。脑内存在的一些细胞因子和黏附分子与 HCMNCs 的增殖、分化和迁移有关。在大鼠脑内 FGF-2（Fibroblast Growth Factor 2）是 HCMNCs 的丝裂原，脑内高水平表达 FGF-2 能够促进 HCMNCs 增殖，但在体外 FGF-2 却又能阻止 HCMNCs 的分化。[①] HCMNCs 表达其受体的其他神经营养因子如 BDNF、NGF、NT-3 和 NT-5 等，能够促使其向神经细胞系分化。[②③④⑤] HCMNCs 集中聚居在海马、大脑皮质区，与组织病理学上脑缺血损伤最严重部位相一致，在脑内的定向迁移考虑是由于脑内黏附分子如 ICAM-1、VCAM、E-selectin 等的显著上调和一些化学物质及趋化因子如 IL-8、单核细胞趋化蛋白-1（MCP-1/JE）、巨噬细胞炎症蛋白 1α（MIP1α）的释放所致。[⑥⑦]

经实验观察到 HCMNCs 颈内动脉输注后 2W、4W、8W 时相点治疗组大鼠脑内神经细胞变性、坏死数量较模型组减少，程度明显减轻，AAR 比率也显著提高（$P<0.01$）。表明外源性 HCMNCs 可明显缓解脑缺血后神经细胞的损伤，可对神经元和神经胶质细胞起到有效的保护作用，并显著改善 VD 大鼠的认知功能。从免疫组化检测结果又发现 HC-

---

① Kashiwakura I, Takahashi TA. Fibroblast growth factor and ex vivo expansion of hematopoietic progenitor cells. Leuk Lymphoma, 2005, 46（3）: 329-333.

② Sanchez-Ramos JR, Shijie S, Kamath SG, et al.. Expression of neural markers in human umbilical cord blood. Exp Neurology, 2001, 171（1）: 109-115.

③ 沈万华、张光毅：《Rel/NF-κB 与神经系统疾病》，载《生命的化学》2001 年第 21 期，第 60~158 页。

④ Fan CG, Zhang QJ, Tang FW. Human umbilical cord blood cells express neurotrophic factors. Neuroscience Letters, 2005, 380（3）: 322-325.

⑤ Luisa BL, Domenico C, Giuseppe S, et al.. CD34-positive cells in human umbilical cord blood express nerve growth factor and its specific receptor TrkA. Journal of Neuroimmunology, 2003, 136（1-2）: 130-139.

⑥ Kim JS. Cytokines and adhesion molecules in stroke and related diseases. J Neurol Sci, 1996, 137: 69-78.

⑦ Blann A, Kumar P, Krupinski J, et al.. Soluble intercellular adhesion molecule-1, E-selectin, vascular cell, adhesion molecule-1 and von Willebrand factor in stroke. Blood Coagul, Fibrinolysis, 1999, 10: 277-284.

MNCs 表达神经细胞标志物，但其表达率较低，依此尚不能充分解释脑损伤后 HCMNCs 显著促进脑功能康复的作用。至于 HCMNCs 在脑内微环境下如何影响损伤神经元功能重组或功能重建的，国内外学者众说纷纭，一般认为可能与 HCMNCs 在脑内诱导分化后与周围环境中的神经细胞建立有生物功能的突触联系，上调脑组织多种神经营养因子如 BDNF、NGF 的表达，促进受损神经元的修复、再生，保护有功能的新生神经元及成熟神经元以免发生迟发性凋亡，参与脑血管重建，诱导血管再生等有关。关于其确切机制，有待进一步深入研究。

Bjrklund 等人①将从小鼠囊胚获得的野生型胚胎干细胞系 D3（用 M6 小鼠特异性抗体或 Hoechs 标记）注入 PD 大鼠脑内纹状体，14～16W 后用免疫荧光技术和激光共聚焦显微镜检测发现植入的细胞分化形成神经元表型，表达神经元功能性递质和特异性标志如酪氨酸羟化酶（Tyrosine Hydroxylase，TH）、芳香氨酸脱羧酶（Aromatic Amino Acid Decarboxylase，AADC）、DAT 和 NeuN，但存在一个不容忽视的问题，出现了一定的致瘤性（20%）。相比较而言，HCMNCs 却没有致瘤性的相关报道。本实验中输注 HCMNCs 后的 VD 大鼠直到 8W 无一例意外全部死亡。这说明 HCMNCs 和胚胎干细胞虽然均具有多向分化潜能，在体内均能够长期存活，但在体内微环境的作用下二者表现出不同的特性，这为临床更好地选择替代治疗的种子细胞提供了理论依据。

免疫排斥是干细胞用于异体替代治疗的一个重要问题。本实验将 HCMNCs 经颈内动脉输注入 VD 大鼠体内却未发生由于免疫排斥引起的大鼠死亡，而且 HCMNCs 可透过 BBB 在脑实质内较长时间存活。这除了与脑本身免疫原性较弱有关外，也与 HCMNCs 自身的特性有关。研究表明，HCMNCs 和 ESCs 细胞均表达组织相容性复合物 Ⅰ 而缺乏组织相容性复合物 Ⅱ，免疫原性较弱；同时，HCMNCs 和 ESCs 细胞均能直接或

① Bjrklund LM, Snchez-Pernaute R, Chung S, et al.. Embryonic stem cells develop into functional dopaminergic neurons after transplantation in a Parkinson rat model. PNAS, 2002, 99: 2344-2349.

间接抑制 T 细胞的功能，①② 这为干细胞用于临床治疗增加了更多的可能性。

总之，HCMNCs 较原始，体外扩增迅速，具有多向分化潜能，且免疫系统还不成熟，避免了免疫排斥和移植物抗宿主病（GVHD）的发生；移植后可在脑组织内存活、迁移，并分化为神经元样细胞，并可明显缓解脑缺血后再灌注损伤，显著改善神经功能的缺失。再者，脐带血来源广泛，易于采集、制备及保存，又不涉及社会、伦理及法律等诸多问题。因此，HCMNCs 是理想的移植治疗脑卒中、VD 等神经系统疾病以及其他损伤性、遗传缺陷性或退行性疾病的种子细胞。

第四节　人脐带血单个核细胞颈内动脉输注对 VD 大鼠治疗作用的研究

一、人脐带血单个核细胞对 VD 大鼠学习记忆能力和海马 LTP 的影响

VD 是脑血管病的主要并发症，其病理改变以缺血性多见。海马 CA1 区是海马结构中与人类学习记忆功能关系最为密切的功能亚区，具有对缺血的选择易损伤性；③ 其神经元的迟发性死亡和神经突触传递障碍可能是 VD 形成的重要病理和电生理学基础。④⑤ 本实验通过观察颈内动脉输注 HCMNCs 后 VD 大鼠的学习记忆能力和海马齿状回 LTP 的变化，以了解 HCMNCs 对中枢神经系统，尤其是对海马神经元在形

---

① Saito T, Kuang JQ, Bittira B, et al.. Xenotransplant cardiac chimera: immune tolerance of adult stem cells. Ann Thorac Surg, 2002, 74 (1): 19-24.

② Fandrich F, Lin X, Chai GX, et al.. Preimplantation-stage stem cells induce long-term allogeneic graft acceptance without supplementary host conditioning. Nat Med, 2002, 8 (2): 171-178.

③ Araki T, Kato H, Kogure K. Selective neuronal vulnerability following transient cerebral ischemia in the gerbil: distribution and time course. Acta Neurol Scand, 1989, 80 (6): 548-553.

④ 赵建新、田元祥、李国明等：《脑缺血再灌注拟血管性痴呆小鼠皮层及海马细胞病理形态学动态观察》，载《中风与神经疾病杂志》2000 年第 4 期，第 2~200 页。

⑤ Ype E, Alcino JS. Molecular mechanisms of synaptic plasticity and memory. Curr Opin Neurobiol, 1999, 9: 209-213.

态结构、功能和突触可塑性上的作用。

（一）材料和方法

1. 主要试剂和器材

高糖 IMEM 培养基（GIBCO，美国）；胎牛血清（GIBCO，美国）；EGF、bFGF（PeproTech，Inc.，美国）；PBS 粉剂（北京中衫生物技术有限公司）；淋巴细胞分离液（天津 TBD 公司）；明胶（上海化学试剂公司）；戊巴比妥钠（上海化学试剂公司）；5-溴脱氧尿嘧啶核苷（BrdU）（Sigma，美国）；大鼠脑立体定向定位仪（ST-7，日本）；电脑控制的穿梭箱系统（第三军医大学野战外科研究所）；超净工作台（苏争集团安泰公司）；CO_2培养箱（Queue，美国）；微量分析天平（上海电子仪器厂）；电子天平（浙江电子仪器厂）；低温超速离心机（Beckman，美国）；-70 ℃冰箱（SHARP，日本）；VC-10 A 记忆示波器（日本光电公司，日本）；MFZ-8301 微电极放大器（日本光电公司，日本）；SEN-7203 电刺激器（日本光电公司，日本）。

2. 主要液体的配置（参见本章第二节、第三节）。

3. 实验方法

（1）实验动物与分组。选取清洁级老龄（13~15 月龄）Wistar 大鼠 36 只（由第三军医大学野战外科研究所实验动物中心提供），雌雄不拘，体质量 265~320 g。将其随机分为对照组（Control group）、模型组（Model group）和治疗组（Treatment group），每组 12 只。

（2）脐带血来源与采集：同本章第二节实验。

（3）HCMNCs 的分离和 BrdU 标记：同本章第二节实验。

（4）Pulsinellis 4-VO 改良 VD 模型制作：同本章第二节实验。

（5）穿梭箱检查：同本章第二节实验。于术前、术后 4W、8W 时相点行穿梭箱检查，术前各组大鼠的 AAR 比率无统计学差异。

（6）HCMNCs 注射方法：同本章第三节实验。

（7）LTP 检测：取 1%戊巴比妥钠（按 40 mg/kg）以腹腔注射麻醉大鼠后固定于脑立体定位仪，按 Pellegrino 脑定位图谱，双极刺激电极刺激内嗅皮质穿通纤维（坐标：AP：-7.5 mm，L：4.2 mm，H：3.0 mm）；记录电极位于同侧海马齿状回（坐标：AP：-3.8 mm，L：2.5 mm，H：3.5 mm）记录海马齿状回电位。首先，记录单个刺激（波宽为 0.1ms，强度为引起最大群体电位的 50%）诱发的群体电位（Population Spikes，PS）20min，将20个锋电位幅值进行平均，作为基线值。其次，用100 Hz，持续5 s的方波（波宽为0.1 ms）进行高频刺激（High Frequency Stinulation，HFS）。HFS后用上述单个刺激进行检测，持续观察60~180min，测量PS振幅及潜伏期（见图2）。[①] HFS后PS振幅以百分率表示，即HFS后PS幅度/HFS前幅度×100%；增大超过20%并持续30min以上者为LTP形成的指标。采样信号经生物信号处理系统显示、平均叠加、记录、处理。

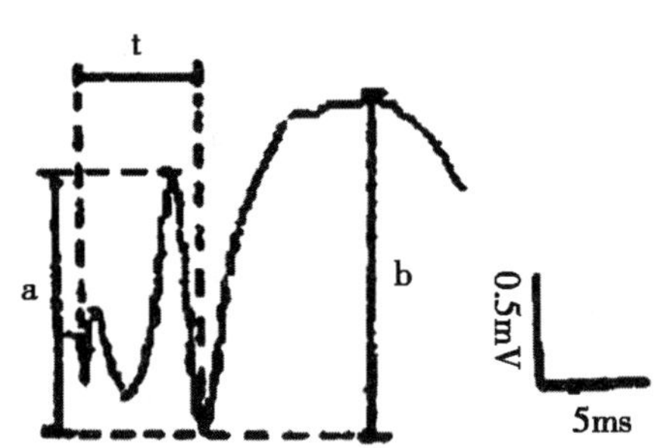

群体电位幅度=（a+b）/2　t为群体电位潜伏期

图2　海马齿状回颗粒细胞的群体电位

（8）统计学处理：数据表达采用均数标准差（$\bar{x}\pm s$）表示。所有资料均使用SPSS10.0统计软件进行单因素方差分析、q检验、Fisher检验和相关性分析差异显著性。

（二）结果

1. 各组大鼠AAR的比较

术后4W、8W模型组大鼠AAR比率均显著低于对照组（P<0.01）；治疗组虽显著低于对照组（P<0.01），但均高于模型组，且差异非常显著（P<0.01）（见表4和图3）。

表4　各组大鼠不同时相点AAR比率结果（%，$\bar{x}\pm s$）

Group	n	Preoperation	Postoperation	
			4W	8W
Control	12	90.8±5.6	90.0±4.3	92.5±5.0
Model	12	92.5±5.0	42.5±5.0*	45.8±3.6*
Treatment	12	91.7±5.8	67.5±5.0*#	69.2±5.8*#

*：P<0.01，vs Control；#：P<0.01，vs Model

① Ikegaya Y，Saito H，Abe K. Attenuated hippocampal long term potentiation in basolateral amygdale-lesioned rats. Brain Res，1994，656：157.

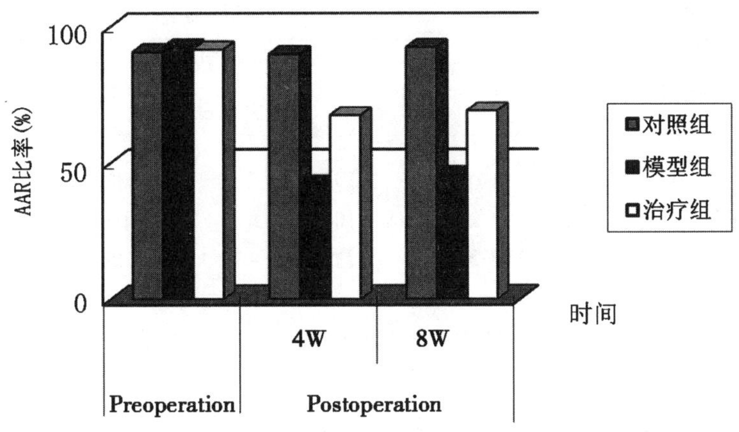

图 3　各组大鼠不同时相点 AAR 比率结果

2. 各组大鼠海马齿状回 LTP 的检测

（1）各组大鼠 LTP 诱导率的变化。各组 LTP 诱导率：高频刺激后，对照组 4W 和 8W 时相点均有 11 只大鼠诱导出了 LTP，诱导率为 91%；模型组分别有 2 只（4W）和 3 只（8W）大鼠诱导出 LTP，诱导率分别为 17%和 25%；治疗组分别有 7 只（4W）和 8 只（8W）大鼠诱导出 LTP，诱导率分别为 58%和 67%。模型组与对照组有非常显著的差异（$x^2=13.59$，$P<0.01$；$x^2=10.97$，$P<0.01$）；治疗组诱导率较模型组有显著提高（$x^2=4.44$，$P<0.05$；$x^2=4.20$，$P<0.05$）。

（2）各组大鼠 PS 振幅的变化。术后 4W、8W 时相点模型组大鼠 HFS 后 60min 时海马齿状回 PS 振幅较对照组明显降低，治疗组较模型组显著提高。相关性分析：治疗组 HFS 后 60min 时 PS 振幅与 AAR 比率呈显著正相关，$r=0.877$，$P<0.05$（见表 5 和图 4）。

表 5　各组 HFS 后 60min 时海马齿状回 PS 振幅变化（%，$\bar{x}\pm s$）

Group	n	Preoperation	Postoperation	
			4W	8W
Control	12	134. 0±9. 6	136. 7±9. 5	138. 3±10. 4
Model	12	132. 2±8. 4	104. 2±8. 8*	107. 0±8. 2*
Treatment	12	130. 5±9. 0	123. 3±5. 8*#	125. 0±6. 3*#

*：P<0. 01，vs Control；#：P<0. 01，vs Model

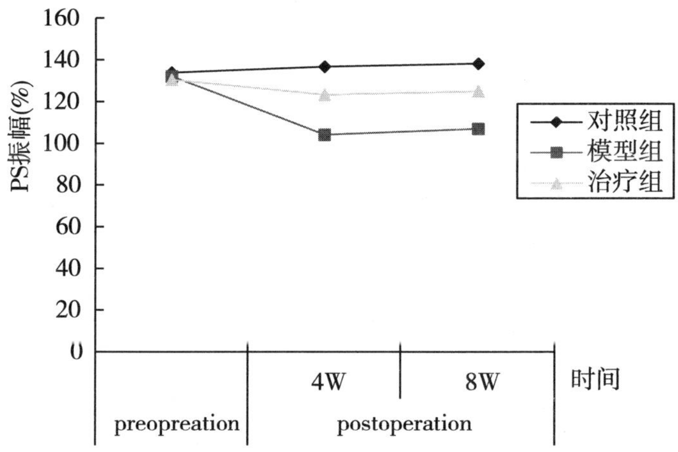

图 4　各组 HFS 后 60min 时海马齿状回 PS 振幅变化

（3）各组大鼠 PS 潜伏期的变化。术后 4W、8W 时相点模型组大鼠 HFS 后 60min 时海马齿状回 PS 潜伏期较对照组明显延长，治疗组较模型组显著缩短（见表 6 和图 5）。

表 6　各组海马齿状回 PS 潜伏期变化（ms，$\bar{x}\pm s$）

Group	n	Preoperation		4W Postoperation		8W Postoperation	
		Before HFS	After HFS	Before HFS	After HFS	Before HFS	After HFS
Control	12	5.09±0.10	4.54±0.11	5.07±0.10	4.53±0.10	5.05±0.11	4.50±0.11
Model	12	5.07±0.11	4.55±0.10	5.09±0.12	4.89±0.11*	5.08±0.10	4.86±0.10*
Treatment	12	5.07±0.10	4.56±0.10	5.08±0.10	4.69±0.10*#	5.07±0.11	4.67±0.10*#

*：P<0.01，vs Control；#：P<0.05，vs Model

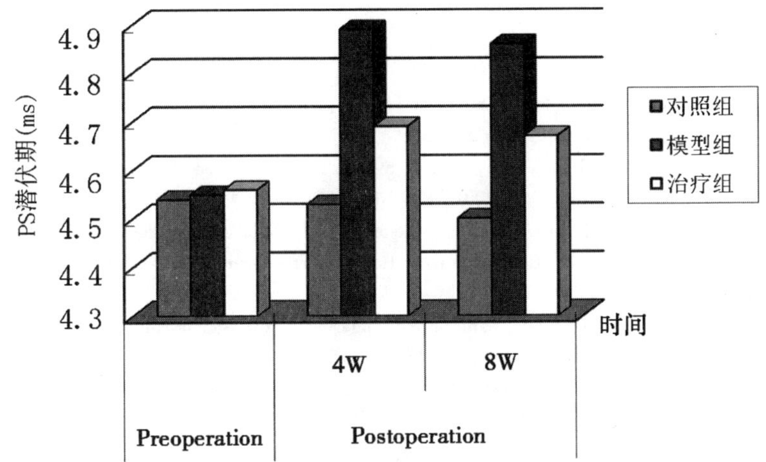

图 5　各组 HFS 后 60min 时海马齿状回 PS 潜伏期变化

（三）讨论

脐带血干细胞通常被用作骨髓移植的供体细胞，可产生各类造血细胞使机体恢复造血。近期研究发现，HCMNCs 于体外适当条件下培养、诱导后可表达 nestin 抗原，并定向分化为神经样细胞，[①②③④⑤⑥⑦⑧⑨⑩⑪]或植入发育中的大鼠脑内分化成神经元或神经胶质细胞。[⑫] 因此，HCMNCs 参与临床替代治疗中枢神经系统疾病成为国内外学者研究的热点。Lu D 等人[⑬]在大鼠脑损伤后 24 h 将 HCMNCs 经尾静脉注入大鼠体内，移植细胞迁移到受损伤的脑内，表达神经元标记物 NeuN 和 MAP-2 及 GFAP；用 Rotarod 试验和神经损伤程度评分量表评估，发现 HC-

---

① Goodwin HS, Bicknese AR, Chien SN, el at.. Multilineage Differentiation Activity by Cells Isolated From Umbilical Cord Blood: Expression of Bone, Fat, and Neural Markers. Biology of Blo od and Marrow Transplantation, 2001, 7: 581-588.

② Sanchez-Ramos JR, Shijie S, Kamath SG, et al.. Expression of neural markers in human umbilical cord blood. Exp Neurology, 2001, 171 (1): 109-115.

③ Jang YK, Park JJ, Lee MC, el at.. Retinoic Acid-Mediated Induction of Neurons and Glial Cells From Human Umbilical Cord - Derived Hematopoietic Stem cells. Journal of Neuroscience Research, 2004, 75: 573-584.

④ Ha Y, Choi JU, Yoon DH, et al.. Neural phenotype expression of cultured human cord blood cells in vitro. Neuroreport, 2001, 12: 3523-3527.

⑤ Buzanska L, Machaj EK, Zablocka B, el at.. Human cord blood-derived cells attain neuronal and glial features in vitro. J Cell Sci, 2002, 115 (Pt 10): 2131-2138.

⑥ Bicknese AR, Goodwin HS, Quinn CO, el at.. Human umbilical cord blood cells can be induced to express markers for neurons and glia. Cell Transplant, 2002, 11 (3): 261-264.

⑦ Colin PM, Nicolas F, Quentin A, el at.. Umbilical cord blood stem cells can expand hematopoietic and neuroglial progenitors in vitro. Experimental Cell Research, 2004, 295 (Pt 2): 350-359.

⑧ Jeong JA, Gang EJ, Hong SH, et al.. Rapid neural differentiation of human cord blood-derived mesenchymal stem cells. Neuroreport, 2004, 15 (11): 1731-1734.

⑨ Ha Y, Lee JE, Kim KN, el at.. Intermediate filament nestin expressions in human cord blood monocytes (HCMNCs). Acta Neurochir, 2003, 145: 483-487.

⑩ Zhao Z, Lu S, Zhang Q, et al.. The preliminary study on in vitro differentiation of human umbilical cord blood cells into neural cells. Int J Hematol, 2003, 24 (9): 484-487.

⑪ Hou L, Cao H, Wang D, et al.. Induction of umbilical cord blood mesenchymal stem cells into neuron-like cells in vitro. Int J Hematol, 2003, 78 (3): 256-261.

⑫ Zigova T, Song S, Willing AE, el at.. Human umbilical cord blood cells express neural antigens after transplantation into the developing rat brain. Cell Transplant, 2002, 11 (3): 265-274.

⑬ Lu D, Sanberg PR, Mahmood A, et al.. Intravenous administration of human umbilical cord blood reduces neurological deficit in the rat after traumatic brain injury. Cell Transplant, 2002, 11 (3): 275-281.

MNCs 治疗的大鼠神经功能缺失明显轻于对照组。Garbuzova-Davis S 等人[①]通过尾静脉输注 HCMNCs 给肌萎缩侧索硬化症的小鼠，移植细胞迁移入脑、脊髓内神经元变性区域存活 10~12W，并分化为神经元、神经胶质细胞及少突胶质细胞，修复血—脑屏障和脑脊液—脑屏障，并与宿主神经元形成突触联系，显著改善了神经功能的缺损。到目前为止，HCMNCs 在中枢神经系统的移植研究已取得了可喜的成果，但大都集中在改善感觉、运动功能缺损上，[②③④⑤] 而对提高认知障碍以及与其相关的脑海马神经元突触可塑性的报道甚少。本实验采用电脑控制的穿梭箱系统和神经电生理方法，详细观察了颈内动脉输注 HCMNCs 后 VD 大鼠的 AAR 和海马齿状回 LTP 的变化情况，说明 HCMNCs 治疗 VD 大鼠是可行的。

电脑控制的穿梭箱系统能精确自动地控制大鼠完成行为学评测，操作直观、简便，避免了人为的干扰，可客观反映大鼠的学习记忆能力。本实验对各组大鼠在不同时相点进行了行为学测试，发现术后 4W、8W 模型组大鼠的 AAR 比率均显著低于对照组（$P<0.01$）；治疗组的 AAR 比率虽显著低于对照组（$P<0.01$），但均高于模型组，且差异非常显著（$P<0.01$），提示慢性脑缺血可引起大鼠行为认知功能的损害，而 HC-MNCs 对脑组织细胞有一定的保护作用，可显著改善 VD 大鼠的学习记忆能力。

突触是神经系统中细胞间信息传递和加工的基础环节，其功能活动

---

① Garbuzova DS, Willing AE, Zigova T, et al.. Intravenous administration of human umbilical cord blood cells in a mouse model of amyotrophic lateral sclerosis: distribution, migration and differentiation. J Hematother Stem Cell Res, 2003, 12 (3): 255-270.

② Chen J, Sanberg KI, Nolta JA, et al.. Intravenous adiministation of human umbilical cord blood reduces behavioral deficits after stroke in rats. stroke, 2001, 32: 2682-2688.

③ Garbuzova DS, Willing AE, Zigova T, et al.. Intravenous administration of human umbilical cord blood cells in a mouse model of amyotrophic lateral sclerosis: distribution, migration and differentiation. J Hematother Stem Cell Res, 2003, 12 (3): 255-270.

④ Vendrame M, Cassady J, Newcomb J, et al.. Infusion of Human Umbilical Cord Blood Cells in a Rat Model of Stroke Dose-Dependently Rescues Behavioral Deficits and Reduces Infarct Volume. Stroke, 2004, 35 (10): 2390-2395.

⑤ Lu D, Sanberg PR, Mahmood A, et al.. Intravenous administration of human umbilical cord blood reduces neurological deficit in the rat after traumatic brain injury. Cell Transplant, 2002, 11 (3): 275-281.

和形态结构上的改变称为突触的可塑性（Synaptic Plasticity），突触被认为是学习记忆活动的神经生物学基础。而海马是最早被认为在学习记忆过程中起关键作用的中枢结构。[①] 海马齿状回 LTP，是指在脑海马的某一通路给予短暂重复刺激引起的突触传递持续性增强，是神经突触可塑性和突触传递的一种表现形式，近年来已被作为理想的研究学习和记忆的电生理指标。评价学习记忆功能往往把行为试验和 LTP 试验结合起来。脑缺血可引起学习记忆功能的障碍，很容易造成海马的损伤。本实验观察到：（1）慢性脑缺血使大鼠海马齿状回 LTP 的诱导率、PS 振幅和潜伏期呈显著下降趋势，表明慢性脑缺血对神经元突触可塑性有损害作用；（2）HCMNCs 使海马齿状回 LTP 的诱导率、PS 振幅和潜伏期较模型组明显改善，且 LTP 振幅变化与 AAR 比率呈直线相关关系，表明 HCMNCs 可抑制慢性脑缺血对 LTP 的影响，显著易化 LTP 的诱导，从而改善了 VD 大鼠的认知功能。这也进一步说明了 LTP 是学习记忆的细胞学基础，即易化 LTP 的诱导，或降低诱导 LTP 的阈值，可改善大鼠的学习记忆能力，而阻断 LTP 的诱导，可直接影响海马依赖性学习行为的获得。

颈内动脉输注 HCMNCs 能够显著易化海马齿状回 LTP，改善 VD 大鼠的学习记忆功能。提示外源性 HCMNCs 可能在海马组织中与周围环境中的神经细胞建立有生物功能的突触联系，从而引起海马神经元突触可塑性的显著升高，并对神经突触传递和认知功能发挥积极的调控作用。这从神经电生理角度表明外源性 HCMNCs 可在 VD 大鼠海马组织中存活及分化，为临床运用 HCMNCs 治疗 VD 提供了理论依据。

二、HCMNCs 对 VD 大鼠脑组织 BDNF、NGF 的影响

VD 是由于脑血循环障碍导致的与认知活动相关的海马、皮层等结构不可逆的损害，其认知功能障碍与神经细胞的凋亡和丢失密切相关。[②] NTFs 主要包括 BDNF、NGF、NT－3、NT23、NT24/5、NT26、

---

① 金观源：《突触的可塑性与学习、记忆机制》，载《生理科学进展》1989 年第 20 期，第 148 页。

② 高东、王景周、姚国恩等：《海马 CA1 区与皮层神经元凋亡与血管性痴呆发病机制的实验研究》，载《中国行为医学科学》2002 年第 3 期，第 4～252 页。

FGF-2、GDNF 等,[①②] 是一组对神经组织起特殊营养作用的蛋白质。不仅在中枢神经系统发育过程中对特定神经元的生存、分化、生长起重要作用，而且为成熟的神经元维持生存及执行正常的生理功能所必需。近年研究表明，NTFs 对脑缺血具有保护作用，并能促进缺血及再灌注后损伤神经元的修复。本实验采用电脑控制的穿梭箱系统和 ELISA 法，观察颈内动脉输注 HCMNCs 对 VD 大鼠认知功能及脑内 BDNF 和 NGF 含量的影响，探索 HCMNCs 治疗 VD 的作用机制。

（一）材料和方法

1. 主要试剂和器材

高糖 IMEM 培养基（GIBCO，美国）；胎牛血清（Hyclone，美国）；EGF（PeproTech，Inc.，美国）；bFGF（PeproTech，Inc.，美国）；PBS 粉剂（北京中衫生物技术有限公司）；淋巴细胞分离液（天津 TBD 公司）；明胶（上海化学试剂公司）；戊巴比妥钠（上海化学试剂公司）；5-溴脱氧尿嘧啶核苷（BrdU）（Sigma，美国）；BDNF ELISA 试剂盒（Promega，美国）；NGF ELISA 试剂盒（Promega，美国）；0.3% Triton X-100（武汉博士德生物工程有限公司）；$NaH_2PO_4 \cdot 2H_2O$（重庆北碚化学试剂有限公司）；$NaHPO_4 \cdot 12H_2O$（重庆北碚化学试剂有限公司）；NaCl（重庆北碚化学试剂有限公司）；1% HCl（重庆北碚化学试剂有限公司）；大鼠脑立体定向定位仪（ST-7，日本）；电脑控制的穿梭箱系统（第三军医大学野战外科研究所）；微量分析天平（上海电子仪器厂）；超净工作台（苏争集团安泰公司）；CO_2培养箱（Queue，美国）；电子天平（浙江电子仪器厂）；低温超速离心机（Beckman，美国）；-70 ℃冰箱（SHARP，日本）；DY89-1 型自动玻璃匀浆机（宁波新芝生物科技股份有限公司）；酶标仪（synergy HT Bio-TEK，美国）。

2. 主要液体的配置（相同液体同本章第二节、第三节）

（1）1 N HCl：浓 HCl 82.7ml；双蒸水 917.3ml 。

---

① Hefti F. Neurotrophic factor therapy for nervous system degenerative diseases. J Neurobiol, 1994, 25 (11): 1418-1435.

② Gubba EM, Fawcet JW, Herbert J. The effects of corticosterone and dehydroepiandrosterone on neurotrophic factor mRNA expression in primary hippocampal and astrocytecultures. Brain Res Mol Brain Res, 2004, 127 (1-2): 48-59.

将 82.7ml 的浓 HCl 加入到 917.3ml 的双蒸水中。

（2）DPBS：KCl 0.2 g；NaCl 8.0 g；KH_2PO_4 0.2 g；Na_2HPO_4 1.15g；$CaCl_2.2H_2O$ 133 mg；$MgCl_2.6H_2O$ 100mg；双蒸水 1000ml。

将温度是室温的双蒸水加入到 KCl、NaCl、KH_2PO_4、Na_2HPO_4 至终体积为 1000ml，用 1N HCl 或 1N NaOH 调节 pH 值至 7.35，加入 $MgCl_2 \cdot 6H_2O$ 充分混合，再加入 $CaCl_2 \cdot 2H_2O$ 充分混合。

（3）TBST 清洗液：20 mM Tris-HCl（pH 值为 7.6）；150 mM NaCl；0.05%（v/v）Tween® 20。

（4）裂解液：137 mM NaCl；20 mM Tris-HCl（pH 值为 8.0）；1% NP40；10%甘油；1 mM PMSF；10μg/ml aprotinin（抑酶肽）；1μg/ml leupeptin（亮抑酶肽）；0.5 mM 钒酸钠。

（5）包被缓冲液：Na_2CO_3 1.59 g；$NaHCO_3$ 2.93 g；双蒸水 1000ml。

用 1N HCl 或 1N NaOH 调节 pH 值到 9.7。

（6）1×封闭和样品液：去离子水 34.4ml；5×封闭和样品液 8.6ml。

34.4ml 去离子水入 8.6ml 5×封闭和样品液混匀。

3. 实验方法

（1）实验动物与分组。选取清洁级老龄（13~15 月龄）Wistar 大鼠 108 只（由第三军医大学野战外科研究所实验动物中心提供），雌雄不拘，体质量265~320g。

随机分为对照组（Control Group）、模型组（Model Group）和治疗组（Treatment Group）。每组又分为 2W、4W、8W 三个时相点，每时相点 12 只大鼠。

（2）脐带血的来源与采集：同本章第二节实验。

（3）HCMNCs 的分离和 BrdU 标记：同本章第二节实验。

（4）Pulsinellis 4-VO 改良 VD 模型制作：同本章第二节实验。

（5）穿梭箱检查：同本章第二节实验。于术前、术后 2W、4W、8W 时相点行穿梭箱检查，术前各组大鼠 AAR 比率无统计学差异。

（6）HCMNCs 注射方法：同本章第三节实验。

（7）脑组织病理学分析：同本章第三节实验。

（8）脑组织 BDNF、NGF 含量检测：采用 ELISA 法进行测定。

①标本收集。于术后 2W、4W、8W 时相点各组大鼠随机选取 6 只，快速处死后，断头，迅速取左侧大脑半球，置干冰冷冻。按每克组织加 10ml 的比例加入冰冷抽提缓冲液，于 Teflon 匀浆器中匀浆，匀浆液以 12000×g 离心 20min。上清液用 1molL-1HCl 酸化至 pH=3，放置 15min 后 12000×g 离心 20min，上清部分于 1molL-1 NaOH 中和后 12000×g 离心 20min。取上清液置-70 e 保存待测。

②具体操作步骤如下：

a. 包被抗体：将 10μl 单克隆 BDNF 或 NGF 抗体与 9. 99ml 碳酸盐包被缓冲液充分混合。加入 96 孔板（NUNC），每孔 100μl，将包被抗体的板子用塑料袋封好，4 ℃条件下孵育 14~18h。丢掉包被缓冲液并用 TBST 洗板液清洗 1 次。

b. 封闭非特异性结合位点：将 42. 4ml 去离子水与 10. 6ml 封闭缓冲液（Block & Sample5×Buffer）充分混合。每孔加 200μl，室温下孵育 1h，用 TBST 清洗 1 次。

c. 加标准品和样品：用 Block & Sample1×Buffer 1：2000 稀释 BDNF 或 NGF 标准品，在 96 孔板的 A 列第 11 和 12 行两孔加 200μl，然后依次以 1：2 稀释直至 G 列、H 列两孔，不加 BDNF 标准品。每孔加入组织上清液 100μl，室温下振荡孵育 2h。用 TBST 清洗 5 次。

d. 孵育 BDNF 或 NGF 多克隆抗体：将 20μl BDNF 或 NGF 多克隆抗体与 9. 98ml Block & Sample1×Buffer 充分混合，每孔加入 100μl，室温下振荡孵育 2h。用 TBST 清洗 5 次。

e. 孵育抗 lgY 的 HRP：将 5μl Anti-lgY HRP 与 9. 995ml Block & Sample1×Buffer 充分混合。每孔加入 100μl，室温下振荡孵育 1h。用 TBST 清洗 5 次。孵育的同时准备 TMB 溶液。

f. 加底物显色：将 5ml TMB 溶液与 5ml 过氧化氢充分混合，每孔加入 100μl，室温下振荡孵育 8~12min。每孔加入 100μl 1 M 的磷酸终止反应。对 TMB 底物，可用肉眼观察到酶解产物的黄颜色。

g. 读数：用 ELISA 酶标仪在 450 nm 测量。

h. 标准曲线的制定：用 SASS 软件作出标准曲线，抗原浓度为 X 轴，吸光度为 Y 轴，线形坐标。在标准曲线上读出待测抗原的浓度。

（9）统计学处理。数据表达采用均数±标准差（$\bar{x}\pm s$）表示。所有资料均采用 SPSS10.0 统计软件进行方差分析和均数间多重比较 q 检验分析差异显著性。

（二）结果

1. 各组大鼠 AAR 的比较

经颈内动脉注射 HCMNCs 后，HCMNCs 可透过 BBB 在 VD 大鼠脑组织中存活、迁移和分化。模型组大鼠术后 2W、4W、8W 时相点的 AAR 比率显著低于对照组（P<0.01）；治疗组的 AAR 比率显著低于对照组（P<0.01），但均高于模型组（P<0.01）。

2. 脑组织病理变化（参见本章第三节）

3. 脑组织 BDNF 和 NGF 的测定

该两种试剂盒用于分析时必须使用对蛋白质具有高吸附能力的酶标板。实验组开始使用进口的普通酶标板，得到 450 nm 处的吸收值非常低，标准曲线斜率很低。该两种试剂盒在用高吸附能力的酶标板时能得到较好的标准曲线，线性范围在 250 pg 以下可覆盖 3 个数量级，相关系数 r 在 0.999 左右。样品在一定稀释度范围内可得到良好的线性关系。分析时 BDNF 和 NGF 样品的稀释度为 1∶30，含量均落在标准曲线的中间部位。

4. 各组大鼠脑组织 BDNF、NGF 的含量

（1）各组大鼠脑组织 BDNF 的含量。与对照组相比，术后 2W 模型组大鼠脑组织 BDNF 的含量显著增多（P<0.01），4W 时达到高峰（P<0.01），8W 时明显下降，与 2W 时相比有显著性差异（P<0.05）；与模型组相比，术后 2W 治疗组大鼠脑组织 BDNF 的含量明显增多（P<0.01），4W 时最高（P<0.01），8W 时有所下降，但与 4W 时相比无显著差异（P>0.05）（见表 7、图 6、图 7）。

表 7　各组大鼠脑组织中 BDNF 含量变化（ng/g，$\bar{x}\pm s$）

Group	n	Postoperation		
		2W	4W	8W
Control	6	23. 38±2. 96	24. 08±3. 40	23. 60±2. 72
Model	6	33. 83±2. 84*	38. 73±3. 01*	29. 08±2. 89*△
Treatment	6	43. 42±3. 10*#	48. 92±2. 68*#	46. 50±2. 58*#

*：P<0. 01，vs Control；#：P<0. 01，vs Model；△：P<0. 05，vs 2W

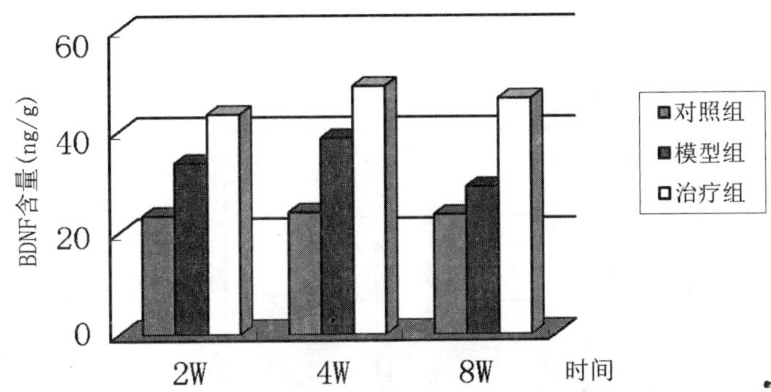

图 6　各组大脑组织 BDNF 的蛋白含量（ng/g）

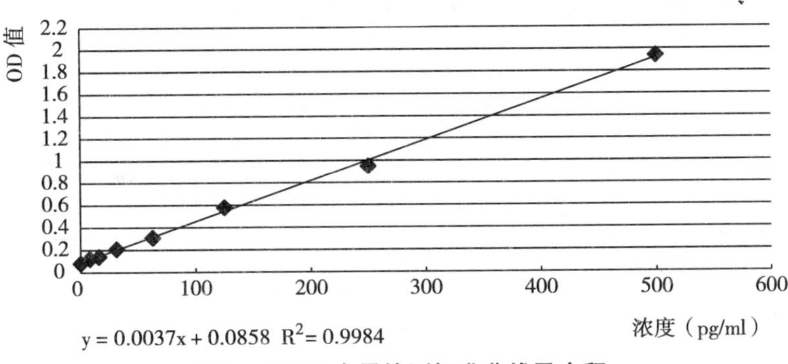

图 7　BDNF 含量检测标准曲线及方程

（2）各组大鼠脑组织 NGF 的含量。模型组大鼠术后 2W、4W、8W 时相点脑组织 NGF 的含量显著高于对照组（P<0. 01），2W 时已明显增加，4W 时达到高峰，8W 时明显下降，与 2W 时相比呈显著性差异(P<0. 05)；治疗组各时相点脑组织 NGF 的含量较模型组明显增多（P<

0.01)，4W 时最多（P<0.01），8W 时略有下降，但仍维持在较高的水平，与 4W 时相比无统计学意义(P>0.05)（见表 8、图 8 和图 9）。

表 8 各组大鼠脑组织中 NGF 含量变化（ng/g，$\bar{x}\pm s$）

Group	n	Postoperation		
		2W	4W	8W
Control	6	16.90±2.16	17.03±2.01	17.02±2.39
Model	6	26.22±2.26*	31.42±2.27*	21.90±2.43*△
Treatment	6	34.03±2.59*#	39.45±2.88*#	37.88±2.27*#

*：P<0.01，vs Control；#：P<0.01，vs Model；△：P<0.05，vs 2W

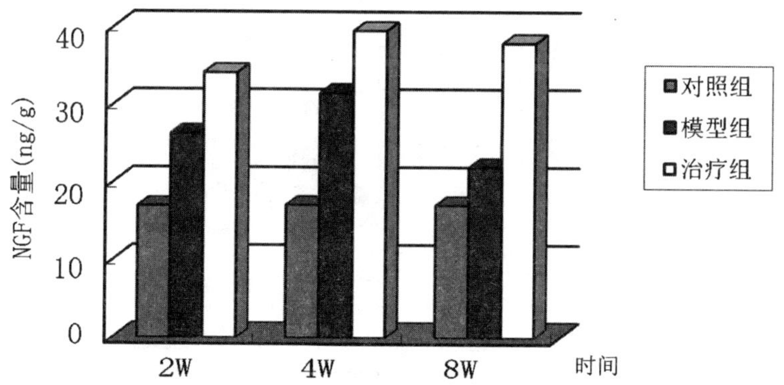

图 8 各组大脑组织 NGF 蛋白含量（ng/g）

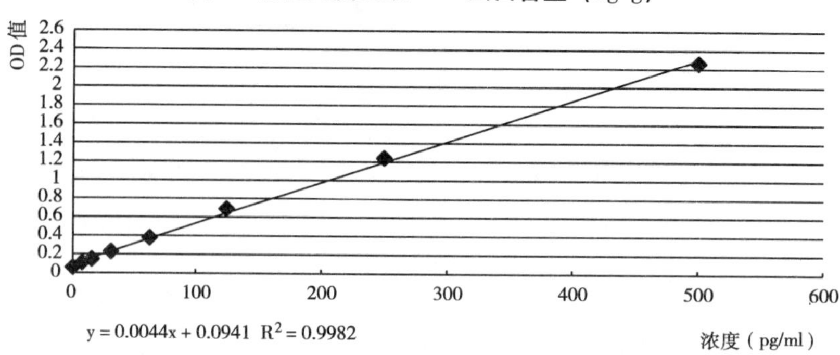

图 9 NGF 含量检测标准曲线及方程

（三）讨论

HCMNCs 中含有许多未成熟的干/祖细胞，具有广泛的增殖能力和向神经细胞分化的潜能，①②③④⑤⑥⑦⑧⑨⑩⑪ 并可分泌多种生长因子及神经营养因子；⑫⑬ 故期望通过移植并定向诱导分化 HCMNCs 使其抑制或取代坏死和凋亡的神经细胞，参与正常神经环路，或激发内源性修复系统实现 VD 后脑功能的康复。本实验结果表明，颈内动脉输注的 HCMNCs 可透过 VD 大鼠 BBB 在脑实质内存活、迁移和分化，表达人源性神经细胞抗原 NF、NSE 和 GFAP，并显著改善大鼠的学习记忆

---

① Goodwin HS, Bicknese AR, Chien SN, el at.. Multilineage Differentiation Activity by Cells Isolated From Umbilical Cord Blood: Expression of Bone, Fat, and Neural Markers. Biology of Blo od and Marrow Transplantation, 2001, 7: 581-588.

② Sanchez-Ramos JR, Shijie S, Kamath SG, et al.. Expression of neural markers in human umbilical cord blood. Exp Neurology, 2001, 171 (1): 109-115.

③ Jang YK, Park JJ, Lee MC, el at.. Retinoic Acid-Mediated Induction of Neurons and Glial Cells From Human Umbilical Cord - Derived Hematopoietic Stem cells. Journal of Neuroscience Research, 2004, 75: 573-584.

④ Ha Y, Choi JU, Yoon DH, et al.. Neural phenotype expression of cultured human cord blood cells in vitro. Neuroreport, 2001, 12: 3523-3527.

⑤ Buzanska L, Machaj EK, Zablocka B, el at.. Human cord blood-derived cells attain neuronal and glial features in vitro. J Cell Sci, 2002, 115 (Pt 10): 2131-2138.

⑥ Bicknese AR, Goodwin HS, Quinn CO, el at.. Human umbilical cord blood cells can be induced to express markers for neurons and glia. Cell Transplant, 2002, 11 (3): 261-264.

⑦ Colin PM, Nicolas F, Quentin A, el at.. Umbilical cord blood stem cells can expand hematopoietic and neuroglial progenitors in vitro. Experimental Cell Research, 2004, 295 (Pt 2): 350-359.

⑧ Jeong JA, Gang EJ, Hong SH, et al.. Rapid neural differentiation of human cord blood-derived mesenchymal stem cells. Neuroreport, 2004, 15 (11): 1731-1734.

⑨ Ha Y, Lee JE, Kim KN, el at.. Intermediate filament nestin expressions in human cord blood monocytes (HCMNCs). Acta Neurochir, 2003, 145: 483-487.

⑩ Zhao Z, Lu S, Zhang Q, et al.. The preliminary study on in vitro differentiation of human umbilical cord blood cells into neural cells. Int J Hematol, 2003, 24 (9): 484-487.

⑪ Hou L, Cao H, Wang D, et al.. Induction of umbilical cord blood mesenchymal stem cells into neuron-like cells in vitro. Int J Hematol, 2003, 78 (3): 256-261.

⑫ Fan CG, Zhang QJ, Tang FW. Human umbilical cord blood cells express neurotrophic factors. Neuroscience Letters, 2005, 380 (3): 322-325.

⑬ Luisa BL, Domenico C, Giuseppe S, et al.. CD34-positive cells in human umbilical cord blood express nerve growth factor and its specific receptor TrkA. Journal of Neuroimmunology, 2003, 136 (1-2): 130-139.

能力。

NTFs是一类对神经有特异性的蛋白质或多肽分子，BDNF和NGF就是其典型代表。随着对其深入研究，人们发现NTFs具有明确的促进和维持神经细胞分化、生长和存活的作用，在改善认知功能方面也有重要作用。[①②③] 因此，近年来，在探讨VD发病机理、干预治疗及评价中检测脑组织BDNF和NGF的含量变化，日益受到人们的关注。

BDNF是Barde等人于1982年由猪脑提取液中获得的一种NTFs，分子量为13.15kD，大部分来源于中枢神经系统的神经元，主要分布于脑，在心、肺和脊髓运动神经元的外周靶组织也有一定的分布。BDNF与支配神经元轴突末梢膜上的受体结合，逆行运输至胞体产生生物效应，也可以经胞体顺行运输至轴突末端并释放，被次级神经元摄取和利用，参与突触可塑性。BDNF具有促进胆碱能神经元、多巴胺能神经元、运动神经元、C-氨基丁酸能神经元和某些对NGF无反应的感觉神经元的存活、生长和发育，延缓神经元的变性和自然死亡，[④⑤] 以及神

---

① Amino S, Itakuru M, Ohnishi H, et al.. Nerve growth factor enhances neurotransm itter release from PC12 cells by increasing Ca（2+）-responsible secretory vesicles through the activation of mitogen-activated prote in kinase and phosphatidy linositol 3-kinase. J Biochem（Tokyo）, 2002, 131（6）: 887.

② Yang JT, Chang CN, Lee TH, et al.. Effect of dexame thasone on the expression of brain-derived neurotrophic factor and neurotroph in-3 messenger ribonncle ic acids after forebrain ischemia in the rat. Crit Care Med, 2002, 30（4）: 913.

③ Hall J, Thomas KL, Everitt BJ. Rapid and selective induction of BDNF expression in the hippocampus during contextual learning. Nat Neurosci, 2000, 3（6）: 533-535.

④ Frim DM, Uhler TA, Galpern WR, et al.. Implanted fibroblasts genetically engineered to produce brain-derived neurotrophic factor prevent I-methyl-4-phenylpyridinium toxicity to dopaminergic neurons in the rat. Proc Natl Acad Sci USA, 1994, 91: 5104-5108.

⑤ Friedman B, Kleinfeld D, Ip NY, et al.. BDNF and NT-4/5 exert neurotrophic influences on injure adult spinal motor neurons. J Neurosci, 1995, 15: 1044-1056.

经细胞损伤后修复等作用。[①②③④⑤⑥] 此外，BDNF 也参与长时程记忆的形成过程，对调节神经突触可塑性和维持学习记忆能力发挥着重要的作用。[⑦⑧] 研究表明，BDNF 能够诱导培养的 NSCs 分化成不成熟的星形胶质细胞和多极的神经细胞，并且可促进其迁移、成熟、存活及其胞体和突起的发育生长。脑室灌注 BDNF 可增加神经元迁移到嗅球和邻近的前脑。麻醉大鼠海马内给予 BDNF 后可观察到长达 10h 的 fEPSP 斜率和 PS 幅度升高。[⑨]

BDNF 在胚胎生长发育过程中水平较高，随着机体发育成熟，其水平逐渐降低，[⑩] 并且维持在较低水平；但在脑缺血等因素影响下，BDNF 的表达可发生很大变化。Yamasaki 等人[⑪]研究发现，脑缺血早期在海马放射层 BDNF 的表达显著下降，缺血 1W 后 BDNF 的表达呈强阳

---

① Schinstine M, Iacovitti L. 5-Azacytidine and BDNF enhance the maturation of neurons derived from EGF-generated neural stem ceels. Exp Neurol, 1997, 144 (2): 315-325.

② Bosco A, Linden R. BDNF and NT-4 differentially modulate neurite outgrowth in developing retinal ganglion cells. J Neurosci Res, 1999, 57 (6): 759-769.

③ Xu B, Gottschalk W, Chow A, et al. The role of brain-derived neurotrophic factor receptors in the mature hippocampus: modulation of long-term potentiation through a presynaptic mechanism involving TrkB. J Neursci, 2000, 20 (18): 688-697.

④ Plunet W, Kwon BK, Tetzlaff W. Promoting axonal regeneration in the central nervous system by enhancing the cell body response to axotomy. J Neurosci Res, 2002, 68 (1): 1-6.

⑤ Gao C. Wang JZ, Chen ME. Effects of interavenous administration of marrow stromal cells on long-term potentiation induction of vascular dementia rats. Zhongguo Linchuang Kangfu, 2003, 7 (16): 2268-2269.

⑥ Lu B, Figurov A. Role of neurotroph in sinsynapse development and plasticity. Rev Neurosci, 1997, 8 (1): 1-12.

⑦ Lu B, Figurov A. Role of neurotroph in sinsynapse development and plasticity. Rev Neurosci, 1997, 8 (1): 1-12.

⑧ Hall J, Thomas KL, Everitt BJ. Rapid and selective induction of BDNF expression in the hippocampus during contextual learning. Nat Neurosci, 2000, 3 (6): 533-535.

⑨ Messaoudi E, Bardsen K, Srebro B, et al.. Acute intrahippocampa infusion of BDNF induces lasting potentiation of synaptic transmission in the rat dentate gyrus. J Neurophysiol, 1998, 79 (1): 496-499.

⑩ Lindsay RM, Wiegand SJ, Altar CA, et al.. Neurotrophic factors: from molecule to man. Trends Neurosci, 1994, 17 (5): 182-190.

⑪ Yamasaki Y, Shigeno T, Furukawa Y, et al.. Reduction in brain-derived neurotrophic factor protein level in the hippocampal CA1 dendritic field precedes the delayed neuronal damage in the rat brain. J Neurosci Res, 1998, 53 (3): 318-329.

性；脑内 BDNF 的反应性增强是机体神经元对缺血、缺氧自我保护的一个重要内容。其保护机制可能是：（1）拮抗兴奋性氨基酸的毒性，稳定细胞内 Ca^{2+} 的浓度；①②（2）增强抗氧化酶的活性，减轻自由基的损伤；③（3）促进轴突芽生，调节突触重塑；④（4）调节神经元内基因的表达，如 c-fos，c-jun 等，抑制细胞凋亡、坏死的发生，这种效应是通过翻译后的机制诱导 trkB 受体的表达增高来实现的。⑤ 本实验结果显示，大鼠在慢性缺血后 2W、4W、8W 时内源性 BDNF 的表达明显增加（P<0.01），与 Yamasaki 等人的报道基本一致，但这种表达水平仍有限，难以对受损神经元起全面持久地保护作用；颈内动脉输注 HCMNCs 后 VD 大鼠脑组织 BDNF 的含量进一步增多，病理组织学的改变相应减轻，AAR 比率也显著提高。提示 HCMNCs 可在 VD 大鼠损伤脑组织中存活、分化并可显著上调 BDNF 的表达，促进受损神经元的再生与修复，阻断有功能的新生神经元及成熟神经元发生迟发性凋亡，显著缓解脑缺血后神经元的损伤程度，从而对神经突触传递和认知功能发挥有效的保护作用。这也说明显著上调脑内 BDNF 的表达而实现对神经元的保护是 HCMNCs 对 VD 大鼠脑保护作用的一种机制。

NGF 是 Levi-Montalcini 于 1952 年发现的第一种 NTFs，分子量为 140kD，由神经元自身所支配的靶组织产生的一类含量极微的可溶性多肽分子，可通过神经元轴突逆行运输到神经胞体，与特异受体结合，激活细胞代谢，调节细胞生长。⑥ NGF 在周围神经系统参与交感神经元、

---

① Tremblay R, Hewitt K, Lesiuk H, et al.. Evidence That BDNF Neuroprotection Is Linked to Its Ability to Reverse the NMDA-induced Inactivation of Protein Kinase C in Cortical Neurons. Neurochem, 1999, 72（1）: 102-111.

② Bin Cheng, Mark P. NT-3 and BDNF Protect CNS Neurons against Metabolic/ Excitotoxic Insults. Brain Research, 1994, 640: 56.

③ Kiprianova I, Sandkuhler J, Schwab S, et al.. Brain-derived neurotrophic factor improves long-termpotentiation and cognitive functions after transient forebrain ischemia in the rat. Exp Neurol, 1999, 159（2）: 511-519.

④ Tartaglia N, Du J, Tyler WJ, et al.. Protein synthesis-dependentand independent regulation of hippocampal synapses by brain-derived neurotrophic factor. J Biol Chem, 2001, 276（40）: 37585-37593.

⑤ Tsukahara T, Yonekawa Y, Tanaka K. The Role of Brain Derived Neurotrophic Factor in Transient Forebrain Ischemia in the Rat Brain. Neurosurgery, 1994, 34（2）: 323.

⑥ Levi MR. The nerve growth factor 35 years later. Science, 1987, 237: 1154-1162.

神经嵴起源的感觉神经元的发育、存活及损伤修复，对中枢神经系统中基底前脑胆碱能神经元、[①②③] 单胺类神经元、肽类神经元、交感神经元、C-氨基丁酸能神经元具有支持存活作用，可增加神经递质合成，阻止神经元细胞编程性死亡。[④] 许多动物实验表明，NGF 水平升高能够促进神经递质如乙酰胆碱的合成，并对胆碱能神经元起营养作用，具有防治脑老化的功效；给予外源性 NGF 可预防因脑缺血导致的海马和皮层神经元的变性坏死，能缓解兴奋毒性所致的神经元损伤，明显改善动物的学习记忆能力。[⑤] 有学者用 NGF 转基因鼠研究发现，短暂大脑中动脉（MCA）闭塞后，大鼠皮质和海马神经元坏死和凋亡均明显减少。[⑥]

脑内的 NGF 首先来源于神经元，其次是胶质细胞。当脑缺血或出血等损伤发生时，在早期 NGF 即可反应性表达，意在维持胞内钙稳态、减少自由基的损伤、抑制细胞凋亡而发挥对神经细胞保护的作用；本实验也显示慢性脑缺血后大鼠脑内 NGF 的表达呈显著增加趋势。颈内动脉输注 HCMNCs 后 VD 大鼠脑内 NGF 的含量明显增加，大鼠 AAR 成绩显著提高，变化规律与其基本一致。提示脑内 NGF 表达升高可显著改善 VD 大鼠的学习记忆能力，其机制可能与 NGF 对学习、记忆相关的中枢神经递质代谢和海马突触参数的可塑性调节有关。即脑内高水平 NGF 的表达更有利于与其低亲和力受体 P^{75NTR} 的结合，激活鞘磷脂酶和核因子 κB（NFκB）转录复合物，提高诸多抗氧化酶的活力（如超氧化物歧化酶），缓解海马和皮层神经元的变性坏死，促进海马内胆碱能纤

---

① Bibel M, Barde YA, Neurotrophins: key regulators of cell fate and cell shape in the vertebrate nervous system. Genes Dev, 2000, 14 (23): 2919-2937.

② Van Vulpen EH, Van Der Kooy D. NGF facilitates the developmental maturation of the previously committed cholinergic interneurons in the striatal matrix. J Comp Neurol, 1999, 411 (1): 87-96.

③ Yao GE, Wang JZ, Chen ME. Relationship between hippocampal model. Zhongguo Linchuang Kangfu, 2003, 7 (13): 1496-1497.

④ Knusel B. Winslow JW, Rosenthal A, et al.. Promotion of centra cholinergic and dopaminergic neuron differentiation by BDNF but not NT-3. Proc Natl Acad Sci USA, 1991, 88: 961-965.

⑤ 徐晓虹、章子贵、吴馥梅：《神经生长因子改善衰老性记忆障碍及突触机制的探讨》，载《药学学报》2000 年第 10 期，第 729 页。

⑥ Guegan C, CeballosPicot I, Chevalier E, et al.. Reduction of ischemic damage in NGF-transgenicmice; correlation with enhancement of antioxidant enzyme activities. Neurobiol Dis, 1999, 6 (3): 180-189.

维的再生和胆碱能神经递质（如乙酰胆碱）的合成，并重建突触功能，[①②] 从而对神经突触传递和认知功能发挥积极调控作用。这进一步表明了 HCMNCs 对 VD 大鼠脑内受损神经元的保护作用也可通过显著上调 NGF 含量而实现。

NGF 分布范围没有 BDNF 广泛，其表达量也没有 BDNF 高，这与国外研究结果一致。[③④] 缺血再灌注损伤可引起 NGF 和 BDNF 含量的增加，其机理可能是缺血引起细胞外环境谷氨酰胺增加，细胞内钙离子浓度升高，进而引起 NGF、BDNF 含量增加。[⑤] 本实验研究显示，BDNF 和 NGF 的表达水平在慢性脑缺血再灌注损伤后 2W 时已明显增加，4W 时达到高峰，此后逐渐下降，提示脑缺血后机体在无外来因素干预下，可通过自身代偿，调节内源性的 BDNF 和 NGF 表达，从而提高神经元抵抗缺血的能力，促进受损神经元的修复、再生，调节神经结构的重建；但随着脑缺血时间的延长，BDNF 和 NGF 的表达逐渐降低，提示机体自身的代偿能力是有限的，考虑其可能与神经细胞的丢失及神经细胞功能减退有关。慢性脑缺血大鼠颈内动脉输注 HCMNCs 后，脑内 BDNF 和 NGF 的含量明显增高，于 8W 时相点仍维持在较高的水平。提示 HCMNCs 在 VD 大鼠脑内不仅上调损伤脑组织 BDNF 和 NGF 的表达，还可延长其高水平表达时间。表明颈内动脉输注 HCMNCs 有利于中枢神经系统损伤后的修复和再生，对神经细胞起到长期有效的保护作用。

综上所述，颈内动脉输注 HCMNCs 可透过 BBB 在损伤脑组织中迁移、分化并上调 BDNF 和 NGF 的表达，减轻脑缺血后脑组织的损伤，

---

① Kume T, Nishikawa H, Tomioka H, et al.. p75-mediated neuroprotection by NGF against glutamate cytotoxicity in cortical cultures. Brain Res, 2000, 852 (2): 279-289.

② Garofalo L, Ribeiro-da-Silva A, Cuello AC. Nerve growth factor-induced synaptogenesis and hypertrophy of cortical cholinergic terminals. Proc Natl Acad Sci USA, 1992, 89: 2639-2643.

③ Hofer M, Pagliusi SR, Hohn A, et al.. Regional distribution of brain-derived neurotrophic factor mRNA in the adult mouse brain. EMBO J, 1990, 9: 2459-2464.

④ Zafra F, Castren E, Thoenen H, et al.. Interplay between glutamate and gamma -aminobutyric acid transmitter systems in the physiological regulation of brain-derived neurotrophic factor and nerve growth factor synthesis in hippocampal neurons. Proc Natl Acad Sci USA, 1991, 88: 10037-10041.

⑤ Merlio JP, Ernfors P, Kokaia Z, et al.. Increased production of the TrKB protein tyrosine kinase receptor after brain insults. Neuron, 1993, 10: 151-164.

具有确切的神经保护作用。说明 HCMNCs 改善 VD 认知功能机制，这除了与 HCMNCs 向损伤脑组织中迁移、分化为新生神经元，与周围环境中的细胞建立有生物功能的突触联系有关外，还可能与增加 BDNF 和 NGF 含量有关。但有关 HCMNCs 在脑内如何上调 BDNF 和 NGF 表达的机制目前尚不明确，今后有待进一步深入研究。

本实验结论

本实验采用改良的 Pulsinellis 4-VO 建立 VD 大鼠模型，将 BrdU 标记的 HCMNCs 经颈内动脉输注入 VD 大鼠体内，采用免疫组织化学方法检测 HCMNCs 透过 VD 大鼠 BBB 在脑实质内存活、迁移、分布和分化情况以及在不同时相点输注对其透过率的影响；使用 HE 染色观察了大鼠脑组织的病理变化；运用穿梭箱系统和神经电生理观察大鼠的行为学和海马齿状回长时程增强的变化；以 ELISA 法观察了脑组织 BDNF、NGF 含量的变化。结论如下：

1. 颈内动脉输注 HCMNCs 可透过 VD 大鼠 BBB 向脑缺血易损伤部位迁移聚集、存活，并定向分化神经样细胞，其透过 BBB 具有特定的适宜时间窗。

2. 颈内动脉输注 HCMNCs 可显著易化海马齿状回神经元突触的可塑性。

3. HCMNCs 治疗后 VD 大鼠神经细胞变性、坏死数量减少，损伤程度明显减轻；治疗组大鼠脑组织 BDNF、NGF 的含量均显著高于模型组，且保持较长时间的高水平表达。表明颈内动脉输注 HCMNCs 对 VD 大鼠脑组织神经细胞具有较好的保护作用。

4. HCMNCs 治疗后 VD 大鼠的穿梭箱成绩显著提高；表明 HCMNCs 颈内动脉输注可显著改善 VD 大鼠的学习记忆能力。

第三章　人脐带血干细胞海马移植治疗血管性痴呆大鼠的实验研究

近年来，干细胞研究受到了全球范围的广泛关注和重视，并取得了显著的进展和成就。干细胞技术能够将干细胞衍生成各种不同类型的成体细胞及组织，从而用于干细胞移植、组织器官再造和基因治疗。随着社会人口老龄化的加剧，老年人痴呆的发病率明显增加。血管性痴呆（Vascular Dementia，VD）是由一系列脑血管病因素导致的脑组织损害所引起的痴呆综合征。现代医学对 VD 尚无有效的治疗方法，但干细胞研究为 VD 治疗提供了新的思路和方法。

神经干细胞（Neural Stem Cells，NSCs）的研究发展迅速，其自我更新和多向分化的潜能[①]使之在神经损伤修复与退行性疾病的治疗中有巨大的应用潜力。近十年来，如何获取大量的 NSC 供临床使用成为干细胞研究的热点之一。具有神经细胞分化潜能的细胞主要有三种类型：胚胎干细胞（ESCs）、神经干细胞（NSCs）和成体干细胞。[②] ESCs 因其致瘤性及社会伦理道德问题在研究上进展缓慢；[③] NSCs 的获得需体外分离动物胚胎或成熟 CNS 的细胞，并利用含有特殊生长因子的条件培养基维持 NSCs 的未分化状态，操作烦琐，且 NSCs 复杂的定位决定了它很难被大量获得并应用于临床；[④] 而成体干细胞一旦加以适合神经

---

① Mckay R. Stem cells in the central nervous system. Science，1997，226（5309）：66-71.

② Peterson DA. Stem cells in brain plasticity and repair. Curr Opin Pharmacol，2002，2（1）：34-42.

③ Vescovi AL，Parati EA，Gritti A，et al.. Isolation and cloning of multipotential stem cells from the embryonic human CNS and establishment of transplantable human neural stem cell lines by epigenetic stimulation. Exp Neurol，1999，156（1）：71-83.

④ Palmer TD，Schwartz PH，Taupin P，et al.. Cell culture. Progenitor cells from human brain after death. Natrue，2001，411（6833）：42-43.

分化的刺激，在体内、体外均可分化为神经细胞。[1][2][3] 骨髓间充质干细胞经体外诱导可分化为神经细胞，[4][5] 将其移植入大鼠脑内，可成功促进其卒中后神经功能的恢复。[6] 而脐带血和骨髓一样都含有 NSCs，且脐带血中的干细胞可能更原始，增殖分化能力更强。

诸多国内外学者均报道从脐带血干细胞中分离诱导出了神经细胞，并在分化过程中可表达 NSCs 特异性标志，[7] 这无疑是继 CNS 和胚胎组织来源的干细胞之后，细胞治疗来源的又一新选择。脐带血干细胞含量较丰富，易于采集、制备及保存，且免疫应答反应及移植后的移植物抗宿主反应（GVHD）均较低。因此，脐带血干细胞用于移植治疗 CNS 疾病，具有明显的优越性。

近年来，HUCBCs 在神经系统疾病如卒中、变性疾病、外伤等疾病的治疗方面取得了较为满意的效果。Zigova[8] 报道，脐带血成体干细胞用 RA+NGF 培养，移植入大鼠的室管膜下区（SVZ）前部，一周后 20%的细胞存活，移植的大部分细胞可在 SVZ 发现，并迁移入邻近的皮层和胼胝体。Walczak 等人[9]将 HUCBCs 移植到预先用环孢菌素处理

---

① Romero-Ramos M, Vourc'h P, Young HE, et al.. Neuronal differentiation of stem cells isolated from adult muscle. Neurosci Res, 2002, 69 (6): 894-907.

② Sanchez-Ramos JR, Shijie S, Kamath SJ, et al.. Expression of neural markers in human umbilical cord blood. Exp Neurology, 2001, 171 (1): 109-115.

③ Zigova T, Song S. Willing AE, et al.. Human umbilical cord blood cells express neural antigens afer transplantation into the developing rat brain. Cell Transplant, 2002, 11 (3): 265-274.

④ Goodwin HS, Bicknese AR, Chien SN, et al.. Multilineage differentiation activity by cells isolated from UCB: Expression of bone, fat, and neural makers. Biol Blood Marrow Transplant, 2001, 7 (11): 581-588.

⑤ Brazelton TR, Rossi FM, Keshet GI, et al.. From marrow to brain: expression of neuronal phenotypes in adult mice. Science, 2000, 290 (5497): 1775-1779.

⑥ Bianco P, Riminucci M, Gronthos S, et al.. Bone marrow stromal stem cells: nature, biology, and potential applications. Stem cells, 2001, 19 (3): 180-192.

⑦ Krause DS, Theise ND, Collector MI, et al.. Multi-organ, multi-lineage engraftment by a single bone marrow-derived stem cell. cell, 2001, 105 (3): 369-377.

⑧ Zigova T, Song S. Willing AE, et al.. Human umbilical cord blood cells express neural antigens afer transplantation into the developing rat brain. Cell Transplant, 2002, 11 (3): 265-274.

⑨ P. Walczak, N. Chen, J. E. Hudson, et al.. Do Hematopoietic cells exposed to a neurogenic environment mimic properties of endogenous neural precursors. Journal of neuroscience research, 2004, 76: 244-254.

的成年及老龄鼠脑室管膜下区。一周后，移植的 HUCBCs 在鼠 SV 区存活，表现了一定的神经祖细胞的特性，并开始沿 SV 区到嗅球的路线迁移。这说明移植的细胞可以存活，并具有相当的活性。但到目前为止，尚未有将 HUCBCs 应用于 VD 治疗的报道。

为了研究 HUCBCs 应用于 VD 治疗的可行性和有效性，本实验采用密度梯度离心法分离 HUCBCs，诱导后检测 NSC 标志物的表达；用两血管阻断法（2-VO）建立 VD 大鼠模型，将标记的 HUCBCs 移植入 VD 大鼠的海马内，观察移植的 HUCBCs 的存活及迁移情况；应用电脑控制的穿梭箱检测治疗组大鼠学习记忆能力的改变，并观察其脑组织病理改变情况；检测移植前后大鼠脑内乙酰胆碱（Ach）含量及乙酰胆碱酯酶（AchE）活性的变化。

第一节 概 述

一、背景与目的

血管性痴呆（Vascular Dementia，VD），是指由于脑血管疾病引起的脑组织梗死、低灌注或出血所致的认知功能损害综合征。目前，VD 成为老年人痴呆的第二大病因，仅次于阿尔茨海默病。随着人口老龄化的加剧和脑血管疾病发病率的上升，VD 的发病率也在逐年上升。但对于 VD 尚无特效治疗方法。自 1998 年人类胚胎干细胞成功分离以来，干细胞研究受到了全球范围的广泛关注和重视，也取得了显著的进展和巨大的成就。干细胞，是指未成熟细胞，具有自我更新和分化能力，可以分化为多系统细胞、组织及器官。[①] 干细胞技术能够将细胞衍生成各种不同类型的细胞及其组织，从而产生了干细胞移植、组织器官再造和基因治疗等全新的治疗技术。

干细胞可分为 ESCs 和成体干细胞（Adult Stem Cells），其中 ESCs 是最有应用价值的干细胞，但由于其来源于胚胎，必然涉及伦理和道德

---

① Wakayama T, Tabar V, Rodriguez I, et al.. Differentiation of embryonic stem cell lines generated from adult somatic cells by nuclear transfer. Science, 2001, 292 (5517): 740-743.

问题,[①] 因此，成体干细胞应用受到了重视。成体干细胞是存在于发育成熟个体组织中的可自我更新和分化为原组织所有细胞类型的未分化细胞。[②] 骨髓间充质干细胞是研究最早、最为深入的一类多能干细胞，其来源于发育早期的中胚层和外胚层，具有广泛的分化潜能，在中枢神经系统疾病如脑缺血及脑外伤等治疗方面得到了应用。[③] 人的脐带血含有丰富的多能干/祖细胞，具有增殖能力强、来源丰富、采集方便及配型不完全相同的亦可利用等优点。脐带血较骨髓含有更多的干细胞，而且这些干细胞更原始。提示脐带血源性干细胞比骨髓源性干细胞更有治疗应用价值。目前已有报道将人脐带血细胞移植到 CNS 损伤（如脑缺血或脊髓损伤）的动物模型中,[④][⑤] 组织学及行为学证实了其的有效性。

本实验使用建立从人脐带血中分离、诱导、培养脐带血干细胞的方法，并利用脑立体定位技术行细胞移植，将 HUCBCs 移植于 VD 模型大鼠的海马内，观察大鼠的行为和认知功能的改善、治疗前后病理结构的改变及对 HUCBCs VD 大鼠胆碱能系统功能的影响。

二、方法

（一）脐带血的采集、分离及诱导培养

采集足月妊娠、正常分娩产妇的胎盘及脐带血，用淋巴细胞分层液梯度密度离心法分离出 HCMNCs，并用神经生长因子（NGF）和维甲酸（RA）联合诱导培养。

（二）HUCBCs NSC 标志物的鉴定

采集脐带血，分离 HCMNCs，用 RT-PCR 技术，检测细胞培养前

---

① Rossant J. Stem cells from the Mammalian blastocyst. Stem Cells, 2001, 19 (6): 477-482.

② Weissman IL. Translating stem and progenitor cell biology to clinic: barriers and opportunities. Science, 2000, 287 (5457): 1442-1446.

③ Li Y, Chopp M, Chen J, et al. . Intrastriatal transplantation of bone marrow nonhematopoietic cells improves functional recovery after stock in adult mice. J Cereb Blood Flow, 2000, 20 (9): 1311-1319.

④ Willing AE, Lixian J, Milliken M, et al. . Intravenous versus intrastriatal cord blood administration in a rodent model of stroke. J Neurosci Res, 2003, 73 (3): 296-307.

⑤ Saporta S, Kim JJ, Willing AE, et al. . Human umbilical cord blood stem cells infusion in spinal cord injury: engraftment and beneficial influence on behavior. J Hematother Stem Cell Res, 2003, 12 (3): 271-278.

后 NSC 标志物 mRNA 的表达变化。

（三）HUCBCs 的标记

分别应用 BrdU 及 DAPI 两种标记物对培养的细胞行体外标记。以抗 BrdU 抗体免疫组化染色，在荧光显微镜下观察并计算 BrdU 阳性细胞标记率。DAPI 标记细胞直接用荧光显微镜观察，并计算标记率。

（四）实验动物分组

将大鼠随机分为模型组（Model group）、治疗组（Treatment group）和对照组（Control group），各组大鼠又分为 2 周（2W）、4 周（4W）、8 周（8W）3 个时相点。

（五）动物模型

采用两血管阻断法制作动物模型。治疗组利用脑立体定位技术将培养的 HUCBCs（3×10^6个/500μl）注入大鼠右侧海马内，应用计算机控制的穿梭箱主动回避反应（Active Avoidance Response，AAR）检测实验大鼠的学习记忆能力。

（六）大鼠脑组织内的 HUCBCs 检测

采用免疫组织化学法对治疗组大鼠脑组织内的 HUCBCs 进行定性检测，并观察体外标记后的 HUCBCs 注入海马后的存活及迁移情况。

（七）海马组织中乙酰胆碱酯酶/乙酰胆碱转移酶的含量检测

海马匀浆测定移植前后乙酰胆碱酯酶/乙酰胆碱含量的变化。

（八）病理学观察

以光学显微镜观察各组大鼠脑细胞的病理变化。

三、结果

（一）HUCBCs 的分离和培养

培养前，HUCBCs 胞体积较小，呈大小均一的圆形，直径约 17μm，颜色较深，在高倍镜下可见其不停振动。培养后，细胞胞体增大，大部分细胞贴壁生长，形态呈梭形，大小不等，形态类似骨髓 MSCs，但较骨髓 MSCs 稍小。加入 NGF 和 RA 诱导后，部分细胞突起明显变长。

（二）HUCBCs 中 NSCs 标志物的表达

nestin RNA 在分离后 1h 细胞中低表达，培养后 36h 表达逐渐升高，72h 后表达开始降低；musashi-1 RNA 在分离后 1h 细胞中低表达，培养 48h 后呈高表达。

（三）免疫组织化学方法分析结果

于 HUCBCs 治疗组大鼠脑组织发现 BrdU 阳性细胞，提示注入的标记细胞可以在大鼠脑内存活。

（四）DAPI 体外标记及海马注射结果

HUCBCs 体外 DAPI 荧光标记率为 100%。海马注入后，荧光细胞聚集于针道。随着时间的推移，荧光细胞向远处转移，说明 HUCBCs 可以在脑内存活并且迁移。

（五）穿梭箱测试结果

模型组和治疗组术前与对照组大鼠的 AAR 百分比无明显差异。模型组术后各时相点的大鼠 AAR 百分比较对照组显著降低。治疗组大鼠术后的 AAR 百分比显著低于对照组，但显著高于模型组。提示 HUCBCs 治疗对 VaD 大鼠的行为有明显改善作用。

（六）海马组织乙酰胆碱酯酶/乙酰胆碱含量检测结果

海马移植脐带血干细胞 4W 后，模型组大鼠海马中的 Ach 含量及 AchE 活性均较对照组低；而治疗组大鼠的 Ach 含量及 AchE 活性均明显升高（$P<0.01$）。

（七）各组大鼠脑组织的病理学改变

模型组可见细胞核固缩，胞质密度增高，线粒体肿胀，轴突水肿、变性、脱髓鞘等慢性缺血缺氧的病理改变。治疗组的上述改变明显较轻。

四、结论

1. 实验证实 HUCBCs 的确能表达 nSCs 标志物 nestin 及 musashi-1，且在分离后低表达，培养 48h 高表达。提示 HUCBCs 中存在具有 NSCs 特性的细胞群。这一结果为 HUCBCs 治疗 VD 大鼠提供了理论依据。

2. BrdU 免疫组化及 DAPI 免疫荧光法检测证实，HUCBCs 能够在移植鼠脑的海马内存活并迁移。

3. 行为学检测结果表明经 HUCBCs 治疗后，VD 大鼠的穿梭箱成绩显著提高。提示 HUCBCs 海马移植能够显著改善 VD 大鼠的学习记忆能力。

4. VD 大鼠脑内胆碱能系统功能全面下降；而细胞移植后，AchE 活性及 Ach 含量均明显升高。说明脐带血干细胞移植能明显改善胆碱能系统的功能，调节脑内生理代谢，从而达到改善记忆，治疗 VD 的目的。

第二节　人脐带血单核细胞体外培养和诱导后 NSC 标志物 mRNA 的表达

干细胞是具有自我复制和多向分化潜能的原始细胞，是形成生命机体各种组织器官的起源细胞。在成体干细胞的研究中，脐带血干细胞由于易采集、制备及保存，免疫反应性低，越来越受到关注。HCMNCs 是一个异质性的细胞群，其中含有大量间质来源和内皮来源的前体细胞及造血干细胞，[①②] 具有很强的自我复制能力，能产生具有各种表型的子代细胞，[③] 并可作为组织工程的种子细胞。HCMNCs 在适宜的体内或体外环境下，可分化为神经元及神经胶质细胞，并在分化过程中表达 NSCs 的特异性标志。[④⑤⑥⑦⑧⑨⑩]

国内外学者都运用不同方法从脐带血中分离干细胞。用流式细胞仪法和免疫磁珠法分离脐带血 MSCs，操作方法复杂且花费高昂。近年来，

---

① Boyer M, Townsend LE, Vogel LM, et al.. Isolation ofendothelial cells and their progenitor cells from human peripheral blood. Vasc Surg, 2000, 31: 181-189.

② Erices A, Conget P, Minguell JJ. Mesenchymal progenitor cells in human umbilical cord blood. Br J Haematol, 2000, 109: 235-242.

③ Pittenger MF, Mackay AM, Beck SC, et al.. Multilineage potential of adult human mesenchymal stem cells. Science, 1999, 284: 143-147.

④ Zigova T, Song S. Willing AE, et al.. Human umbilical cord blood cells express neural antigens afer transplantation into the developing rat brain. Cell Transplant, 2002, 11 (3): 265-274.

⑤ Goodwin HS, Bicknese AR, Chien SN, et al.. Multilineage differentiation activity by cells isolated from UCB: expression of bone, fat, and neural makers. Biol Blood Marrow Transplant, 2001, 7 (11): 581-588.

⑥ Brazelton TR, Rossi FM, Keshet GI, et al.. From marrow to brain: expression of neuronal phenotypes in adult mice. Science, 2000, 290 (5497): 1775-1779.

⑦ Bianco P, Riminucci M, Gronthos S, et al.. Bone marrow stromal stem cells: nature, biology, and potential applications. Stem cells, 2001, 19 (3): 180-192.

⑧ Krause DS, Theise ND, Collector MI, et al.. Multi-organ, multi-lineage engraftment by a single bone marrow-derived stem cell. cell, 2001, 105 (3): 369-377.

⑨ P. Walczak, N. Chen, J. E. Hudson, et al.. Do Hematopoietic cells exposed to a neurogenic environment mimic properties of endogenous neural precursors. Journal of neuroscience research, 2004, 76: 244-254.

⑩ Boyer M, Townsend LE, Vogel LM, et al.. Isolation ofendothelial cells and their progenitor cells from human peripheral blood. Vasc Surg, 2000, 31: 181-189.

人们发现从 HCMNCs 中可以分化出神经细胞，使 HCMNCs 移植治疗神经系统疾病成为可能。据文献报道，HCMNCs 在体外培养条件下，可向神经细胞转化。① 如果将 HCMNCs 植入发育中的大鼠脑内，HCMNCs 可分化成神经元或神经胶质细胞。② 本实验采用密度梯度离心法分离 HCMNCs，观察培养过程中 HCMNCs 的形态变化情况，并用 RT-PCR 方法比较 HCMNCs 诱导前后 NSCs 标志物 nestin 及 musashi-1 的 mRNA 表达情况。

一、材料与方法

（一）实验材料

1. 脐带血

由第三军医大学野战外科研究所妇产科提供。

2. 主要试剂和材料

高糖 IMDM 培养基（GIBCO，美国）；FBS（Hyclone，美国）；淋巴细胞分层液（Ficoll 液）（GIBCO，美国）；Trizol 溶液（Invitrogen，美国）；氯仿（北京科技有限公司）；异丙醇（北京科技有限公司）；RT-PCR 试剂盒（大连宝生物工程有限公司）；琼脂糖（Sigma，美国）；琼脂粉（Roche，德国）；明胶（上海化学试剂公司）；0.1M PBS（pH 值为 7.4）（武汉博士德生物工程有限公司）；神经生长因子（NGF）（Sigma，美国）；维甲酸（RA）（Sigma，美国）；注射用青霉素钠（华北制药股份有限公司）；注射用链霉素（华北制药股份有限公司）；焦碳酸二乙酯（DEPC）（Sigma，美国）；PCR 试剂盒（大连 Takara）；RT-PCR 试剂盒（大连 Takara）；输血袋（第三军医大学大坪医院输血科）。

3. 主要仪器设备

超净工作台（苏争集团安泰公司）；微量分析天平（上海电子仪器厂）；-70℃ 冰箱（SHARP，日本）；低温超速离心机（Beckman，美国）；倒置显微镜（Olympus，日本）；CO_2 培养箱（Queue，美国）；HTS 7000 Plus 分光光度仪（Perkin Elmer，美国）；TDL-50B 医用台式

① Ha Y, choi JU, Yoon DH, et al.. Neural phenotype expression of cultured human cord blood cells in vitro. Neuralreport, 2001, 12 (16): 3523.

② Zigova T, Song S. Willing AE, et al.. Human umbilical cord blood cells express neural antigens afer transplantation into the developing rat brain. Cell Transplant, 2002, 11 (3): 265-274.

离心机（上海安亭科学仪器厂）；BA61 型电子天平（Sartorius，德国）；DU640 紫外分光光度仪（Beckman，美国）；PCR 仪（Eppendorf，德国）；凝胶成像分析系统（Gel Doc 2000，BIORAD，美国）；水平电泳槽（北京六一仪器厂）；制冰机（SANYO，日本）。

（二）实验方法

1. 细胞的采集与分离

选择健康足月妊娠产妇，无感染性疾病，非高危妊娠，且新生儿为正常顺产，皮肤红润，四肢活动良好。待新生儿娩出后立即在距脐轮 5~7cm 处用钳夹结扎脐带并切断。消毒脐带胎盘侧，行脐静脉穿刺。脐带血借宫缩力流入采血袋内，每份脐带血取 50~100ml。

2. 脐带血 MSCs 的体外分离和扩增培养

（1）脐带血肝素抗凝，与 0.01mol/L pH 值为 7.4 的 PBS 按 1∶1 混匀，再与 3%的明胶 1∶1 混匀，静置 60min 沉降红细胞。

（2）吸上清离心，弃上清，用 PBS 制成单细胞悬液，叠加到相对密度 1.077 的 Ficoll 液上，2000r/min 离心 20min，取界面层，加 PBS 制成单细胞悬液，离心洗涤 3 次，弃上清。所得细胞以 $1.0 \times 10^6/cm^2$（T-25 培养瓶）的密度接种于含有 15%FBS 的 IMDM 培养液中，置于孵箱内培养，加入 20ng/ml NGF 和 RA 联合诱导培养。4~5d 后换液，弃去悬浮细胞，贴壁细胞继续培养，用倒置显微镜观察细胞形态的改变并照相。

3. HCMNCs 总 RNA 的提取

取分离后 1h HCMNCs 和培养 36h、48h、72h、5d 的 HCMNCs 各 3×10^6 个，用 Tripure 试剂抽提各组细胞的总 RNA。具体步骤如下：

（1）在细胞中加入 1ml Tripure 溶液，用吸管反复吹打后转入 EP 管中。

（2）室温下孵育 5min。

（3）每管中加入 0.2ml 氯仿，剧烈振荡 15s，室温放置 10min。

（4）4℃ 12000g 离心 15min 后吸取上层无色水相至另一干净离心管中。

（5）加入 0.5ml 异丙醇，颠倒数次以充分混匀。

（6）室温放置 10min。4℃ 12000g 离心 10min，弃上清，沉淀中加入 75%乙醇 1ml，旋涡冲洗。

（7）4℃ 7500g 离心 5min。

（8）弃上清，沉淀置37℃ 10~15min，以去除多余乙醇。

（9）用DEPC水重悬并混匀RNA。

（10）进一步采用RNeasy mini spin column试剂盒对总RNA进行过柱纯化。

（11）检测RNA的含量及甲醛变性胶电泳质检后分装，-70℃冰冻保存。

4. HCMNCs中nestin、musashi-mRNA的含量检测

观察采用RT-PCR检测分离后1h HCMNCs和培养36h、48h、72h以及5d的HCMNCs mRNA含量的变化。

（1）引物序列。nestin引物序列如下：

上游引物：5’ - TCCTTTGACTTTCCTTGTCTACCTCC -3’；

下游引物：5’ - AAATCTGAAACTCAAGCACCA -3’。

扩增长度共342bp。

musashi引物序列如下：

上游引物：5’ - TAATTCCTGTCCAGCAGTCTC -3’；

下游引物：5’ - GAACCATCCCGTCCTGTATCAT-3’。

扩增长度共380bp。

内参照GAPDH：

上游引物：5’ - ACC ACA GTC CAT GCC ATC AC-3’；

下游引物：5’ - TCC ACC ACC CTG TTG CTG TA-3’。

扩增长度共440bp。

（2）逆转录反应体系和条件。反应体系具体成分如下：

Component	Volume
dNTP（10mM）	0. 5μl
MMLV（200U/μl）	0. 5μl
5×buffer	2. 0μl
Oligo（dT）16	0. 5μl
RNAsin（40U/ul）	0. 25μl
RNA sample	2. 0μg
RNA Free H_2O	5. 25μl
Total Volume	10. 0μl

混匀后在 PCR 仪上进行逆转录过程，具体条件如下：

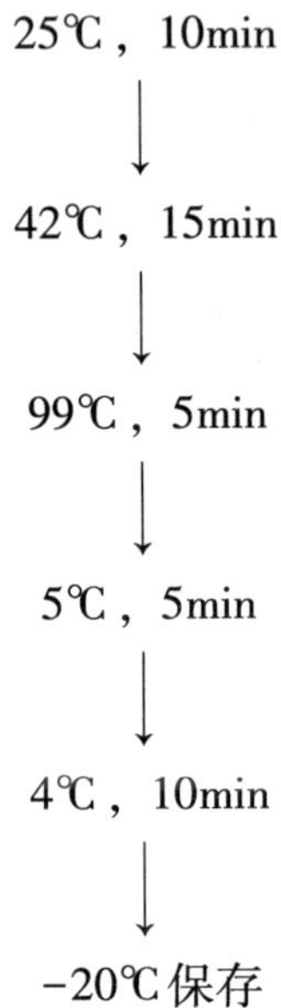

（3）PCR 反应体系及条件。将逆转录后的 cDNA 进行 PCR。加入 PCR 所需试剂后放于 PCR 仪上进行 PCR 扩增。具体成分如下：

Component	Volume
CDNA	2. 00μl
25mM sense primer	1. 00μl
25mM antisense primer	1. 00μl
5U/μl Taq 酶	0. 25μl
10mM dNTP	2. 00μl
25mM $MgCl_2$	2. 00μl
10×PCR buffer	2. 50μl
Dd H_2O	14. 25μl
Total Volume	25. 00μl

混匀后在 PCR 仪上进行 PCR，具体过程如下（nestin 和 musashi 退火温度均为 57℃）：

94℃预变性 2min；94℃变性 30s；57℃退火 30s；72℃延伸 60s；72℃再延伸 8min。共重复 33 个循环，产物于-20℃保存备用。

（4）琼脂糖凝胶电泳。将 PCR 产物进行 1.0%琼脂糖电泳，在紫外光下观察结果，并进行凝胶扫描和图像分析。

（5）RT-PCR 结果分析。通过 RT-PCR 检测诱导后这两个基因的表达，使用 PCR 定量分析软件，分析各样本的 PCR 光密度，将各样本的 PCR 光密度值除以内参 G3PDH 的 PCR 平均光密度值，重复测量 5 次，以 $\bar{x}\pm s$ 表示。采用 SPSS 软件对数据进行重复测量数据的分析，显著性水准取 $\alpha=0.05$。

二、结果

（一）HUMNCs 体外分离、培养后形态改变

培养前，HUMNCs 胞体较小，呈大小均一的圆形，直径约 17μm，颜色较深，在高倍镜下可见其不停振动。培养后，细胞胞体增大，大部分细胞贴壁生长，形态呈梭形，大小不等，形态类似骨髓 MSCs，但较骨髓 MSCs 稍小。加入 NGF 和 RA 诱导后，部分细胞突起明显变长。

（二）HUMNCs nestin 和 musashi mRNA 的含量检测

用 RT-PCR 方法检测 nestin 和 musashi mRNA 的含量发现，nestin mRNA 在分离后 1h 细胞中低表达，培养 36h 后表达逐渐升高，72h 后开始降低（见表 1 和图 1）；musashi-1 RNA 在分离后 1h 细胞中低表达，培养 48h 后呈高表达（见表 2 和图 1）。

表 1　HUMNCs nestin mRNA 表达变化

	培养前	培养 36h	培养 48h	培养 72h
平均光密度值（OD）	0.78±0.12	1.42±0.05	2.00±0.13	1.32±0.08

* 与对照组比较，P<0.05

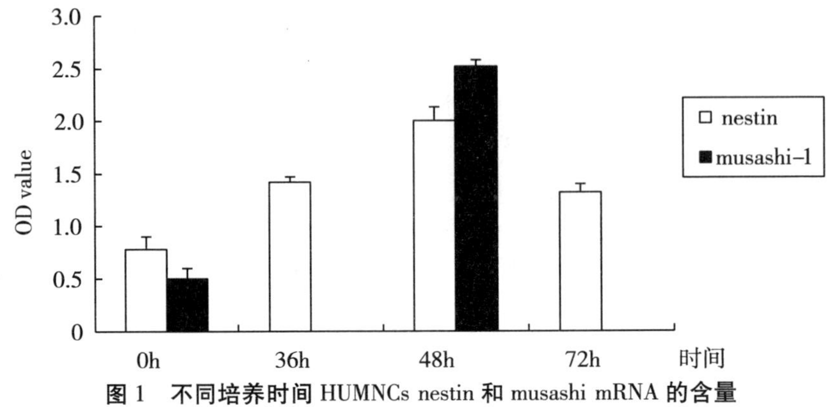

图 1　不同培养时间 HUMNCs nestin 和 musashi mRNA 的含量

表 2　HUMNCs musashi mRNA 表达变化

	培养前	培养 48h
平均光密度值（OD）	0. 50±0. 10	2. 52±0. 06*

* 与对照组比较，P<0. 05

三、讨论

从胚胎学角度来看，HUCBCs 与大脑发育可能有一定的关联。Mezey 等人发现在大脑发育和生长的过程中血液中的细胞可能持续进入室管膜区和室管膜下区，产生一系列的神经细胞干细胞。[①] Boya 等人发现脑中的微神经胶质细胞可能来源于造血细胞。[②] Kopen 等人发现注射入新生小鼠大脑的骨髓干细胞可以趋化至前脑和小脑，分化为星形胶质细胞。[③] Amer-Wahlin 等人发现脐带血中的神经元烯醇酶显著高于成年

① Mezey E, Chandross KJ, Harta G. , et al. . Turning blood into brain: cells bearing neuronal antigens generated in vivo from bone marrow. Science, 2000, 290 (5497): 1779-1782.

② Boya P, Rosa EJ. Cell death in early neural life. Birth Defects Res C Embryo Today, 2005, 75 (4): 281-293.

③ Kopen GC, Prockop DJ, Phinney DG. Marrow stromal cells migrate throughout forebrain and cerebellum, and they differentiate into astrocytes after injection into neonatal mouse brains. Proc Natl Acad Sci USA, 1999, 96 (19): 10711-10716.

后的外周血，提示脐带血中的细胞有很强的向神经元分化的能力。①

HUMNCs 具有体外贴壁生长的性状。本实验结合采用密度梯度离心法和贴壁筛选的方法分离 HCMNCs，操作简便，保存了脐带血干细胞的多种成分。加入 NGF 和 RA 联合诱导培养后，可以检测到 nestin、musashi-1 等 NSCs 标志的表达，证实其可以应用于 CNS 的细胞治疗和组织修复重建。

有实验室证实可以从脐带血中培养出 MSCs，②③④ 但有人认为脐带血中根本没有 MSC。⑤⑥ 本实验观察到，培养后 HCMNCs 在形态上明显不同于未培养的细胞。培养后细胞形态不一，有的胞体较大，呈扁平的圆形，有的胞体则呈梭形。少量细胞在培养 5d 时可见细胞胞突伸长，呈长梭形，有的细胞伸出更长的细丝状突起，可能为成纤维细胞。实验结果在形态学上支持脐带血存在 MSCs。

为了在体外条件下原位鉴定 NSCs，Lendahl 等人⑦鉴定出一种神经元中间丝蛋白（Intermediate Neurofilament Protein）即巢蛋白（nestin），其表达始于神经胚形成时。当神经细胞迁移基本完成后，巢蛋白的表达量逐渐减少，并随神经细胞分化的完成而停止表达。此外，Sakakibara

① Amer-Wahlin I，Herbst A，Lindoff C，et al.. Brain-specific NSE and S-100 proteins in umbilical blood after normal delivery. Clin Chem Acta，2001，304（1-2）：57-63.

② Azizi SA，Stokes S，Augelli BJ，et al.. Engraftment and migration of human bone marrow stromal cells implanted in brain of albino rats-similarities to astrocyte grafts. Proc Natl Acad Sci USA，1998，95（7）：3908-3913.

③ Schwartz RE，Reyes M，Koodie L，et al.. Multipotent adult progenitor cells from bone marrow differentiate into functional hepatocyte-like cells. J Clin Invest，2002，109（10）：1291-1302.

④ Makino S，Fukuda K，Migoshi S，et al.. Cardiomyocytes can be generated from marrow stromal cells in vitro. J Clin Invest，1999，103（5）：697-705.

⑤ Kadiyala S，Young RG，Thide MA. Culture expanded canine mesenchymal stem cells possess osteochondrogenic potential in vivo and in vitro. Cell Transplant，1997，6（2）：125-134.

⑥ Bicknese AR，Henderson V，Sinclair-Goodwin HS，et al.. Cells derived from human fetal cord blood express markers for neurons，astrocytes and oligodendrocytes. Exp Neurol，2001，170：199-205.

⑦ Lendahl U，Zimmerman LB，Mckay RDG. CNS stem cells express a new class of intermediate filament protein. Cell，1990，60：585-595.

等人[①]亦鉴定出一种 RNA 结合蛋白即 musashi 作为 NSCs 的标志物。Reynolds[②③] 用特殊的 Neurosphere 法从胎鼠纹状体分离、培养得到的 NSCs 标记时发现，nestin 和 musashi 呈双重阳性，且随着 NSCs 的分化成为神经元，二者的标记作用也随即消失。这说明 musashi 具有与 nestin 相似的细胞特异性和物种间的保守性。nestin 和 musashi 作为早期原始神经细胞的标志物已被广泛应用于 NSCs 的鉴定。本实验经 RT-PCR 检测到，新鲜分离的 HCMNCs 弱表达 nestin，不表达 musashi-1；诱导后，HCMNCs 的 nestin mRNA 和 musashi-1 mRNA 的表达量逐渐增强，48h 达到最强，进而逐渐减少。这表明 HUCBCs 具有向神经细胞分化的潜能，且提示在向神经细胞转化过程中，脐带血干细胞先分化为 NSCs，再转化为神经元或神经胶质细胞。本实验新鲜分离的 HCMNCs 即有 nestin 的表达，这可能是因为 nestin 虽然在 CNS 发育过程中表达在神经上皮细胞中，但它并不是 NSCs 特有的标志，因神经祖细胞分化成的肌细胞、内皮细胞及反应性星形胶质细胞均可表达 nestin。[④⑤⑥] 所以新鲜分离的 HCMNCs 有弱表达的 nestin，其可能来源于本来就存在 HCMNCs 中的 NSCs，也可能就是脐带血干/祖细胞的表面标志。

当前有关脐带血干细胞的研究多采用未经纯化的干细胞群进行，单个的成体干细胞或基因型相同的成体干细胞群体是否也具有分化为别种细胞的能力，迄今尚未见报道。关于如何进一步纯化脐带血干细胞，仍需作进一步研究。

---

① Sakakibara S, Okano H. Mouse-Musashi-1: a neural RNA-binding protein highly enriched in the mammalian CNS stem cells. Dev Bio, 1996, 176: 239-242.

② Reynold BA, Tetzlaff W, Weiss S et al.. A multipotent EGF-responsive striatal embryonic progenitor cell produce neurons and astrocytes. Neurosci, 1992, 12 (11): 4565-4574.

③ Reynold BA, Weiss S. Generation of neurons and astrocytes from isolated cells of the adult mammalian nervous system. Science, 1992, 255: 1707-1710.

④ Clarke SR, Shetty AK, Bradley JL, Turner DA. Reactive astrocytes express the embryonic intermediate neurofilament nestin. Neuroreport, 1994, 5: 1885-1888.

⑤ Frise'n J, Johansson CB, Török C, et al.. Rapid, widespread, and longlasting induction of nestin contributes to the generation of glial scar tissue after CNS injury. Cell Biol, 1995, 131: 453-464.

⑥ Johansson CB, Momma S, Clarke DL, et al.. Identification of a neural stem cell in the adult mammalian central nervous system. Cell, 1999, 96: 25-34.

第三节　人脐带血干细胞海马移植的实验研究

干细胞移植已经初步应用于多种人类疾病的治疗，显示了良好的前景。干细胞免疫原性低，能够在异体体内存活，并在微环境作用下，定向分化为各种组织细胞，发挥治疗的作用。为了了解干细胞在体内增殖、迁移的情况，本实验拟用 BrdU 和 DAPI 体外标记 HUCBCs，分别测定两种标记物对 HUCBCs 的标记率，并通过立体定位仪将标记后的 HUCBCs 移植入 VD 大鼠的海马内，观察移植的 HUCBCs 的存活、增殖及迁移情况，为 HUCBCs 移植的治疗作用提供实验依据。

一、材料与方法

(一) 实验材料

1. 脐带血

由第三军医大学野战外科研究所妇产科提供。

2. 实验动物

健康老龄 SD 大鼠 30 只，月龄 11~13 个月，雌雄不拘，体重 302~423g，由第三军医大学野战外科研究所实验动物中心提供。

3. 主要试剂和材料

高糖 IMDM 培养基（GIBCO，美国）；FBS（Hyclone，美国）；淋巴细胞分层液（Ficoll 液）（GIBCO，美国）；0.1M PBS（pH 值为 7.4）（武汉博士德生物工程有限公司）；6 孔板，24 孔板，96 孔板（Costar，美国）；胰蛋白酶（Amersco，美国）；BrdU（Sigma，美国）；BrdU 一抗（Sigma，美国）；DAPI（Sigma，美国）；S-P 免疫组化试剂盒（北京中山公司）；纯丙酮（北京科技有限公司）；纯甲醇（北京科技有限公司）；DAB 显色剂（北京中山公司）；多聚甲醛（北京化学试剂公司）；戊巴比妥钠（上海化学试剂公司）；输血袋（大坪医院输血科）。

4. 主要仪器设备

超净工作台（苏争集团安泰公司）；微量分析天平（上海电子仪器厂）；-70℃ 冰箱（SHARP，日本）；倒置显微镜（Olympus，日本）；CO_2培养箱（Queue，美国）；TDL-50B 医用台式离心机（上海安亭科学仪器厂）；BA61 型电子天平（Sartorius，德国）；电烤箱（HELIOS，瑞典)；自动脱水机（E150，日本）；恒冷冰冻切片机（CM1900，Leica，德国）；电脑控制的穿梭箱（第三军医大学大坪医院野战外科研究所五室）；立体定位仪（上海安亭科学仪器厂）；微量进样器（上海佳安分析仪器厂）。

5. 主要试剂配置

（1）BrdU 储存液的配制：BudR 5mg（先用 0. 5ml 1N NaOH 溶解），加蒸馏水至 5ml，即成 1000ug/ml 的储存液，因 BrdU 遇光会发生分解，储存液需置于棕色瓶并用黑纸封瓶避光冰冻保存。

（2）DAPI 储存液的配制：DAPI 3mg，然后加 IMDM 培养基至 60ml，即成 50mg/L 的储存液，分装入 8ml 离心管，黑纸封瓶避光冰冻保存。

（二）BrdU 体外标记脐带血干细胞

（1）于大坪医院妇产科采集新鲜脐带血，使用密度梯度离心法分离单核细胞，以 1×10^5 个/L 密度植入 6 孔培养板，放置于涂布多聚赖氨酸的盖玻片上，制作细胞爬片。

（2）配制 BrdU 溶液，加入培养 7d 的细胞爬片培养孔中，使终浓度为 10μmol/L，孵箱内标记 48h。

（3）BrdU 免疫组化染色。细胞爬片用 0. 01M PBS 洗 2 次，纯丙酮洗 1 次，固定 20min，双蒸水洗 3 次。

（4）30% H_2O_2 1 份加 50 份纯甲醇洗 3 次，并用其浸泡 30min，以灭活内源性过氧化物酶。双蒸水洗 2 次。

（5）滴加正常兔血清封闭液，室温 20min，甩去多余抗体，不洗。

（6）滴加稀释的一抗（1∶400），4℃过夜，PBS 洗 2min×3 次。

（7）加生物素化羊抗小鼠 IgG，37℃恒温 20min，PBS 洗 2min×3 次。

（8）加试剂 SABC，37℃恒温 20min，PBS 洗 5min×4 次。

（9）DAB 显色，使用 DAB 显色试剂盒（AR1022），取 1ml 蒸馏水，分别加 A、B、C 各 1 滴，混匀后加至切片，室温切片，镜下控制反应时间，1~5min 后用蒸馏水充分冲洗。

（10）梯度脱水，透明，封片，于显微镜下观察。BrdU 标记阳性率=阳性细胞数/细胞总数。最后计算出的 5 个阳性率的算术平均值即是实验最终的 BrdU 标记阳性率。

（三）DAPI 体外标记脐带血干细胞

（1）将采集的脐带血置于培养瓶，用含 20% FBS 的完全培养基培养。

（2）3d 后全量换液，去除未贴壁细胞。细胞换液后加入无菌的 DAPI 储存液至终浓度为 50mg/L。

（3）37℃孵育染色 30min，弃去培养基，细胞用 PBS 冲洗 5 遍，除去未结合的 DAPI。离心收集细胞，用无血清的 DMEM 悬浮至 1×10^5 个/L 浓度，置于荧光显微镜下观察。计数视野中的 DAPI 阳性细胞，同视野相差镜下计数视野中全部细胞，按标记阳性率 = 阳性细胞数/细胞总数。最后计算出的 5 个阳性率的算术平均值即是实验最终的 DAPI 标记阳性率。

（四）实验动物分组和 VD 大鼠模型的建立

1. 建立 VD 大鼠模型

（1）实验动物：清洁级（二级）老龄 Wistar 大鼠 65 只（由第三军医大学野战外科研究所实验动物中心提供），雌雄不论，随机分组，造模前先对大鼠进行 7 天的穿梭箱训练。

（2）造模：采用永久性结扎双侧颈总动脉法（2-VO）建立 VD 动物模型。术前 12h 禁食、禁水，1%戊巴比妥钠（45~50mg/kg）经腹腔注射麻醉后，大鼠仰卧，行颈正中切口，分离双侧颈总动脉，玻璃分针小心分离双侧迷走神经，避免牵拉，用 5 号丝线结扎双侧颈总动脉。术中大鼠体温保持在 37℃左右。缝合切口。对照组手术步骤同上，但不结扎双侧颈总动脉。

2. 实验动物分组

将符合标准的大鼠随机分为模型组（Model group）、治疗组（Treatment group）和对照组（Control group）。

（1）模型组：取 Wistar 大鼠 10 只，建立 VD 模型，将生理盐水以相同坐标立体定位移植至 VD 模型大鼠的右侧海马，于 3d、1W、2W、1M、2M 活杀 2 只，处理方法同治疗组。

（2）治疗组：取 Wistar 大鼠 30 只，结扎双侧颈动脉，建立（2-VO）VD 模型，将 BrdU 标记的 HUCBCs 移植于鼠右侧海马内，于注射后 3d、1W、2W、1M、2M 活杀 6 只，取脑组织切片，行 brdU 免疫组化染色，置于荧光显微镜观察带 DAPI 荧光的细胞（具体步骤如下）。

（3）对照组：取 Wistar 大鼠 6 只，暴露双侧颈动脉，不结扎。

（五）标记后的 HUCBCs 海马移植步骤

（1）VD 大鼠（350~400g）称重。

（2）将标记好的 HUCBCs 于 37℃通过 0.125%胰酶消化 20min，终止消化后，1000r/min 离心 10min，吸去上清液，加入含 10%FBS 的基础培养基 1ml，制成细胞悬液。

（3）按 30mg 戊巴比妥钠/kg 将 VD 大鼠麻醉后固定于立体定位仪上，剪开头顶皮肤，用 30% H_2O_2 擦拭，暴露前囟，采用平颅头位，以前囟为 0 点的定位坐标系统，确定坐标（-4.5，2.5，3）为移植点（海马 Ca1 区）。

（4）颅骨钻孔，将固定于立体定位仪上的微量进样器针尖插入移植点，每点在 15min 内将 5μl 的细胞悬液缓慢注入海马后，留针 10min，缓慢将进样器针尖退出，骨蜡封闭颅孔，缝合伤口。

（六）大脑切片的 BrdU 染色

（1）以生理盐水、多聚甲醛灌流 VD 大鼠，剪开颅骨中线，小心剥离出完整的脑组织，分别做冰冻切片与石蜡切片。

（2）冰冻切片用含 20%蔗糖的 0.1mol/L PBS 平衡后，行冠状位厚 16um 连续切片，挑取有移植区的切片染色。

（3）冰冻切片浸泡在 PBS 中 5~10min，用加样枪加丙酮清洗，浸泡 10min，固定。

（4）用 PBS 清洗 2 次，再用吸水纸吸干。加入过氧化氢 10min，灭过氧化物酶活性。

（5）切片在 PBS 中浸泡 5min，用吸水纸吸干。加入血清 A，室温孵育 15min。

（6）滴加稀释的一抗（浓度为 1∶200，1∶400），4 ℃过夜。

（7）PBS 冲洗 3min×3 次，滴加二抗，37℃孵育 20min。

（8）PBS 冲洗 3min×3 次，滴加辣根酶标记链卵蛋白，37℃孵育 20min。

（9）PBS 冲洗 3min×3 次，DAB 显色 10min 后，用自来水充分冲洗，再用苏木精复染。

（10）酒精脱水，二甲苯透明，封片。

（七）冰冻切片 DAPI 标记细胞的观察

以生理盐水、多聚甲醛灌流 VD 大鼠，剪开颅骨中线，小心剥离出完整的脑组织，作冰冻切片，于荧光显微镜下直接观察。

二、结果

（一）体外 BrdU 免疫组化染色结果

BrdU 体外标记培养后免疫组化结果表明，BrdU 呈免疫阳性细胞，阳性反应物位于细胞核，呈棕黄色或黄褐色、颗粒状或弥漫性分布，其标记率在 90%左右，提示贴壁的梭形 HUCBCs 增殖活跃，标记方法有效。

（二）DAPI 体外荧光标记结果

细胞呈蓝色荧光，标记率为 100%。提示标记方法有效。

（三）体内 BrdU 免疫组织化学方法分析结果

脑实质内 BrdU 标记的 HCMNCs，其细胞核呈棕黄色或黄褐色。移植后 3d 大鼠脑组织内可见数量较多的 HCMNCs，1W 和 2W 组最多，提示注入的标记细胞活跃增殖。1M 和 2M 组较前明显减少。HCMNCs 主要分布于海马和大脑皮质区，特别是血管周围，并有局灶聚集现象。对照组、模型组未见 HCMNCs。

（四）DAPI 标记细胞海马注射结果

HUCBCs 经体外 DAPI 荧光标记后海马注入，明亮蓝色荧光细胞聚集于针道。2W 后，荧光标记细胞广泛分布于注射部位及周围，沿针道有迁徙。1M 后，荧光细胞逐渐转变为黄绿色，亮度呈进行性减弱，并逐渐远离针道。这说明 HUCBCs 可以在体内存活并且迁移一定距离。

三、讨论

在 VD 动物模型的建立方法中，有四血管阻断模型（4-VO）、双侧颈总动脉结扎模型（2-VO）、大脑中动脉凝闭（MCAO）及再灌注模型等。其中，4-VO 为目前国际公认的 VD 造模方法，但存活率较低。国外学者采用 2-VO 法造成慢性脑灌注不足的动物模型结果已被认同。[①] Jong 等人观察了用 2-VO 方法制作的大鼠脑病理的改变，发现超微结构下的毛细血管床基膜增厚，大量胶原纤维束沉积在毛细血管基底膜上，形成多发血管闭塞，并出现相应的梗塞灶等，与 VD 病人尸检病理改变

---

① Hideaki W, Hidekazu T. et al.. Protective effect of cyclosporin A on white matter changes in the rat brain after chronic cerebral hypoperfusion. Stroke, 1995, 26 (6): 1415-1422.

相似。此方法造模成功率高，痴呆程度分布均匀，检测方法简单，重复性能好，因此本实验采用2-VO法造模。

CNS损伤后，干细胞可以通过增殖、迁移、分化，参与CNS损伤的修复。本实验采用人的HUCBCs立体定向注射于大鼠海马，研究干细胞对VD的治疗作用，并通过DAPI和BrdU标记的方法研究局部移植后HUCBCs在大鼠脑内的增殖和迁移。

BrdU（5-bromo-2-deoxyuridine）为胸腺嘧啶的衍生物，可代替胸腺嘧啶在S期参与DNA合成，因此其可用来显示增殖细胞。因组织细胞内无内源性BrdU存在，所以BrdU的应用较广。利用BrdU作为胸苷类似物可掺入新合成DNA中的特点建立的定性、定量检测细胞增殖和分化的方法一直被用于研究神经元再生。BrdU标记方法能够反映局部移植干细胞的体内定位和增殖。本实验利用HUCBCs培养后加入BrdU标记，免疫组化染色结果显示标记率在90%左右。提示贴壁的梭形HUCBCs增殖活跃，标记方法有效。体内BrdU免疫组织化学方法分析结果显示，治疗组大鼠脑组织中有BrdU阳性细胞，提示HUCBCs可以在大脑组织中存活并增殖。但BrdU法只能标记增殖期细胞，标记细胞不能直接观察，因此较难动态观察细胞的迁移。

DAPI是理想的细胞荧光标记物，由于其标记率高，观察方法简便而被广泛应用于细胞迁移实验。DAPI（4，6-diamidino-2-phenylindole，dihydro chloride）能够同各种来源的，富含A-T碱基对的DNA专一结合，结合后形成的复合物发出浅蓝色荧光，可以在荧光显微镜下动态观察，常被用于干细胞的体内示踪，如造血干细胞和MSCs的体内移植。DAPI具有专一性强、灵敏度高、稳定性好等特点，而且迄今尚未见到DAPI致癌、致畸等毒性报告。本实验收集分离的HUMNCs，通过多次实验证实DAPI体外荧光标记阳性率为100%，同文献报道结果一致。① 提示DAPI标记细胞是一种行之有效的方法，为进一步研究HUCBCs在脑内的迁移奠定了基础。在体内实验中，将DAPI标记的HUCBCs注入海马三天后，荧光细胞聚集于针道附近，胞核呈明

---

① Wang GX, Wang Y, Liu WP, Zhang ZH, Huang XM, Xie A. Repair of skin damage with mesenchymal stem cells-poly（lactic-co-glycolic acid）scaffolds：experimental study with rabbits. Zhonghua Yi Xue Za Zhi, 2006, 86（6）：403-406.

亮蓝色，移植两周后，DAPI 细胞仍然可以清晰辨认，并远离针道。说明 HUCBCs 可以在体内存活并且迁移一定距离。

综合以上实验结果，提示 HUCBCs 局部移植于大脑海马组织后能够存活并增殖，在局部微环境的作用下，进一步迁移远离针道，但其迁移和参与神经系统损伤修复的机制，仍有待进一步研究。

第四节　人脐带血干细胞海马移植对 VD 大鼠的治疗作用

多发性脑梗死和皮层下动脉硬化性脑病是临床常见的 VD 病理基础。这两种病变的常见病因是慢性脑灌注不足。因脑组织对缺血的选择性、易损伤性，大脑皮层、丘脑、海马、纹状体都是缺血损伤的敏感区域，其中海马最为敏感。而海马与学习记忆密切关联，损伤海马直接影响信息的储存和回忆，因而海马是 VD 研究最多的结构。有学者将骨髓源性 NSC 移植入 VD 大鼠海马内，观察到 NSC 的存活、迁移和分化，明显改善了大鼠的记忆。① 本研究从新生儿脐带血中以贴壁法分离扩增 MSCs，并通过脑立体定位仪移植入 VD 大鼠海马内。

本实验将 HUCBCs 通过立体定位仪移植入 VD 大鼠海马，观察 VD 大鼠脑组织的病理改变，应用电脑控制的穿梭箱检测大鼠的学习记忆能力，并检测移植前后乙酰胆碱系统的生化指标的改变。

一、材料与方法

（一）实验材料

1. 脐带血

由第三军医大学野战外科研究所妇产科提供。

2. 实验动物

健康老龄 SD 大鼠 30 只，月龄 11~13 个月，雌雄不拘，体重 302~423g，由第三军医大学野战外科研究所实验动物中心提供。

---

① 张宏、王玮等：《血管性痴呆大鼠海马 NSCs 移植》，载《福建医科大学学报》2003 年第 2 期，第 128~132 页。

3. 主要试剂

高糖 IMDM 培养基（GIBCO，美国）；FBS（Hyclone，美国）；淋巴细胞分层液（Ficoll 液）（GIBCO，美国）；多聚甲醛（北京化学试剂公司）；盐酸羟胺（北京化学试剂公司）；三氯化铁（AR，$FeCl_3 \cdot 6H_2O$）（北京化学试剂公司）；氯化 Ach（Hyclone，美国）；蔗糖（北京化学试剂公司）；$MgCl_2$（北京化学试剂公司）；DDVP（北京化学试剂公司）；巯基乙醇（北京化学试剂公司）；氢氧化钠（北京化学试剂公司）；三氯乙酸（北京化学试剂公司）；盐酸（北京化学试剂公司）。

4. 主要仪器设备

光学显微镜（Olympus，日本）；电子天平（浙江电子仪器厂）；电烤箱（HELIOS，瑞典）；自动脱水机（E150，日本）；-70℃冰箱（SHARP，日本）；恒冷冰冻切片机（CM1900，Leica，德国）；低温超速离心机（Beckman，美国）；国产 720 型紫外分光光度计（浙江电子仪器厂）；低温离心机（浙江电子仪器厂）；玻璃匀浆器（上海仪器厂）。

5. 主要溶液配制

（1）缓冲液：0.32M 蔗糖，1mM $MgCl_2$，20mM 巯基乙醇。

（2）碱性羟胺液：3.5mol/L NaOH 与 2mol/L 盐酸羟胺等量混合。

（3）0.37mol/L 三氯化铁：三氯化铁（$FeCl_3 \cdot 6H_2O$）50g，加 0.1mol/L 盐酸至 500ml，过滤后被用。

（4）标准储存液（5mg/ml）：氯化 Ach（AR）62.15mg（相当于 Ach 50mg），加 pH 值为 4.0 的盐酸（0.1mol/L 盐酸至 10ml），分装。

（5）标准应用液（Ach 0.5mg/ml）：将上液用蒸馏水稀释 10 倍即可。

（6）1.84mol/L 三氯乙酸。

（7）0.1M 盐酸。

（二）VD 大鼠模型（同本章第三节）。

（三）实验动物分组（同本章第三节）。

（四）海马移植

取 Wistar 大鼠 30 只，建立 VD 模型，模型大鼠固定于脑立体定向仪，采用平颅头位，以前囟为 0 点的定位坐标系统，在海马注射位点坐标（-4.2，+2.5，3）进行注射，将分离培养 48h 的 HUCBCs（方法同前）移植于鼠右侧海马内，于注射后 3d、1W、2W、1M、2M 进行行为学评测，然后每时相点活杀 6 只，断头取脑，切片观察。

（五）组织病理学观察

HE 染色，用光镜观察大鼠脑组织病理学变化。具体操作步骤：

（1）入水：切片先入二甲苯 20~30min，脱蜡。然后入 100%、95%、80%、70%乙醇下行至水。

（2）苏木精染色：切片入苏木精染色 10~15min。

（3）伊红染色：水洗切片后，入 50%、70%、80%、95%乙醇脱水，入 95%的伊红乙醇溶液染色 1~3min，入 95%乙醇分色。

（4）脱水、透明、封片。

（5）光镜下观察。

（六）实验大鼠学习记忆能力测试

采用第三军医大学野战外科研究所五室制作的由电脑控制的穿梭箱系统进行训练。以灯光为条件刺激，以电刺激为非条件刺激。先将动物放入箱内适应 5min，使其熟悉环境。开始给予持续灯光刺激 5s，如大鼠不逃至另一端（穿梭），则给予电击（给箱底通电流 0.1~20mA、频率 10~15Hz 的电刺激。本实验默认值为 3mA、15Hz），使动物逃至箱底不通电的另一侧，此时电击停止，否则持续受电击 5s。间隔 60s 后给予光刺激，开始下一轮训练。每次实验进行 20 次光、电刺激。结果以光刺激即能完成穿梭动作的为 AAR，需电刺激才能穿梭的为失败（Fail），计算其百分比并记录完成穿梭动作的潜伏期（Latency）。每只大鼠均连续进行 7 天训练，以 AAR≥80%作为入选标准，AAR<80%者淘汰。三组大鼠均在相应的时相点进行穿梭箱测试。

（七）脑组织 Ach 含量测定（Hestrin 碱性羟胺比色法）

1. 脑匀浆的制备

将大鼠断头取脑，液氮快速冷冻后-70℃冻存待用。

（1）匀浆：将冰冻脑组织立即放入 4℃生理盐水中，洗去表面血液，除去表面的脑膜及粗大的血管，用滤纸吸干水分后称重，按组织重量与冷缓冲液 A 按比例 1∶3（W/V）混合，在冰水浴中剪碎，然后转移至预冷的玻璃匀浆器中，5min 制成组织匀浆，离心前用 4 层纱布过滤，以便除去匀浆中未碎的组织。

（2）离心：将匀浆液低温低速（1000×g）离心 10min，取上清液。按 1ml/g 加入 20%DDVP，蒸馏水补齐总液量为 10ml/g。取 2.4ml 加

1. 84mol/L 三氯醋酸 0. 8ml，充分混匀。以 1000×g 离心 15min，取上清液供测定。

2. 测定步骤

加样顺序	测试管	对照管	标准管	空白管
脑匀浆	1. 0ml	1. 0ml	1. Ach 应用液：0. 1ml； 2. 蒸馏水：0. 65ml； 3. 1. 84mol/L 三氯乙酸：0. 25ml	1. 蒸馏水；0. 75ml； 2. 1. 84mol/L 三氯乙酸：0. 25ml
碱性羟胺	1. 0ml		1. 0ml	1. 0ml
混匀后置室温 15min				
4mol/L 盐酸	0. 5ml		0. 5ml	0. 5ml
0. 37mol/L 三氯化铁	0. 5ml		0. 5ml	0. 5ml
0. 37mol/L 三氯化铁		0. 5ml		
4mol/L 盐酸		0. 5ml		
碱性羟胺		1. 0ml		
充分混匀后用 721 型分光光度计，波长 540nm，光径 1cm，以蒸馏水调零点，读取各管吸光度				

计算：每克脑组织 Ach 含量按以下公式计算：

$$\text{Ach}\ (\mu g/g) = \frac{\text{测定 A}-\text{对照 A}}{\text{标准 A}-\text{空白 A}} \times \frac{0.32}{0.24} \times 50$$

（八）脑组织 AchE 活性测定（巯基比色法）

1. 脑匀浆的制备

（1）将大鼠断头处死，于冰盘上快速取脑。

（2）取右侧海马组织（20mg），用冰生理盐水冲洗，在冰水浴中剪碎，然后转移至预冷的玻璃匀浆器中，5min 制成 10%组织匀浆。

（3）离心：将匀浆液于 4℃ 3500r/min 离心 10min，取上清液，-20℃冻存待检。

2. 测定步骤

	测定管	对照管	标准管	空白管
样本（ml）	a*			
1μmol/ml 标准液			a*	
蒸馏水（ml）				a*
底物缓冲液	0. 5	0. 5	0. 5	0. 5
显色反应液	0. 5	0. 5	0. 5	0. 5

混匀后置37℃准确反应6min。

抑制剂	0. 03	0. 03	0. 03	0. 03
透明剂	0. 1	0. 1	0. 1	0. 1
稳定剂	0. 05	0. 05	0. 05	0. 05
样本		a*		

a* 10%脑组织匀浆的取样量为30~50μl

混匀后室温放置15min后，以412nm，0. 5cm光径，蒸馏水调零，测各管吸光度（OD值）。

计算：组织匀浆中AchE的活力：

$$\text{AchE（U/mgprot）}=\frac{\text{测定 OD}-\text{对照 OD}}{\text{标准 OD}-\text{空白 OD}}\times\frac{\text{标准管浓度（μmol/ml）}}{\text{蛋白含量（mgprot/ml）}\Delta}$$

Δ为双缩脲法测得的蛋白含量。

二、结果

（一）各组大鼠脑组织病理学改变

对照组大鼠CA1区锥体细胞排列整齐、密集，细胞核圆而大，核仁清楚。模型组脑组织呈弥漫性损伤，以海马及大脑皮质区为主，光镜下见海马、大脑皮质有部分神经细胞核固缩、碎裂、溶解、变性、坏死或消失，有炎细胞浸润，胶质细胞增生。与模型组比较，治疗组大鼠的锥体细胞数及细胞层数明显增加，且排列整齐。神经细胞变性、坏死数量减少，程度也明显减轻。

（二）细胞移植对 VD 大鼠学习记忆的影响

模型组 4W、8W 的 AAR 与对照组相比显著降低（P<0.01），而治疗组较模型组有显著性改善（P<0.01）（见表 3 和图 2）。

表 3　细胞移植后 VD 大鼠穿梭箱 AAR 的检测（$\bar{x}\pm s$）

组　别	n	造模前	移植后 4W	移植后 8W
对照组	12	90.6±5.6	90.1±4.3	92.6±5.4
模型组	12	92.5±5.1	42.4±5.1*	45.7±3.6*
治疗组	12	91.5±6.2	65.8±3.9△	68.4±5.6

* 与对照组比较，P<0.01；△ 与模型组比较，P<0.01

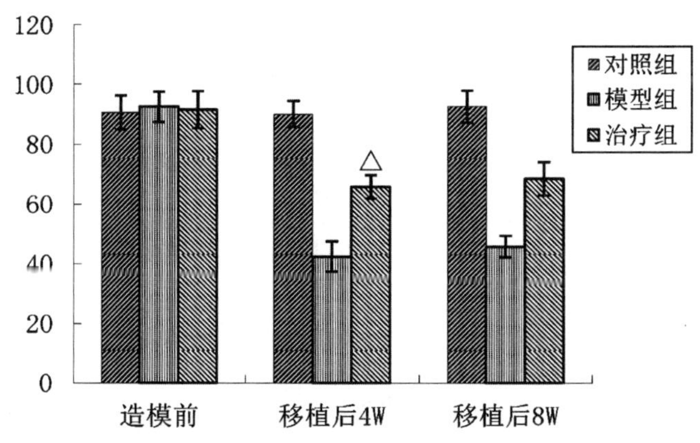

图 2　细胞移植后 VD 大鼠穿梭箱 AAR 的检测

（三）细胞移植对 VD 大鼠海马区 AchE 活性的影响

模型组大鼠海马中 AchE 的活性较对照组显著降低；HUCBCs 移植后治疗组 AchE 的活性显著升高（见表 4）。

表 4　各组大鼠海马内 AchE 活性的比较（$\bar{x}\pm s$）

组　别	n	AchE/μmol · ml $^{-1}$
对照组	12	5.95 ±0.20
模型组	12	2.35 ±0.33*
治疗组	12	3.73 ±0.22**

* 与正常对照组比较，P<0.01；** 与模型组比较，P<0.01

（四）细胞移植对 VD 大鼠海马区 Ach 含量的影响

模型组大鼠海马中 Ach 的含量较对照组显著降低；HUCBCs 移植后治疗组 Ach 的含量较对照组显著升高（见表 5）。

表 5 各组大鼠海马内 Ach 含量的比较（$\bar{x}$±s）

组 别	n	Ach/mg · g $^{-1}$
对照组	12	4.02 ±0.31
模型组	12	2.62 ±0.49*
治疗组	12	3.56 ±0.48**

*P 值：与对照组比较，P<0.01；**与模型组比较，P<0.01

染色后观察。

三、讨论

血管性痴呆（VD）是由脑血管疾病引起的以学习记忆障碍为主要表现的一种疾病，常见病因是慢性脑灌注不足。本实验采用 2-VO 法，造成大鼠稳定的不完全性前脑缺血，使大鼠海马供血的脉络膜前、后动脉血流减少。早期缺血通过基底动脉和基底动脉环血流调节，并逐渐形成侧支循环代偿。术后 12 周大鼠的脑血流量趋于稳定，但海马区仍达不到正常脑供血量，形成慢性脑灌注不足。此模型模拟人类血管粥样硬化所致的头颈动脉逐渐狭窄而致的慢性大脑供血不足，使动物出现进行性学习功能障碍，而无明显的运动障碍，死亡率低，利于长时间观察。① 而慢性脑缺血所致的神经损伤主要表现为学习记忆等认知功能的损害，海马缺血性损伤是其主要的病理基础。慢性脑缺血导致海马改变包含两个主要方面的作用：海马 CA1 区锥体细胞丢失和脑乙酰胆碱水平下降。

本研究从新生儿脐带血中以密度梯度离心法与贴壁法分离扩增脐带血干细胞，分离出的干细胞鉴定后，通过脑立体定向移植入 VD 模型大鼠的海马内。因海马本是成体干细胞的相对富集区，损伤后其神经递质、神经营养因子、细胞因子浓度发生变化，具有适合移植干细胞生

① Peterson DA. Stem cells in brain plasticity and repair. Curr Opin Pharmacol, 2002, 2 (1): 34-42.

长、分化为神经细胞的微环境，能使移植的 MSC 定居、分化并修复损伤的神经组织，恢复相关神经功能。

本研究病理学检查结果显示，治疗组大鼠的锥体细胞较模型组明显增加，且前者排列整齐，细胞层数明显较多，核仁清晰。表明 HUCBCs 能改善被损伤细胞的形态，抑制神经细胞丢失，防止记忆能力减退。

中枢胆碱能系统与学习、记忆、思维和智能状态等功能密切相关，而 Ach 是维持高级神经功能的一种重要递质，它是由胆碱乙酰化酶合成，由乙酰胆碱酯酶（AchE）分解，通过 Ach 受体发挥生物效应。有关研究表明，胆碱能神经纤维的增加与新突触的形成有关。① 有关资料表明，在 VD 的发病过程中，大脑组织中神经递质明显减少，尤其是大脑皮层的 Ach 及单胺类递质减少，这与 VD 的智力下降密切相关。② 本实验的 VD 大鼠造模后胆碱能系统功能全面下降；而细胞移植后，AchE 活性及 Ach 含量均明显升高，说明脐带血干细胞移植能明显改善胆碱能系统的功能，调节脑内生理代谢，从而达到改善 VD 大鼠记忆的目的。对 VaD 的智能检测有多种方法，如行为学检测（穿梭箱、水迷宫）及电生理检测（脑电图、事件相关电位、P300）等。本实验采用电脑控制的穿梭箱双向主动回避反应实验系统。由电脑控制的穿梭箱系统的灯光刺激检测大鼠的学习记忆能力，电刺激检测大鼠的记忆判断和回避惩罚能力。该系统采用计算机自动控制各种刺激的开启和关闭，自动记录和分析实验数据（AAR、ER、Fail 以及潜伏期和每次训练的波形），系统设计合理，性能可靠稳定。与传统的人工控制和观察实验方法相比，避免了人为干扰实验的影响，操作更加简便，结果更加客观。本实验对正常对照组、模型组、治疗组大鼠在不同时相点进行了行为学测试，发现模型组 4W、8W 的 AAR 与正常对照组比较均有非常显著的差异（$P<0.01$）；治疗组 4W、8W 的 AAR 与模型组比较，差异也非常显著（$P<0.01$）。提示慢性前脑缺血引起了大鼠 AAR 明显下降，而脐带血干细胞移植可抑制慢性前脑缺血对行为认知功能的损害，可显著提高大鼠的学习记忆能力。

---

① 张宏、王玮等:《血管性痴呆大鼠海马 NSCs 移植》，载《福建医科大学学报》2003 年第 2 期，第 128~132 页。

② Garofalo L, Silva ABD. Nerve growth factor induced synaptogenesis andhypertrophy of cortical cholinergic terminals. Proc Natl Acad Sci USA, 1992, 89: 2639-2643.

本实验取分离48h的HUCBCs，通过脑立体定向移植入VD模型大鼠的海马内，观察对VD大鼠学习记忆障碍的影响，探讨细胞移植对中枢胆碱能功能的调整机制。实验结果提示HUCBCs移植对VD大鼠的学习记忆功能障碍有改善作用，可能与移植入的细胞增加了胆碱能神经纤维的形成，改变了大脑海马AchE活性及Ach含量，进而增强了中枢胆碱能系统的功能活动有关。本实验结果显示，脐带血干细胞移植入VD模型鼠脑内，不仅能够在脑内存活，而且能够发挥功能。但是移植物是否能够长期存活并发挥功能，以及脐带血干细胞移植入体内受哪些因素的调控及其调控机制，还需进一步探讨。

本实验结论

1. 本实验成功分离HCMNCs，将其诱导后部分细胞表现出NSCs的形态特征，并检测到NSCs标志物nestin和musashi-1 mRNA的表达。提示脐带血中存在较为原始的干细胞，HUCBCs可以应用于CNS疾病的治疗。

2. HUCBCs海马移植后能够在大鼠脑内存活并增殖，随着时间的推移，HUCBCs在大鼠脑内迁移，逐渐远离注射点。提示HUCBCs可以局部移植，从而为HUCBCs治疗CNS疾病提供了实验依据。

3. 海马局部移植后，VD大鼠的穿梭箱AAR比例显著高于对照组，大鼠的学习记忆能力提高。提示HUCBCs海马移植能够治疗VD，改善学习记忆能力，但其具体机制有待进一步研究。

4. VD大鼠造模后胆碱能系统功能全面下降，HUCBCs海马移植后，海马AchE活性及Ach含量均显著增高。提示HUCBCs移植能显著改善胆碱能系统的功能，调节脑内生理代谢，从而改善VD大鼠的学习记忆能力。

第四章　人脐带血干细胞静脉移植治疗血管性痴呆大鼠的实验研究

VaD，是指由于脑血管疾病而引起的脑组织梗死、低灌注或出血所致的认知功能损害综合征。目前，VaD 已成为老年期痴呆的第二大病因，仅次于 AD。随着人口的老龄化，VaD 的发病率逐年上升，但对于 VaD 尚无特效的治疗方法。成年哺乳动物 CNS 受损后的修复是有限的，受损的神经元几乎不能再生。因此，越来越多的研究将精力集中在细胞移植治疗脑和脊髓病变（如脑缺血和脊髓损伤）方面。

神经干细胞在神经损伤修复和退行性疾病的治疗中存在巨大的应用潜力，是新世纪神经科学研究的热点之一。以往 NSCs 主要是从胚胎干细胞分离、培养而来，但涉及社会、伦理及法律等诸多方面的问题。骨髓干细胞在体外培养可以分化为神经元和胶质细胞，将骨髓干细胞经过一定条件培养可以表达 nestin 抗原。骨髓干细胞治疗神经系统疾病也取得了明显成效。脐带血来源丰富，易于采集、制备和保存。脐带血的免疫系统还不成熟，处于一种缄默状态，T 细胞也很幼弱，一般不会诱发免疫反应和移植物的抗宿主反应。HUCBCs 富含造血干/祖细胞，能够分化为血液系统细胞，可以代替骨髓移植治疗恶性或良性造血系统疾病。自从 1988 年首位范可尼贫血的患者成功施行脐带血移植以来，全球接受脐带血移植的患者已经超过 2000 人次。HUCBCs 一直用于治疗造血系统疾病，异体同源移植 HUCBCs 治疗血液系统疾病也取得了良好的效果，近来脐带血异体移植已经被应用于儿童和成人患者。HUCBCs 的另一个特征就是能够表达 CNS 特异性抗原。体外实验研究表明，HUCBCs 在标准的培养基（如 DMEM）中或者加入维甲酸（RA）和神经生长因子（NGF），能够表达早期的神经祖细胞标志物（nestin，TuJ1）、成熟的神经元标志物（NeuN，MAP2）、胶质细胞标志物（GFAP）和少突胶质细胞标志物（GaLC）。当培养基中加入 RA+NGF

时，TuJ1 和 GFAP 的表达能够增加近 2 倍。用 DMEM 培养时可以同时表达 nestin、TuJ1、MAP2 和 GFAP。形态学和免疫组织化学结果都证实，HUCBCs 能够分化为神经细胞样细胞，所以用这些细胞治疗神经系统疾病是很有意义的尝试。目前在细胞移植治疗 CNS 疾病的实验中，多将干细胞直接注入脑室或病变部位，但这种方法增加了脑组织的创伤，且操作复杂。静脉输注可避免这种损伤。

近年来，HUCBCs 在神经系统疾病如卒中、变性疾病、外伤等疾病的治疗方面取得了较为满意的结果。Willing AE 等人在动物损伤后 24 小时内通过股静脉注射和纹状体内直接移植两种途径将 HUCBCs 移植给永久性大脑中动脉闭塞（MCAO）的大鼠。以 Digiscan 系统和被动回避试验进行动物评价，发现接受 HUCBCs 治疗的动物的评分明显高于未接受移植的动物，并证明静脉注射细胞与直接将细胞移植到纹状体效果相当，且前者损伤较小。Lu D 等人在大鼠脑组织损伤后 24 小时将 HUCBCs 通过尾静脉注入，用 Rotarod 试验和神经损伤程度评分量表来评估其神经功能，结果显示，输注 HUCBCs 治疗的动物神经缺失明显轻于对照组，移植细胞迁移到了受损伤的脑内，并表达了神经元标记物 NeuN 和 MAP-2 及胶质细胞标记物-胶质纤维酸性蛋白（Glial Fibrillary Acidic Protein，GFAP）。Garbuzova-Davis S 将 HUCBCs 由静脉输注到有明确的肌萎缩侧索硬化征（ALS）的 G93A 鼠。结果表明，给予病鼠 HUCBCs 后可以延缓疾病发展 2~3 周，提高了病鼠的存活率。Saporta 等人将 HUCBCs 移植到脊髓损伤大鼠模型体内。经病理学检测发现，在动物模型的脊髓受损部位观察到了 HUCBCs，而在未损伤区域及正常大鼠的脊髓未见 HUCBCs。实验结果表明，移植的人脐带血干细胞参与了神经创伤的组织修复。Walczak 等人将 HUCBCs 移植到预先用环孢菌素处理的成年及老龄鼠脑室管膜下区。一周后，移植的 HUCBCs 在鼠 SV 区存活，表现了一定的神经祖细胞的特性，并开始迁移，迁移路线是由 SV 区到嗅球。这种迁移在正常成年动物脑内已经减少，在老龄动物脑内则更少见。研究人员对移植的细胞表面的 CD 抗原进行鉴定，发现它们仍保持着造血细胞的某些特性。

本实验采用改良的 Pulsinelli's 四血管阻断法（4-VO）建立 VaD 的动物模型；应用由电脑控制的穿梭箱主动回避反应系统检测大鼠的学习记忆能力；将 HUCBCs 经尾静脉输注入 VaD 大鼠体内；观察并比较实

验大鼠脑组织的病理改变；观察并比较对照组与治疗组大鼠脑组织的细胞凋亡情况；观察并比较对照组与治疗组大鼠血清中 NSE 与 S-100 蛋白的不同。初步探讨 HUCBCs 静脉输注对 VaD 大鼠的治疗作用。

第一节 概　　述

一、背景与目的

哺乳动物中枢神经系统受损后的修复是有限的，受损的神经元几乎不能再生。目前，越来越多的研究将精力集中在细胞移植治疗脑和脊髓病变方面。[①] 胚胎干细胞移植是治疗 CNS 疾病最有希望的手段之一，[②] 但其广泛应用受到组织来源、免疫排斥及伦理学等诸多方面的限制。骨髓干细胞在体外培养可以分化为神经元和胶质细胞，将骨髓干细胞经过一定条件培养可以表达 nestin 抗原。[③④] 应用骨髓干细胞治疗神经系统疾病也取得了明显成效。[⑤⑥] 与骨髓及外周血相比，脐带血具有免疫原性弱、淋巴细胞不成熟、来源丰富、易于采集及保存、无肿瘤细胞污染等优点。脐带血较骨髓含有更多的干细胞，而且这些干细胞更原始，这证明脐带血源性干细胞比骨髓源性干细胞更有治疗的应用价值。骨髓干细胞已经在 CNS 疾病如脑缺血及外伤等治疗方面得到了应用。骨髓间充质干细胞移植到受损动物的 CNS 可以生长成为神经元。目前也有报

---

① Qu T, Brannen CL, Kim HM, et al.. Human neural stem cell improve cognitive function of aged brain. Neuroreport, 2001, 12 (6): 1127-1132.

② Park KI. Transplantation of neural stem cells: cellular and gene therapy for hypoxic-ischemic brain injury. Yonsei Med J, 2000, 41 (6): 825-835.

③ 姜晓丹、徐如祥等：《成人骨髓源性神经干细胞诱导分化实验研究》，载《解放军医学杂志》2002 年第 11 期，第 947~949 页。

④ Li Y, Chopp M, Chen J, et al.. Intrastriatal transplantation of bone marrow non hematopoietic cells improves functional recovery after stock in adult mice. J Cereb Blood Flow, 2000, 20 (9): 1311-1319.

⑤ Li Y, Chopp M, Chen J, et al.. Intrastriatal transplantation of bone marrow non hematopoietic cells improves functional recovery after stock in adult mice. J Cereb Blood Flow, 2000, 20 (9): 1311-1319.

⑥ 姜晓丹、徐如祥等：《成人骨髓源性神经干细胞诱导分化实验研究》，载《解放军医学杂志》2002 年第 11 期，第 947~949 页。

道将人脐带血细胞（Human UMBILICAL CORD BLOOD CELLS, HUCBCs）移植到CNS受损（如脑缺血或脊髓损伤）的动物模型中，[①②]并从组织及行为改善方面证实了其的有效性。血管性痴呆（Vascular Dementia，VaD），是指由于脑血管疾病引起的脑组织梗死、低灌注或因出血所致的认知功能损害综合征。目前，VaD已成为老年期痴呆的第二大病因，仅次于阿尔茨海默病（Alzereimer Disease，AD）。随着人口老龄化的发展，VaD的发病率逐年上升。但对于VaD尚无特效治疗方法。为此，本实验初步探讨了HUCBCs对VaD大鼠行为和认知功能的改善以及对脑组织的保护及修复方面的作用。

二、方法

（一）HUCBCs的采集和分离

选取健康无感染性疾病的产妇及正常分娩的健康婴儿。采取健康成人外周血细胞（Human Peripheral Blood Cells，HUPBCs）作为对照组。脐带血与外周血均采集10份。使用淋巴细胞密度梯度分离法对细胞进行分离。

（二）细胞鉴定

采集脐带血，分离HUCBCs，对其进行nestin阳性细胞鉴定。以健康成人外周血作为对照组。以免疫细胞化学的方法对脐带血细胞中的nestin阳性细胞进行定性检测；采用流式细胞术对脐带血细胞中的nestin阳性细胞进行定量检测；采用流式细胞仪对HUCBCs和成人外周血的细胞周期进行比较。

（三）实验动物分组

将实验大鼠随机分为模型组（Model group）、治疗组（Treated group）、对照组（Control group），各组大鼠又分2W、4W、8W 3个时相点。

---

① Willing AE, Lixian J, Milliken M, et al.. Intravenous versus intrastriatal cord blood administration in a rodent model of stroke. J Neurosci Res, 2003, 73 (3): 296-307.

② Saporta S, Kim JJ, Willing AE, et al.. Human umbilical cord blood stem cells infusion in spinal cord injury: engraftment and beneficial influence on behavior. J Hematother Stem Cell Res, 2003, 12 (3): 271-278.

（四）动物模型

采用改良的 Pulsinelli's 四血管阻断（4-VO）法制作动物模型。将大鼠俯卧固定于立体定向仪上，行背侧颈正中切口，用直径 0.5mm 的电凝针烧灼双侧翼小孔内的椎动脉，造成永久性闭塞。24h 后用乙醚麻醉，用微动脉夹夹闭大鼠双侧颈总动脉 5min，间隔 1h 后再夹闭 5min，共夹闭 3 次。治疗组于术后 3h 内由尾静脉注射 HUCBCs（3×10^6个/500μl）。应用计算机控制的穿梭箱主动回避反应（Active Avoidance Response，AAR）检测实验大鼠的学习记忆能力。

（五）大鼠脑组织内的 HUCBCs 检测

采用免疫组织化学法对治疗组大鼠脑组织内的 HUCBCs 进行定性检测。

（六）凋亡细胞检测

采用 TdT 介导的 dUTP 缺口末端标记（Ted-Mediated dUPT Nick-End Labelling，TUNEL）法测定大鼠脑海马组织的凋亡细胞。

（七）血清中 NES、S-100 蛋白含量的检测

采用酶联免疫吸附测定（Enzyme Linked Immunosorbent Assay，ELISA）法测定大鼠血清中神经元特异性烯醇化酶（Ncuron-Specific Enolase，NSE）和 S-100 的蛋白含量。

（八）病理变化观察

以光镜和透射电镜观察各组大鼠脑组织的病理变化。

三、结果

第一，经免疫细胞化学定性检测可见 HUCBCs 组有 nestin 阳性染色细胞，对照组未见 nestin 阳性染色细胞。流式细胞仪（Flow Cytometer，FCM）定量检测显示，HUCBCs 中的 nestin 阳性细胞占细胞总数的 4.32%±0.66%。流式细胞仪对细胞周期分析显示 HUCBCs 处于静止期的细胞明显少于 HUPBCs；而 HUCBCs 处于分裂期的细胞数量明显高于 HUPBCs；HUCBCs 处于 G_2/M 期的细胞高于 HUPBCs，但无显著差异。

第二，穿梭箱结果显示，HUCBCs 治疗对 VaD 大鼠的行为学有明显改善作用。模型组和治疗组术前与对照组大鼠 AAR 百分比比较无明显差异。模型组术后各时相点大鼠的 AAR 百分比与术前比较均显著降低。治疗组大鼠术后的 AAR 百分比虽显著低于对照组，但显著高于模

型组。

第三，使用免疫组织化学方法分析显示，治疗组大鼠脑组织中确有MAB-1281阳性细胞，说明HUCBCs能够透过血脑屏障（Blood Brain Barrier，BBB）进入大鼠脑中并存活。

第四，于对照组大鼠的海马内仅见少量TUNEL阳性细胞。模型组大鼠海马区的TUNEL阳性细胞在术后2W最多，显著高于对照组，术后4W、8W大鼠的海马TUNEL阳性细胞比例有所下降，但仍显著高于对照组。治疗组大鼠术后2W时TUNEL阳性细胞的比例显著高于对照组，4W、8W的凋亡细胞比例与对照组比较已无显著差异。治疗组大鼠术后各时相点凋亡细胞的比例均显著低于模型组大鼠。

第五，模型组大鼠术后2W血清NSE的含量显著高于对照组，4W时与对照组无显著差异，术后8W则显著低于对照组。治疗组大鼠术后2W血清NSE的含量显著低于模型组，术后4W、8W时则显著高于模型组。治疗组大鼠术后各时相点血清NSE的含量与对照组比较均无显著差异。

第六，模型组大鼠术后2W血清S-100蛋白的含量高于对照组，相差非常显著，术后4W、8W时血清S-100蛋白的含量显著高于对照组。治疗组大鼠术后各时相点血清S-100蛋白的含量均显著低于模型组，与对照组比较均无显著差异。

第七，各组大鼠脑组织病理学改变：模型组可见细胞核固缩，胞质密度增高，胞浆中有很多溶酶体形成，轴突水肿、变性、脱髓鞘等慢性缺血缺氧的病理改变。治疗组上述改变明显减弱，并可见处于修复过程中的有巨大核仁的细胞。

四、结论

第一，本实验证实HUCBCs确能表达nestin抗原。用流式细胞仪观察了HUCBCs中nestin阳性细胞的比例。这表明脐带血细胞中存在具有神经干细胞特性的细胞，这一结果为HUCBCs治疗VaD提供了理论依据。

第二，本实验以免疫组织化学方法证实了HUCBCs能够透过BBB进入VaD大鼠脑组织，并存活。以电脑控制的穿梭箱对各组大鼠进行行为学检测，结果表明HUCBCs治疗组VaD大鼠的穿梭箱的AAR百分比显著高于模型组。提示 HUCBCs 对于改善 VaD 大鼠的学习记忆能力有积极作用。

第三，本实验采用 TUNEL 法对各组大鼠海马细胞凋亡情况进行检测。结果显示 HUCBCs 治疗组大鼠细胞凋亡比例显著低于对照组，表明静脉输注 HUCBCs 对于保护 VaD 大鼠的脑海马细胞，减少细胞凋亡有作用。

第四，本实验采用 ELISA 法对各组大鼠的血清 NSE 和 S-100 蛋白含量进行检测。结果表明治疗组大鼠的血清 NSE、S-100 蛋白含量均与对照组无显著差异。提示静脉输注 HUCBCs 不但能够明显改善 VaD 大鼠的学习记忆能力，且能够较好地保护脑组织神经元和胶质细胞。本实验为 HUCBCs 在 VaD 治疗的应用方面提供了一定的理论依据。

第二节　人脐带血干细胞静脉输注治疗血管性痴呆大鼠的实验研究

一、材料与方法

(一) 实验材料

1. 脐带血

由第三军医大学野战外科研究所妇产科提供。

2. 实验动物

健康老龄 SD 大鼠 90 只，月龄 11~13 个月，雌雄不拘，体重 302~423g，由第三军医大学野战外科研究所实验动物中心提供。

3. 主要试剂

nestin 抗原（Santa Cruz，美国）；FITC 荧光二抗（Jackson ImmunoResearch，美国）；S-P 免疫组化试剂盒（北京中山公司）；DMEM 培养基（GIBCO，美国）；DAB 显色剂（北京中山公司）；淋巴细胞分离液（天津 TBD 公司）；专用 DNA 染色液（Coulter，美国）；明胶（上海化学试剂公司）；PBS（武汉博士德生物工程有限公司）；10%水合氯醛（重庆化玻公司）；多聚甲醛（北京化学试剂公司）；MAB - 1281（Chamicon，美国）；TUNEL 试剂盒（Roche，美国）；NSE-ELISA 检测试剂盒（北京信德生物技术研究所）；S-100 蛋白 ELISA 检测试剂盒

(第四军医大学生理教研室)。

4. 主要仪器设备

流式细胞仪(ELITE ESP 型)(COULTER,美国);光学显微镜(Olympus,日本);电脑控制的穿梭箱系统(第三军医大学大坪医院野战外科研究所五室);微量分析天平(上海电子仪器厂);电子天平(浙江电子仪器厂);电烤箱(HELIOS,瑞典);自动脱水机(E150,日本);病理组织包埋机(苏州中威电子仪器厂);透射电子显微镜(Tecnaif20,FEI,荷兰);-70℃冰箱(SHARP,日本);恒冷冰冻切片机(CM1900,Leica,德国);低温超速离心机(Beckman,美国);酶标仪(synergy HT,Bio-TEK,美国)。

(二)实验方法

1. 细胞的采集与分离

选择健康足月的妊娠产妇,无感染性疾病,非高危妊娠,且新生儿为正常顺产,皮肤红润,四肢活动良好。待新生儿娩出后立即在距脐轮5~7cm处用钳夹结扎脐带并切断。消毒胎盘侧,行脐静脉穿刺。脐带血借宫缩力流入采血袋内,每份收集脐带血50~100ml。成人外周血采自健康成人静脉血。

于标本收集后12h内立即处理。将血标本用等体积的Hank's溶液稀释,用滴管沿管壁缓慢叠加于淋巴细胞分离液上,2000rmp×20min,收集界面白膜层,用PBS液洗涤2次。细胞洗涤后重悬于DMEM培养基中,调整浓度为1×10^6/ml。

2. 细胞检测

(1)免疫细胞化学:将脐带血单核细胞悬液均匀涂于载玻片上。将细胞置于37℃、5%CO_2、饱和湿度的孵箱中孵育2h。以4%的多聚甲醛固定细胞。将一抗nestin(1:200)加于细胞上4℃过夜。HUPBCs的处理方法与HUCBCs处理方法相同。次日用PBS清洗,之后严格按照二抗试剂盒说明书的步骤操作。最后以DAB显色。在显微镜下观察显色情况。

(2)流式细胞术检测:吸取HUCBCs悬液1ml,离心后,加100μl PBS制成悬液。加一抗nestin(1:200)20μl,4℃孵育30min。后PBS洗涤2次,制成100μl细胞悬液。加4μl FITC荧光二抗,4℃孵育30min,PBS洗涤2次。设同型对照,只加二抗,不加一抗。HUPBCs

也以同样的方法处理。用流式细胞仪进行检测（激发波长为488nm，发射波长为525nm）。进行细胞周期检测时将细胞以专用DNA染色液（PI液）0.5ml避光染色30min再进行检测（激发波长为488nm，发射波长为610nm）。

3. 实验动物分组

将符合标准的大鼠随机分为三组：对照组、模型组、治疗组。每组又分为2W、4W、8W三个时相点，每时相点10只大鼠，共90只。

4. 动物模型制作

采用改良的Pulsinelli's四血管阻断（4-VO）法制作动物模型。大鼠于术前8~12h禁食，不禁水。以10%水合氯醛（0.5m/100g体重）腹腔麻醉。将大鼠俯卧固定于立体定向仪，行背侧颈正中切口，逐层钝性分离暴露双侧第1颈椎横突翼小孔，用直径为0.5mm的电凝针烧灼双侧翼小孔内的椎动脉，造成永久性闭塞。再将大鼠仰卧固定，行腹侧颈正中切口，钝性分离双侧颈总动脉，以“4”号丝线穿线备用。24h后用乙醚麻醉，用微动脉夹夹闭双侧颈总动脉5min，间隔1h后再夹闭5min，共夹闭3次。局部伤口缝合前，均以庆大霉素处理伤口防止感染。对照组处理步骤同上，但不进行椎动脉烧灼和颈总动脉夹闭。治疗组在造模后3h内通过尾静脉给予细胞注射（浓度为6×10^6/ml，注射500μl）。术毕将大鼠放回笼中，每天供足食物、水。

5. 实验大鼠的学习记忆能力测试

采用第三军医大学野战外科研究所五室研制的电脑控制穿梭箱系统进行训练。以灯光为条件刺激，以电刺激为非条件刺激。先将动物放入箱内适应5min，使其熟悉环境。开始给予持续灯光刺激5s，如大鼠不逃至另一端（穿梭），则给予电击，给箱底通电流0.1~20mA、频率10~15Hz的电刺激（本实验默认值为3mA，15Hz），使动物逃至箱底不通电的另一侧，此时电击停止，否则持续受电击5s。间隔60s后给予光刺激，开始下一轮训练。每次实验进行20次光、电刺激。结果以光刺激即能完成穿梭动作的为AAR，不能完成穿梭的为失败（Fail），计算其百分比并记录完成穿梭动作的潜伏期（latency）。每只大鼠均连续进行7天训练，以AAR≥80%作为入选标准，AAR<80%者淘汰。三组大鼠均在相应的时相点进行穿梭箱测试。

6. 组织病理学观察

（1）HE 染色，以光镜观察大鼠的脑组织病理学变化。

具体操作步骤：

①入水：切片先入二甲苯 20~30min，脱蜡。然后入 100%、95%、80%、70%乙醇下行至水；

②苏木精染色：切片入苏木精染色 10~15min；

③伊红染色：水洗切片后，入 50%、70%、80%、95%乙醇脱水，入 95%的伊红乙醇溶液染色 1~3min，入 95%乙醇分色；

④脱水、透明、封片；

⑤于光镜下观察。

（2）电镜观察

①取材：以 4%多聚甲醛和 4%戊二醛混合液灌注后，断头取脑，分离海马 CA1 区的脑组织，修成 $1mm^3$的小块；

②固定：将上述组织放入 4%多聚甲醛和 4%戊二醛混合液中，于 4℃冰箱中固定 8h；

③梯度酒精脱水；

④浸透与处理：100%丙酮脱水→环氧丙烷脱水→环氧丙烷与包埋剂（环氧树脂 812）1∶1 混合液（37℃，2h）→环氧树脂 812 溶液（37℃，3h）→环氧树脂 812+DMP-30（37℃，2h）→包埋（37℃过夜）→聚合（68℃，48h）；

⑤超薄切片；

⑥于电镜下观察。

7. 大鼠脑组织 HUCBCs 的定性免疫组化检测

实验步骤：

（1）片脱蜡入水；

（2）0.3%过氧化氢溶液，室温，10min，0.01PBS 漂洗 5min×3 次；

（3）正常山羊血清封闭，室温，30min；

（4）MAB-1281（1∶200）单克隆抗体，于 4℃湿盒中过夜；

（5）次日，0.01PBS 漂洗 5min×3 次；

（6）羊抗小鼠二抗，于 37℃湿盒中孵育 15min，0.01PBS 漂洗 5min×3 次；

（7）DAB 显色，苏木素复染，梯度脱水、透明、封片，于光镜下观察。

阴性对照：每组各抽取切片两张用抗体稀释液代替一抗，其余步骤同上。

8. 大鼠海马凋亡细胞检测

采用 TUNEL 法进行检测。检测试剂盒购于罗氏公司，严格按照说明书进行操作。

具体操作步骤：

（1）将石蜡切片常规脱蜡；

（2）3%双氧水处理 10min；

（3）抗原修复（微波修复，高火 1min）；

（4）取出后立即放入 20℃～25℃双蒸水中冷却；

（5）冷却后将片子转至 20℃～25℃的 PBS 中漂洗 5min×3 次；

（6）将玻片浸入 15℃～25℃ Tris-HCL（0.1M，pH 值为 7.5，含 3%BSA 和 20%正常牛血清）中 30min；

（7）于 PBS 中漂洗 5min×3 次；

（8）加入 TUNEL 混合液（①号液：②号液比例为 1：9）。阴性对照加 PBS 液。37℃孵育 60min（湿盒中）；

（9）于 PBS 中漂洗 5min×3 次；

（10）擦干切片周围，在加 POD（③号液）液体上加一片盖玻片。37℃孵育 30min（在湿盒中）；

（11）于 PBS 中漂洗 5min×3 次；

（12）使用 DAB（北京中山公司）显色 10min；

（13）于光学显微镜下观察。

9. 大鼠血清 NSE 检测

采用 ELISA 法进行检测。以 10%水合氯醛腹腔注射麻醉大鼠，采用心脏内取血法，用采血管采集大鼠血液约 5ml。3000 转离心 5min，提取血清，置于-70℃冰箱中冻存。

具体操作步骤：

（1）将酶标板用洗涤液洗 3 次，甩去余液；

（2）加样：严格按照使用说明书将 NSB、标准品、待测样品分别加到相应的孔中，37℃ 30min，洗板 5 次，甩干；

（3）每孔依序加酶标抗体 100μl，37℃ 30min，洗板 5 次，甩干；

（4）每孔依序加 OPD 溶液 100μl，室温显色 10min 左右，每孔依序加终止液 50μl，终止反应，用酶标仪在 492nm 波长测量各孔的光密度（OD 值）。

每次实验留 1 孔作为空白调零孔，该孔不加任何试剂，只是最后加底物溶液及终止液，测量时先用此孔调零。

为防止样品蒸发，温育时将反应板放于铺有湿布的密闭盒内。

10. 大鼠血清 S-100 蛋白检测

采用 ELISA 法。血清收集方法同上。

具体操作步骤如下：

（1）试剂制备：

①PBS 0.15M，pH 值为 7.4。

KH_2PO_4 0.2g；$Na_2HPO_4\cdot 12H_2O$ 2.9g；NaCl 8.0g；KCl 0.2g；双蒸水加至 1000ml。

②包被缓冲液 0.05M，pH 值为 9.6。

Na_2CO_3 1.59g；$NaHCO_3$ 2.93g；双蒸水加至 1000ml。

③洗涤液。

PBS 1000ml；Tween20 1ml。

④封闭液。

PBS 100ml；BSA（牛血清白蛋白）1g。

⑤稀释液。

PBS 100ml；BSA 0.1g。

⑥底物缓冲液。

$Na_2HPO_4\cdot 12H_2O$ 1.84g；柠檬酸 0.51g；双蒸水加至 100ml。

⑦ABTS 显色液。

ABTS 5mg；底物缓冲液 10ml；3% H_2O_2 20μl。

（2）操作：

①将包被抗体用包被缓冲液作 1∶1000 倍稀释，加入 ELISA 板，100μl/孔，置于湿盒中，4℃放置 48h；

②用洗涤液冲洗 ELISA 板 3 次，每次 5min；

③加入封闭液，100μl/孔，37℃，1h；

④用洗涤液冲洗 ELISA 板 3 次，每次 5min；

⑤加入倍比稀释的标准品、待检样品以及阴性和阳性对照，100μl/

孔，37℃，1h，并置复孔；

⑥用洗涤液冲洗 ELISA 板 3 次，每次 5min；

⑦待测抗体用稀释液作 1：100 倍稀释，100μl /孔，4℃过夜后置室温 1h 或 37℃，2h；

⑧用洗涤液冲洗 ELISA 板 3 次，每次 5min；

⑨酶标抗体用稀释液作 1：700 倍稀释，100μl/孔，37℃，1h；

⑩用洗涤液冲洗 ELISA 板 3 次，每次 5min；

⑪加入配好的 ABTS 显色液，100μl/孔，37℃显色 15~30min。

于酶标仪 410nm 处测 OD 值，绘制标准曲线。

（三）结果判断

1. HUCBCs 中 nestin 阳性细胞免疫细胞化学定性检测

于光镜下观察到的棕黄色或褐色为阳性染色。

2. HUCBCs 中 nestin 阳性细胞流式细胞仪定量检测

分 10 份细胞进行检测，利用图像分析系统得出检测数据，计算平均值。利用 Multicycle 软件对 HUCBCs 和 HUPBCs 的周期进行检测，利用图像分析系统得出数据，并对细胞 $G_{1/0}$期、S 期、G_2/M 期进行比较，进行统计分析。

3. 大鼠脑海马组织凋亡细胞测定

光镜下 TUNEL 以细胞核呈棕黄色或褐色为阳性染色。对海马区 TUNEL 阳性细胞数进行计数。

4. 大鼠脑组织中 HUCBCs 的免疫组化检测

若于光镜下观察到细胞核棕黄色或褐色则为阳性染色。

5. 大鼠血清中 NSE 的含量检测

采用 ELISA 法进行检测。用标准品做出标准曲线后，根据曲线方程和测出的样品 OD 值计算出对应的 OD 值的浓度。

6. 大鼠血清中 S-100 蛋白的含量检测

采用 ELISA 法进行检测。用标准品做出标准曲线后，根据曲线方程和测出的样品 OD 值计算出对应的 OD 值的浓度。

（四）统计学处理

各组计量资料以均数±标准差（$\bar{x}\pm s$）表示。应用统计软件 SPSS 中的单因素方差分析（one-way ANOVA）对数据进行统计分析。检验结果以 $P<0.05$ 为相差显著，$P<0.01$ 为相差非常显著。

二、结果

（一）HUCBCs 中的 nestin 阳性细胞表达

免疫细胞化学检测，HUCBCs 组可见 nestin 阳性染色细胞，HUPBCs 未见阳性染色细胞。流式细胞仪显示人脐带血 nestin 阳性细胞占 HUCBCs 总数的 4.32%±0.66%。HUPBCs 未检测出 nestin 阳性细胞。流式细胞仪（Multicycle 软件）对细胞周期分析显示 HUCBCs 处于静止期的细胞明显少于 HUPBCs；而 HUCBCs 处于分裂期的细胞数明显高于 HUPBCs，两组数据均有显著差异（$P<0.01$）。HUCBCs 处于 G_2/M 期的细胞高于 HUPBCs，但无显著差异（$P>0.05$）（见表 1 和图 1）。

表 1　脐带血、外周血各期细胞比率（n=10）（%）

	$G_{1/0}$	S	G_2/M
HUCBCs	85.0±3.8*	12.3±3.4*	2.7±1.8
HUPBCs	94.8±2.3	3.8±1.7	1.3±1.2

* P<0.01：Compared with HUPBCs

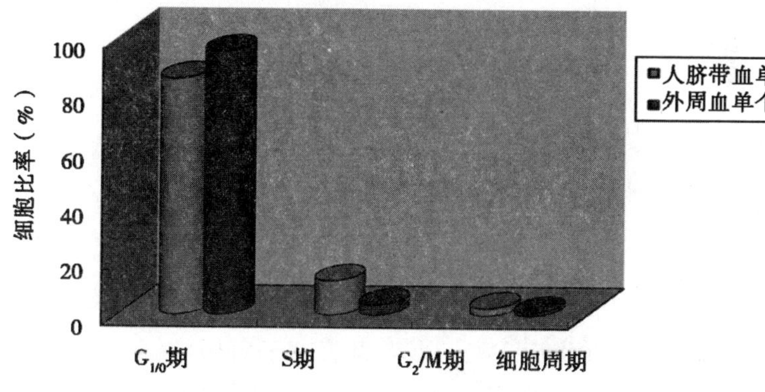

图 1　脐带血、外周血各期细胞比率

（二）各组大鼠穿梭箱检查结果

模型组、治疗组大鼠术前的 AAR 百分比与对照组大鼠无明显差异（$P>0.05$）。模型组术后各时相点的 AAR 百分比与对照组比较均有显著差异（$P<0.01$）。治疗组大鼠术后各时相点的 AAR 百分比虽显著低于对照组（$P<0.01$），但高于模型组，且差异非常显著（P <

0. 01）（见表 2 和图 2）。

表 2　各组大鼠不同时相点的 AAR 结果（%）

group	Preopration	Postoperation		
		2W	4W	8W
control	91. 0±5. 9	91. 6±1. 7	90. 5±5. 4	91. 3±7. 1
model	91. 5±6. 7	57. 6±8. 4*	42. 0±9. 5*	43. 6±7. 5*
treated	90. 7±5. 9	68. 9±7. 0*#	69. 6±8. 2*#	70. 8±7. 4*#

* P<0. 01: Compared with control group; *#P<0. 01: Compared with model group

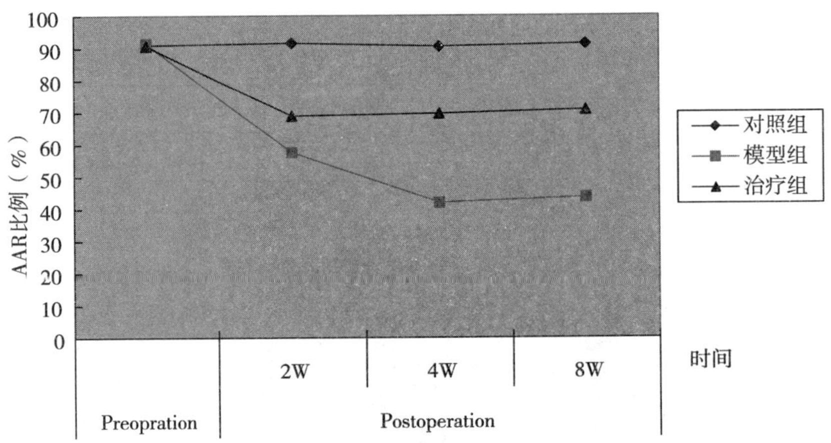

图 2　各组大鼠不同时相点的 AAR 结果

（三）各组大鼠脑海马区细胞凋亡

对照组大鼠的海马还仅见少量 TUNEL 阳性细胞。模型组大鼠海马区的 TUNEL 阳性细胞在术后 2W 最多，显著高于对照组（$P < 0.01$），术后 4W、8W 大鼠海马的 TUNEL 阳性细胞比例有所下降，但仍显著高于对照组（$P < 0.01$）。治疗组大鼠术后 2W 时 TUNEL 的阳性细胞比例高于对照组（$P < 0.05$），4W、8W 凋亡细胞比例下降，与对照组比较已无显著差异（$P>0.05$）。治疗组大鼠术后各时相点凋亡细胞比例均显著低于模型组大鼠（$P < 0.01$）（见表 3 和图 3）。

表 3　各组大鼠海马区 TUNEL 的阳性细胞比例（%）

group	2W	4W	8W
control	3.03±0.64	3.05±0.63	3.07±0.55
model	14.99±2.56##	9.73±0.80##	5.55±1.02##
treated	4.46±1.04#*	3.66±0.83*	3.37±0.86*

#P < 0.05, ## P < 0.01: Compared with control group; * P < 0.01: Compared with model group

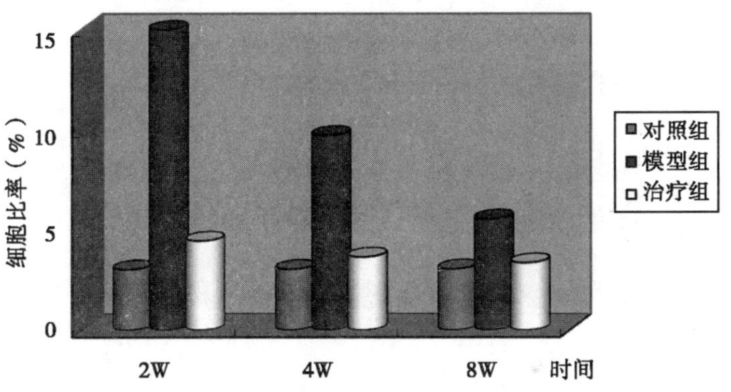

图 3　各组大鼠海马区 TUNEL 的阳性细胞比例

（四）各组大鼠血清 NSE 含量

模型组大鼠术后 2W 血清 NSE 含量显著高于对照组（P < 0.05），4W 时与对照组无显著差异（P>0.05），术后 8W 则显著低于对照组（P <0.05）。治疗组大鼠术后 2W 血清 NSE 含量显著低于模型组(P < 0.05)，术后 4W、8W 显著高于模型组（P < 0.05）。治疗组大鼠术后各时相点血清 NSE 含量与对照组比较均无显著差异（P>0.05）（见表 4 和图 4）。

表 4　各组大鼠血清 NSE 含量（ng/ml）

group	2W	4W	8W
control	3.10±0.49	3.04±0.29	3.07±0.38
model	3.92±0.66*	3.01±0.53	2.46±0.52*
treated	3.39±0.44#	3.18±0.49#	3.00±0.47#

*P<0.05: Compared with control group; #P<0.05: Compared with of model group

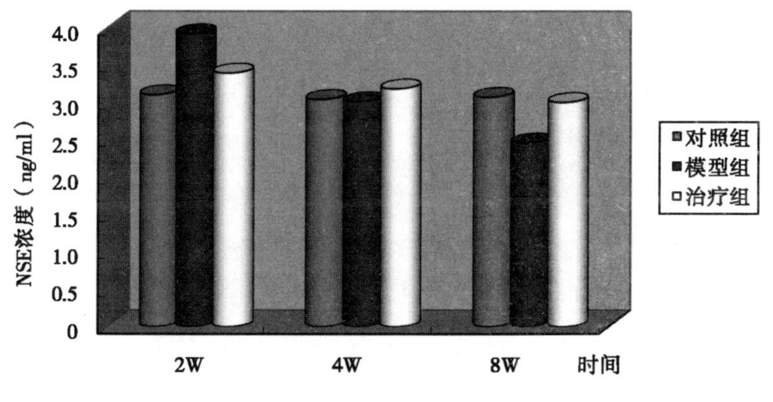

图 4　各组大鼠血清 NSE 含量

（五）各组大鼠血清 S-100 含量

模型组大鼠术后 2W 血清 S-100 蛋白含量高于对照组，相差非常显著（P < 0.01），术后 4W、8W 显著高于对照组（P < 0.05）。治疗组大鼠术后各时相点的 S-100 蛋白血清含量均显著低于模型组（P < 0.01），与对照组比较均无显著差异（P>0.05）。治疗组大鼠术后 8W 血清 S-100 蛋白含量略高于 4W 时，但并无显著差异（P>0.05）（见表 5 和图 5）。

表 5 各组大鼠血清 S-100 含量（ng/ml）

group	2W	4W	8W
control	0.67±0.16	0.63±0.15	0.66±0.17
model	1.23±0.35##	1.05±0.33#	1.09±0.36#
treated	0.76±0.25**	0.70±0.26*	0.73±0.31*

#P<0.05, ##P<0.01: Compared with control group; *P<0.05, **P<0.01: Compared with of model group

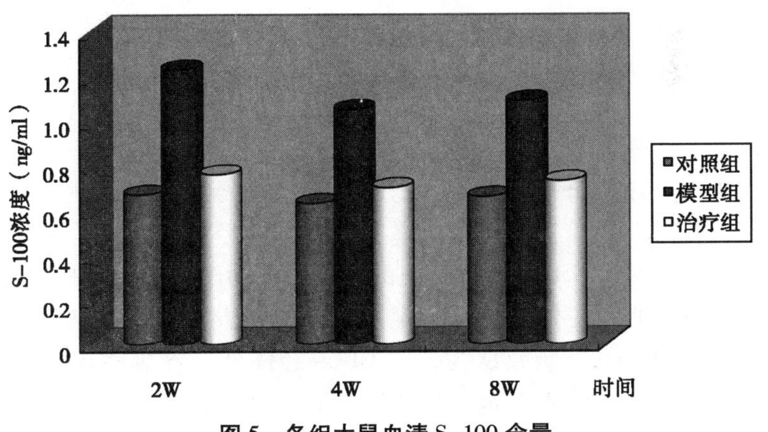

图 5 各组大鼠血清 S-100 含量

（六）各组大鼠脑组织病理学改变

用光学显微镜观察，显示模型组大鼠海马组织出现明显神经元固缩、变性或消失，有炎细胞浸润情形。细胞核体积变小，结构不清，呈固缩表现，治疗组改变明显减轻，对照组无明显改变。用透射电镜观察显示，模型组大鼠海马 CA1 区细胞核固缩，胞质密度增高，线粒体轻度肿胀，基质内颗粒减少，大小不一，内室扩张，胞浆中有许多溶酶体形成，轴突水肿、变性、脱髓鞘等慢性病理改变。治疗组大鼠脑组织中未见明显的此类改变。对照组大鼠海马 CA1 区神经元无此类改变。

三、讨论

（一）脐带血细胞 nestin 的表达

nestin 是新被发现的第六类中间丝蛋白，① 是神经干细胞的标志物，②③ 在神经干细胞中表达。神经干细胞分化为神经细胞后转化为细胞的骨架蛋白，如 GFAP、神经丝（Neurofilament，NF）。这种蛋白在哺乳动物胚胎期 CNS 的神经前体细胞内大量表达，动物出生后其表达迅速降低并消失。但在少数仍保持神经发生功能的部位（如大脑 SV 区、嗅球、海马齿状回）仍有表达。此外，nestin 对于维持细胞的完整性、流动性和分化性，保护细胞，抵抗外界机械压力方面有重要的作用。

近年来，骨髓干细胞在神经系统的应用成为研究热点。将骨髓 MSCs 在特定的条件下培养，可以分化出表达神经细胞特异性标记物的细胞。④ 将骨髓 MSCs 通过不同的途径移植到神经系统受损的动物模型中，同样也观察到了动物损伤组织的修复及行为学的改善。研究证明，如果将骨髓干细胞在体外加入特定的培养液培养，可以表达 nestin 抗原。Sanchez-Ramos⑤ 研究认为，HUCBCs 经体外培养也能表达神经细胞（神经元及神经胶质细胞）标志物。有学者证实，成体海马有血管通路能够作为造血细胞参与神经发生的进入位点。这些研究证明 CNS 的神经再生不仅来自 CNS 的 NSCs，也可能来自造血系统。新生儿出生

---

① Ay I，Sugimori H，Finklestein SP. Intravenous basic fibroblast growth factor（bFGF）decreases DNA fragmentation and prevents downregulation of Bcl-2 expression in the ischemic brain following middle cerebral artery occlusion in rats. Brain Res Mol Brain Res，2001，87：71-80.

② Nakahata T，Ogawa M. Hemopoietic colony-forming cells in umbilical cord blood with extensive capability to generate mono- and multipotential hemopoietic progenitors. J Clin Invest，1982，70：1324-1328.

③ Berezovskaya O，Maysinger D，Fedoroff S. The hematopoietic cytokine，colony-stimulating factor 1，is also a growth factor in the CNS：congenital absence of CSF-1 in mice results in abnormal microglial response and increased neuron vulnerability to injury. Int J Dev Neurosci，1995，13：285-299.

④ Mehler MF，Rozental R，Dougherty M，et al.. Cytokine regulation of neuronal differentiation of hippocampal progenitor cells. Nature，1993，362：62-65.

⑤ Jr Johnson EM，Greenlund LJ，Aldns PT，et al.. Current understandingof molecular mechanisms and potential role in ischemic brain injury. J Neurotrauma，1995，12：843.

后早期胚胎基质层的 NSCs 的神经发生是很旺盛的，但是新生儿的造血系统是否参与神经再生还不是很明确。这些报道显示新生儿的神经发育可能与造血系统有关。

本实验观察了 HUCBCs 是否表达 nestin 抗原，以及 HUCBCs 中 nestin 阳性细胞的比例。研究显示，HUCBCs 的确能表达 nestin 抗原。FCM 分析显示，HUCBCs 中有约 4% 的细胞表达 nestin 抗原，而 HUPBCs 中无阳性表达。与骨髓及外周血相比，脐带血具有干细胞含量丰富、免疫原性弱、淋巴细胞不成熟、来源丰富、易于采集及保存、无肿瘤细胞污染等优点。在不同的条件下，人脐带血干细胞能够转化为肝细胞、成肌细胞、成骨细胞等。因此，脐带血已逐步在造血疾病和癌症治疗方面得到应用。脐带血中富含干细胞、内皮前体细胞、造血细胞。而且，脐带血中的干细胞也能生长成为神经元。研究证实，将 NSCs 注射入接受放射后的小鼠，细胞可迁移到骨髓并生长成为血细胞。骨髓干细胞也能在不同条件下生长成为卵细胞和心肌细胞。这些研究证明，干细胞最终分化为何种细胞不仅取决于干细胞的类型，也取决于干细胞所处的微环境。目前也有一些研究将 HUCBCs 移植到 CNS 受损（如脑缺血或脊髓损伤）的动物模型中，并从组织修复及行为学方面证实了其有效性。Zigova① 等人将分离的人脐带血单个核细胞移植到新生大鼠的脑中，发现这些细胞能够存活并能够表达神经细胞标志物。这些研究证明 HUCBCs 中存在神经干细胞特性的细胞。

本实验观察到 HUCBCs 的细胞周期与 HUPBCs 有所不同。HUCBCs 的 $G_{1/0}$期细胞显著少于 HUPBCs，而 S 期细胞则显著多于外周血，G_2/M 期细胞无显著差异。分析可能的原因为，HUCBCs 干细胞含量丰富，处于分裂期的细胞数较多。而 HUCBCs 处于 $G_{1/0}$期的静止细胞明显少于 HUPBCs。

总之，本书证实 nestin 阳性细胞在人脐带血中的确存在，为人脐带血干细胞培养以及脐带血在 CNS 疾病治疗中的应用提供了一定的理论依据。

---

① Mayany H, Lansdorp PM. Biology of human umbilical cord blood - derived hematopoietic stem/progenitor cells. Stem Cells, 1998, 16: 153-165.

（二）HUCBCs 对 VaD 大鼠的治疗作用

1. HUCBCs 对 VaD 大鼠学习记忆能力的影响

本实验采用改良的 Pulsinelli's 四血管阻断（4-VO）法建立 VaD 的动物模型。4-VO 法是由 Pulsinelli① 等人在 1979 年通过阻断大鼠双侧颈动脉及椎动脉建立的四血管闭塞法急性前脑缺血模型，被普遍认为是一个在清醒状态下能够导致前脑严重缺血，又有高度可重复性的方法。此模型可高度模拟 VaD 的发病特点，病理改变较为充分、明确，无明显的肢体运动障碍，病理损伤接近人急性脑缺血的变化。② VaD 的另一个特点是前脑缺血严重，而脑干部分由于脊前动脉供血尚能维持，可检验缺血是否成功的指标明确，③ 可进行再灌流损伤的研究；海马损伤明显，可显示 VaD 记忆功能的减退，VaD 发生的主要原因是多发性梗死或反复脑缺血。为了模拟临床反复脑缺血造成 VaD 的发病特点，本实验制作了反复脑缺血的模型。通过行为学检查验证该模型出现了显著的学习记忆障碍，行为学改变原因与海马等记忆相关部位受损有关。Nunn④ 等人认为，此模型诱导严重的行为缺失，其缺血诱导记忆缺失，造成海马 CA1 区及其外周细胞缺失而导致记忆障碍。

VaD 的智能检测有很多种方法，如行为学检测（穿梭箱、水迷宫）及电生理检测（脑电图、事件相关电位、P300 等）。本实验采用由电脑控制的穿梭箱双向主动回避反应实验系统。由电脑控制的穿梭箱系统的灯光刺激检测大鼠的学习记忆能力，电刺激检测大鼠的记忆判断和回避惩罚能力。该系统计算机自动控制各种刺激的开启和关闭，自动记录和分析实验数据（AAR、ER、Fail 以及潜伏期和每次训练的波形），系统设计合理，性能可靠稳定。与传统的人工控制和观察实验的方法相比，避免了人为干扰对实验的影响，操作更加简便，结果更加客观。本

---

① Mcnanghton BL. Hippocampal synaptic enhancement and information storage with distributed memory system. Trends Neurosci, 1987, 10 (10): 408-415.

② Todaro AM, C Pafumi, G Pernicine, et al.. Haematopoietic progenitors from umbilical cord blood. Blood Purif, 2000, 18: 144-147.

③ Lu M, RN Shen, HE Broxmeyer. Stem cells from bone marrow, umbilical cord blood and peripheral blood for clinical application: current status and future application. Crit Rev Oncol Hematol, 1996, 22: 61-78.

④ Sirchia G, P Rebulla. Placental/umbilical cord blood transplantation. Haematologica, 1999, 84: 738-747.

实验结果显示：模型组、治疗组大鼠术前的 AAR 与对照组大鼠无明显差异（$P > 0.05$）。模型组术后 2W、4W、8W 的 AAR 百分比均显著低于对照组（$P < 0.01$），治疗组大鼠术后各时相点的 AAR 百分比虽显著低于对照组大鼠（$P < 0.01$），但均高于模型组各时相点的 AAR 百分比，且差异非常显著（$P < 0.01$）。

实验结果说明，HUCBCs 治疗对于改善 VaD 大鼠的学习记忆能力起到了积极的作用。Willing AE① 等人通过股静脉注射和纹状体内直接移植两种途径将 HUCBCs 移植给永久性大脑中动脉闭塞（MCAO）的大鼠。以 Digiscan 系统和被动回避试验进行动物评价，发现接受 HUCBCs 治疗的动物评分明显高于未接受移植的动物。证明了静脉注射细胞与直接将细胞移植到纹状体效果相当，且前者损伤较小。Lu D② 等人在大鼠脑组织损伤后 24h 将 HUCBCs 通过尾静脉注射，用 Rotarod 试验和神经损伤程度评分量表来评估神经功能，发现接受 HUCBCs 移植的动物评分显著高于未接受移植的动物。近期研究者将 HUCBCs（10^6）在脊髓损伤后 1d 和 5d 由静脉输注给大鼠，也同样观察到了大鼠功能的恢复。③

以上结果说明，将 HUCBCs 通过静脉注射到 CNS 受损的动物模型体内，能够提高动物的学习记忆能力。本实验证实治疗组 VaD 大鼠的穿梭箱 AAR 比例显著高于模型组，提示 HUCBCs 对于改善 VaD 动物的学习记忆能力有作用。

2. HUCBCs 对 VaD 大鼠海马神经细胞凋亡的影响

细胞凋亡（Apoptosis）是细胞死亡的一种形式，即在某些生理或病理因素诱导下，激活膜信号系统，启动有关调控细胞凋亡的程序基因，最终导致细胞按一定程序自我控制破坏和死亡，④ 所以又被称为程序性细胞死亡（Programmed Cell Death，PCD）。细胞凋亡的形态学特征为染

---

① Willing AE, Lixian J, Milliken M, et al.. Intravenous versus intrastriatal cord blood administration in a rodent model of stroke. J Neurosci Res, 2003, 73 (3): 296-307.

② Green E. Anatomy of the rat. Transactions Am Philosophical Soc, 1935.

③ Wagner JE, JN Barker, TE DeFor, et al.. Transplantation of unrelated donor umbilical cord blood in 102 patients with malignant and nonmalignant diseases: influence of CD34 cell dose and HLA disparity on treatment-related mortality and survival. Blood, 2002, 100: 1611-1618.

④ Ooi J, T Iseki, S Takahashi, et al.. A clinical comparison of unrelated cord blood transplantation and unrelated bone marrow transplantation for adult patients with acute leukaemia in complete remission. Br J Haematol, 2002, 118: 140-143.

色质固缩，凝集至核膜周边，呈月牙形斑块状；胞浆浓缩；内质网扩张并与细胞膜融合，参与胞膜表面的发泡；受损的细胞内陷，并将整个细胞分成数个大小不等的不联系小体，成为凋亡小体。凋亡小体随后被邻近正常组织细胞或巨噬细胞吞噬、消化，全过程仅需数小时。

细胞凋亡的检测方法有多种，根据具体的检测手段可分为：凋亡的形态学检测；流式细胞仪分析；DNA 降解分析；凋亡细胞膜改变分析；凋亡相关蛋白分析；凋亡酶学分析；其他方法。本实验采用 TUNEL 法进行大鼠海马凋亡细胞的检测。1992 年 Gavrieli① 等人报道了光镜原位识别凋亡细胞的新方法——TUNEL 法，即用末端转移酶标记双股 DNA 断裂末端来特异标记核 DNA 片段。TUNEL 原位检测凋亡的原理，是在末端脱氧核苷酸转移酶（TDT）的作用下，在无须模板的情况下，可进行 3′的脱氧核苷酸的合成。如果在反应系中加入标记的脱氧核苷酸，则在 3′端出现一段带有标记的寡核苷酸，再用结合有辣根过氧化物酶的抗体与之结合，标记被特异性地染成棕色，使用普通光学显微镜很易观察，如用苏木素复染可见胞核皱缩、裂解以及凋亡小体形成。由于其重复率及分辨率较高，且能很容易与鉴定损伤细胞类型的其他组织化学染色相结合，使用很方便。

VaD，是指由于脑血管疾病引起的脑组织缺血、低灌注或出血所致的认知功能障碍。引起 VaD 的原因有很多，如高血压和动脉硬化导致的脑组织低灌注，引起脑内与认知功能重要结构（如皮层、海马等）长期处于缺血性低灌注状态，使这些部位的大量神经元死亡、丢失，逐渐出现认知功能障碍。本实验采用 4-VO 法制作 VaD 大鼠模型，结果显示：模型组大鼠在术后 2W、4W、8W 的 AAR 百分比与对照组相比明显降低（$P < 0.01$）。所以，使用 Pulsinelli 4-VO 改良法模拟的 VaD 结果可靠。

海马是大脑边缘系统的重要组成部分。大量研究证明，海马与学习记忆特别是空间认知功能有关。在与学习记忆有关的脑区中，海马结构

---

① Marangos PJ. Neuron specific enolase: a clinically useful marker of neurons and neuroendocrine cells. Annu Rev Neurosci, 1987, 10: 269-295.

的作用显得特别突出。[1] 学习记忆并非只是某一部位的突触过程，而是包含多突触的系统活动过程。[2] 海马结构是学习记忆的重要部位，而海马 CA1 区对缺氧缺血特别敏感。缺氧或缺血后神经元的损伤是谷氨酸从神经末梢过度释放的结果，它可使 NMDA（N-甲基-D-门冬氨酸）受体过度激活，随后通过与 NMDA 受体相关的离子通道的钙离子大量内流，进而使钙依赖性蛋白酶、磷脂酶、蛋白激酶 C 等激活，产生大量氧自由基、一氧化氮等，造成神经细胞变性坏死。Wen TC 等人[3]研究发现，缺氧缺血后锥体神经元数密度比正常对照组减少了 50%，神经元数目的减少是缺血缺氧所致神经元坏死、崩解而消失的结果。Cajkow ska 等人也观察到缺氧后鼠脑海马 CA1 区在晚期树突棘、树突分枝、树突干受损。神经元和突触的这种改变影响了神经元的信息传递，导致了学习记忆障碍等多种脑功能受损。本实验的光镜及超微病理也发现大鼠海马神经细胞的退行性变化特征以及海马区细胞凋亡的情况。这种变化同样影响到了大鼠信息的储存及学习记忆能力。大鼠持续性脑血流量下降可导致神经细胞凋亡，凋亡是脑缺血时神经细胞脱失的主要原因之一。细胞凋亡在脑缺血大鼠脑组织内持续存在，可能系大鼠脑组织持续性低灌注所致。近年来发现，轻度缺血时凋亡成为细胞损害的主要形式，重度缺血以细胞坏死为主，故认为凋亡常被某些弱的或亚致死剂量诱发。而这种脑血流量持续性下降作为一个较弱的刺激，可诱发神经细胞凋亡，进而引起神经细胞脱失，出现进行性认知功能障碍。从理论上讲，如果能够保护大鼠海马神经细胞，减少脑组织凋亡细胞的比例，就减慢保护因缺血缺氧而造成的学习、记忆能力的减退。

本实验采用 TUNEL 法观察了各组大鼠海马的细胞凋亡情况。研究结果显示：模型组大鼠海马区 TUNEL 阳性细胞在术后 2W 最多，显著

---

① Marangos P, Schmechel D, Parma A, et al.. Measurements of neuron specific (NSE) and nonneuronal (NNE) isoenzymes of enolase in rat, monkey and human nervous tissue. J Neurochem, 1979, 33: 319-29.

② Lamers, K. J., van Engelen, B. G., Ganreels, F. J., et al.. Cerebrospinal neuronspecific enolase, S-100 and myelin basic protein in neurological disorders. Acta Neurol. Scand, 1995, 92 (3): 247-251.

③ Ross, S. A., Cunningham, R. T., Johnston, C. F., et al.. Neuron-specific enolase as an aid to outcome prediction in head injury. Br. J. Neurosurg, 1996, 10 (5): 471-476.

高于对照组（$P < 0.01$），术后 4W、8W 的大鼠海马 TUNEL 阳性细胞比例有所下降，但仍显著高于对照组（$P < 0.01$）。治疗组大鼠术后 2W 时 TUNEL 阳性细胞比例显著高于对照组（$P < 0.05$），4W、8W 时凋亡细胞比例与对照组比较已无显著差异（$P>0.05$）。治疗组大鼠术后各时相点凋亡细胞比例均显著低于模型组大鼠（$P < 0.01$）。结果显示，治疗组大鼠脑海马凋亡细胞显著少于模型组，而与对照组比较，仅 2W 时与对照组有显著差异，4W、8W 时则无显著差异。提示静脉输注 HUCBCs 能够明显降低大鼠脑海马凋亡细胞的比例。本实验观察到，2W 时治疗组大鼠脑组织中已出现 MAB-1281 阳性染色细胞，也就是说 HUCBCs 已透过 BBB 进入脑组织。有研究显示，① 将 HUCBCs 由静脉注射后几天内就观察到动物脑组织中有 HUCBCs 存活。免疫组织化学研究显示，HUCBCs 受损的脑组织表达了神经系统特异性标志物 NeuN（2%）、MAP2（3%）、GFAP（6%）。经本实验大鼠海马组织病理学观察，显示治疗组大鼠细胞核固缩，胞质密度增高，线粒体肿胀，胞浆中溶酶体形成，轴突水肿、变性、脱髓鞘等慢性病理改变较模型组明显减轻。这些研究结果都显示 HUCBCs 确能进入模型动物的 CNS，并能够存活保护动物脑组织，减少细胞凋亡。

3. HUCBCs 对 VaD 大鼠脑特异性蛋白 NSE 和 S-100 的影响

CNS 损伤时，脑脊液和血液中特异性蛋白会出现一定的变化，检测这些蛋白的含量可以反映 CNS 损伤的程度，监测疾病的过程，评价治疗的效果。神经系统损伤之后，NSE 和 S-100 蛋白从神经元和胶质细胞中释放出来，通过受损的 BBB 进入血液。研究认为，监测血液中这些蛋白的含量有一定的临床价值，能够预测某些神经系统损伤的疾病的预后。

NSE 是糖酵解中的酶-烯醇化酶的同工酶，② 广泛存在于中枢神经和周围神经组织中，烯醇化酶是与糖酵解一组的酶，由 α、β、γ 三种亚基以二聚体的形式组成，共 5 种同工酶，α 亚基主要存在于肝肾等组织；β 亚基主要存在于骨骼肌和心肌；而 γ 亚基组成的同工酶特异地存

① 张秀明、李健斋、魏明竞等：《现代临床生化检验学》，人民军医出版社 2001 年版，第 429~434 页。

② Steinberg R, Gueniau C, Scarna H, et al.. Experimental brain ischemia: neuron-specific enolase level in cerebrospinal fluid as an index of neuronal damage. J Neurochem, 1984, 43: 19-24.

在于正常神经细胞和神经内分泌细胞中，又被称为NSE,[①] 其相对分子量为7.8ku，是一种酸性蛋白酶，参与糖酵解，主要作用是催化α-磷酸甘油转变为磷酸烯醇式磷酸丙酮酸。NSE主要存在于神经元、神经内分泌末梢组织，是目前公认的神经母细胞瘤的肿瘤标志物，近年来一直被认为是神经系统损害的标志物。[②③] NSE的含量分布由高到低依次为脑、脊髓、周围神经节，NSE占脑内全部可溶性蛋白的1.5%。[④] 缺血缺氧损伤后，坏死的神经元细胞质释放大量的NSE，引起脑脊液及血清NSE的水平升高。

实验证明，缺血性脑损伤时NSE的水平与神经元缺血的程度是一致的。[⑤⑥] NSE与成人各种CNS损伤诸如蛛网膜下腔出血、颅内出血、脑梗死、抽搐、颅内高压、颅脑外伤等有一定的关系。[⑦⑧] 本实验通过观察大鼠血清中NSE的含量从而间接判断大鼠脑神经元的情况。结果显示：模型组大鼠术后2W血清NSE的含量显著高于对照组（$P < 0.05$），4W时与对照组无显著差异（$P>0.05$），而在术后8W时则显著低于对照组（$P < 0.05$）。治疗组大鼠术后2W血清NSE的含量显著低于模型组大鼠术后2W血清NSE的含量（$P < 0.05$）；术后4W、8W血

---

① Hardemark HG, Ericson N, Kotwika Z, et al.. S-100 protein and neuron-specific enolase in CFS after experimental traumatic or focal ischemic brain damage. J Neurosurg, 1989, 71: 727-731.

② Persson L, Hardemark HG, Gustafsson J, et al.. S-100 protein and neuron-specific enolase in cerebrospinal fluid and serum: markers of cell damage in human central nervous system. Stroke, 1987, 18: 911-918.

③ Kruse A, Cesarini KG, Bach FW, et al.. Increases of neuronspecific enolase, S-100 protein, creatine kinase and creatine kinase BB isoenzyme in CFS following intraventricular catheter implantation. Acta Neurochir (Wien), 1991, 110: 106-109.

④ Hidabe H, Takayashi K, Okuyama T. S-100ao present in neurons and peripheral nervous system. J Neurochem, 1984, 43: 1494-1496.

⑤ Kato K, Kimura S. S-100a (aa) protein is mainly located in heart and in striated muscles. Biochim Biophys Acta, 1985, 842: 146-150.

⑥ Isobe T, Takahashi K, Okuyama T. S-100ao protein is present in neurons of central and peripheral nervous system. J Neurochem, 1984, 43: 1494-1496.

⑦ Semba R, Kato K, Isobe T, et al.. Purification of S-100a protein from rat kidney. Brain Res, 1987, 401: 9-13.

⑧ B. W. Moore. A soluble protein characteristic of the nervous system. Biochem Biophys Res Commun, 1965, 19: 739-744.

清 NSE 的含量显著高于模型组大鼠（P < 0.05）。治疗组大鼠术后各时相点血清 NSE 的含量与对照组比较均无显著差异（P>0.05）。NSE 在脑中主要存在于神经元，模型组大鼠血清 NSE 的浓度在 2W 时高于对照组，可能是因为 VaD 大鼠脑由于缺血缺氧而受到破坏，释放 NSE 到血液，从而导致血清中 NSE 的浓度高于正常大鼠。实验结果显示，4W 后模型组大鼠的血清 NSE 浓度降低，到 8W 时显著低于正常，可能的原因为脑组织长期慢性缺血缺氧使得神经元数量减少，因而分泌入血的 NSE 量也相应减少。

S-100 蛋白是一种钙结合蛋白，包括单体 S-100α 和 S-100β。S-100β 主要存在于 CNS 的胶质细胞中，[①] S-100α 主要存在于骨骼肌、心脏和肾组织中。[②③④] S-100 蛋白是在小牛的脑中首次被发现并被提取出来的，因而被认为是脑特异性的。[⑤⑥] 人们对于此蛋白家族在脑中的作用的认识一直存在着争议，但普遍认为它们与脑中的塑形修饰有关。[⑦⑧] S-100 蛋白是有活性的星形胶质细胞的标志物，[⑨] 主要存在于胶质细胞和雪旺氏细胞中，在其他组织如黑色素细胞、脂肪细胞、成骨细胞和表

---

① B. W. Moore. Acidic Proteins, in: A. Lajtha Ed. Handbook of Neurochemistry, Plenum, New York, 1969, 6: 93-99.

② H. Hyden, B. Mc Ewen. A glial protein specific for the nervous system. Proc Natl Acad Sci U. S. A., 1966, 55: 354-358.

③ S. E. Karpiak, M. Serokoz, M. Rapport. Effect of antiserum to S-100 and to synaptic membrane fraction on maze performance and EEG. Brain Res, 1976, 102: 313-321.

④ Griffin, W. S., Yeralan, O., Sheng, J. G., et al.. Overexpression of the neurotrophic cytokine S-100β in human temporal lobe epilepsy. J Neurochem, 1995, 65: 228-233.

⑤ Hidaka H Enso T, Kawamoto M et al. Purification and characterisation of adipose tissue S-100b protein. J Biol Chem, 1985, 258: 2705-2709.

⑥ Nakajima T, Sato Y, Watanabe S, et al.. Immunoelectron microscopical demonstration of S-100 protein in epidermal Langerhans cells. Biomed Res, 1982, 8: 226-231.

⑦ Ishiguro Y, Kato K, Ito T, et al.. Determination of three enolase isoenzymes and S-100 protein in various tumors in children. Cancer Res, 1983, 43: 6080-6084.

⑧ Hayashi K, Hoshida Y, Horie Y, et al.. Immunohistochemical study on the distribution of alpha and beta subunits of S-100 protein in brain tumors. Neuropathol (Berl), 1991, 81: 657-663.

⑨ Hachitanda Y, Nakagawara A, Nagoshi M, et al.. Prognostic value of N-myc oncogene amplification and S-100 protein positivity in children with neuroblastic tumors. Acta Pathol Jpn, 1992, 42: 639-644.

皮郎格罕细胞中也存在。[①②] S-100 蛋白也产生于某些肿瘤如神经胶质瘤、黑色素瘤和成神经细胞瘤上。[③④⑤] 近年来，S-100 蛋白被作为判断缺血性脑卒中严重程度的指标之一。[⑥⑦] 卒中发生后患者脑脊液和血清中的 S-100 蛋白浓度升高。[⑧⑨] 研究发现，人类脑梗死灶周围在梗死发生 3 天内可见 MRP-8 和 MRP-14（与 S-100 蛋白属同一家族）阳性染色。[⑩] 腺苷和谷氨酸的增加可直接引起 S-100 蛋白的分泌，然后 S-100 蛋白通过损坏的 BBB 入血。本实验采用 ELISA 法观察大鼠血清中S-100 蛋白的含量，实验结果与 NSE 的检测结果不同。模型组大鼠术后 2W 血清 S-100 蛋白含量高于对照组，相差非常显著（$P < 0.01$）；术后 4W、8W 时 S-100 蛋白含量显著高于对照组（$P < 0.05$）。治疗组大鼠术后各时相点的 S-100 蛋白血清含量均显著低于模型组（$P < 0.01$），

---

① Rosen H, Rosengren L, Herlitz J, et al.. Increased serum levels of the S-100 protein are associated with hypoxic brain damage after cardiac arrest. Stroke, 1998, 29 (2): 4737.

② Aurell A, Rosengren LE, Karlsson B, et al.. Determination of S-100 and glial fibrillary acidic protein concentration in cerebrospinal fluid after brain infarction. Stroke, 1991, 22: 1254-1258.

③ M, Friedrich C, Kaps M. S-100 protein and neuronspecific enolase concentrations in blood as indicators of infarction volume and prognosis in acute ischemic stroke. Stroke, 1997, 28: 1956-1960.

④ Buttner T, Weyers S, Postert T, et al.. S-100 protein: serum marker of focal brain damage after ischemic territorial MCA infarction. Stroke, 1997, 28: 1961-1965.

⑤ Persson L, Hardemark HG, Gustafsson J, et al.. S-100 protein and neuron-specific enolase in cerebrospinal fluid and serum: markers of cell damage in human central nervous system. Stroke, 1987, 18 (5): 911-918.

⑥ Aurell A, Rosengren LE, Karlsson B, et al.. Determination of S-100 and glial fibrillary acidic protein concentrations in cerebrospinal fluid after brain infarction. Stroke, 1991, 22 (10): 1254-1258.

⑦ Postler E, Lehr A, Schluesener H, et al.. Expression of the S-100 proteins MRP-8 and -14 in ischemic brain lesions. Glia, 1997, 19: 27-34.

⑧ Yoshimura S, Takagi Y, Harada J, et al.. FGF-2 regulation of neurogenesis in adult hippocampus after brain injury. Proc Natl Acad Sci U S A, 2001, 98: 5874-5879.

⑨ Mehler MF, Rozental R, Dougherty M, et al.. Cytokine regulation of neuronal differentiation of hippocampal progenitor cells. Nature, 1993, 362: 62-65.

⑩ Lu M, RN Shen, HE Broxmeyer. Stem cells from bone marrow, umbilical cord blood and peripheral blood for clinical application: current status and future application. Crit Rev Oncol Hematol, 1996, 22: 61-78.

与对照组比较均无显著差异（P>0.05）。分析原因可能是由于S-100蛋白在脑中主要存在于胶质细胞中，当缺血缺氧损伤发生后胶质细胞被破坏，导致S-100蛋白释放增多；当脑组织长期处于缺血缺氧状态下时，胶质细胞发生增生，因而释放入血的S-100蛋白浓度仍高于正常。

血清NSE、S-100蛋白对于CNS的损伤的预测具有一定的意义，并能够对CNS损伤的修复起到一定的监测作用。[①②] 本实验采用改良的四血管阻断法（4-VO）制作VaD模型，观察大鼠血清中NSE和S-100蛋白的含量，间接判断大鼠脑神经细胞的情况。结果显示，治疗组大鼠血清中NSE和S-100的含量与对照组没有显著差异，这说明治疗组大鼠脑组织的神经元和胶质细胞得到了较好的保护。治疗组的大鼠AAR比率显著高于模型组（P < 0.01），4W、8W时更为明显，说明HUCBCs治疗组的大鼠不但学习记忆能力较模型组有较明显的改善，而且脑组织神经元和胶质细胞得到较好的保护。

本实验结果显示，通过尾静脉输注HUCBCs后，VaD大鼠的学习记忆能力得到了明显改善，海马凋亡细胞比例明显减少，脑组织神经元和胶质细胞得到了较好的保护，这说明静脉输注HUCBCs对于VaD大鼠的治疗起到了积极的作用。

当然，静脉输注的HUCBCs是如何透过BBB，又是如何对VaD大鼠起到治疗作用的机制目前尚不清楚，考虑HUCBCs中的干细胞替代了脑组织中受损的神经细胞可能只是其治疗VaD的机制之一。HUCBCs中包含大量造血克隆形成的细胞，如血小板生成素、[③] 造血细胞集落刺激因子-1和IL-11等。造血细胞集落刺激因子-1是一种CNS生长因子。[④] 血小板生成素可以影响造血细胞的增殖，抑制凋亡。细胞因子是

---

① Gluckman E, HE Broxmeyer, AD Auerbach, et al.. Hematopoietic reconstitution in a patient with Fanconi's anemia by means of umbilical cord blood from an HLA-identical sibling. N Engl J Med, 1989, 321: 1174-1178.

② Gluckman E. Current status of umbilical cord blood hematopoietic stem cell transplantation. Exp Hematol, 2000, 28: 1197-1205.

③ Rubinstein P, C Carrier, A Scaradavou, et al.. Outcomes among 562 recipients of placental blood transplants from unrelated donors. N Engl J Med, 1998, 339: 1565-1577.

④ Wagner JE, JN Barker, TE DeFor, et al.. Transplantation of unrelated donor umbilical cord blood in 102 patients with malignant and nonmalignant diseases: influence of CD34 cell dose and HLA disparity on treatment-related mortality and survival. Blood, 2002, 100: 1611-1618.

鼠海马神经前体细胞存活和分化的因素,[①] 血栓收缩素可以影响造血细胞的增殖，抑制凋亡，是一种存活因子。细胞因子是哺乳动物海马神经祖细胞存活、分化的因素。[②] 这些因子是否参与了 HUCBCs 治疗 CNS 损伤的过程，是否刺激了内源性的脑修复机制而起到治疗作用，有待进一步研究。

总之，本实验观察到通过尾静脉输注 HUCBCs 后，VaD 大鼠脑组织细胞得到了较好的保护，大鼠的行为能力得到了提高。虽然我们还不清楚此现象产生的机制，但至少为 VaD 的治疗带来了新的希望。今后应对产生这种结果的机制进行进一步的分析，以便利用脐带血这种来源广泛的材料对 VaD 以及其他 CNS 疾病进行更好的治疗。

本实验结论

本实验对 HUCBCs 中的 nestin 抗原进行检测，并采用 FCM 对细胞周期进行分析。本实验将 HUCBCs 由尾静脉输注到 VaD 大鼠体内，观察大鼠行为学变化；采用 TUNEL 法观察脑组织海马细胞凋亡的情况；以 ELISA 法观察各组大鼠血清 NSE 和 S-100 蛋白的变化；采用免疫组织化学方法对大鼠脑组织中的 HUCBCs 进行鉴定，并观察大鼠脑组织的病理变化。结论如下：

1. 本实验证实 HUCBCs 确能表达 nestin 抗原。使用流式细胞仪观察到 HUCBCs 中 nestin 阳性细胞的比例，这表明脐带血细胞中存在具有神经干细胞特性的细胞，这一结果为 HUCBCs 治疗 VaD 提供了理论依据。

2. 本实验以免疫组织化学方法证实了 HUCBCs 的确能透过 BBB 进入 VaD 大鼠脑组织并存活。电脑控制的穿梭箱对各组大鼠进行行为学检测，结果表明 HUCBCs 治疗组 VaD 大鼠的穿梭箱 AAR 百分比显著高于模型组，提示 HUCBCs 对于改善 VaD 大鼠的学习记忆能力有积极作用。

---

① Sanchez-Ramos JR. Neural cells derived from adult bone marrow and umbilical cord blood. J Neurosci Res, 2002, 69: 880-893.

② Ha Y, JU Choi, DH Yoon, et al.. Neural phenotype expression of cultured human cord blood cells in vitro. NeuroReport, 2001, 12: 3523-3527.

3. 本实验采用 TUNEL 法对各组大鼠海马细胞凋亡情况进行检测。研究结果显示，HUCBCs 治疗组大鼠细胞凋亡比例显著低于对照组。表明静脉输注 HUCBCs 对于保护 VaD 大鼠脑海马细胞、减少细胞死亡有作用。

4. 本实验采用 ELISA 法对各组大鼠血清 NSE 和 S-100 蛋白含量进行检测。结果表明，治疗组大鼠血清 NSE、S-100 蛋白含量均与对照组无显著差异。提示静脉输注 HUCBCs 不但能够明显改善 VaD 大鼠的学习记忆能力，且能够较好地保护脑组织神经元和胶质细胞。

第三节　人脐带血干细胞在神经系统疾病中的应用进展

一、HUCBCs 可转化为多种组织细胞

近十几年来，有关神经系统生理、病理的研究取得了很大的进展。以往，人们普遍认为成体的神经系统一旦受损是不可恢复的。但是，越来越多的证据表明啮齿类动物及人的海马区室管膜下区终生都有神经元生成。另一个被革新的观念是，成体中一种组织细胞可以转变成另一种组织细胞，即一种成熟的组织细胞可以“转分化”为另一种完全不同的组织细胞。可能的解释是成熟的组织中可能隐藏着具有多分化潜能的干细胞。干细胞具有自我更新能力，可以产生不同的子代细胞，被公认为是新的细胞和组织的来源，并且可以修复机体由于疾病或创伤而受损的组织。全能干细胞，是指能够分化为各种所需的体细胞，从而构建一个完整的有机体。例如，受精卵在发育和组织形成过程中的增殖、迁移、分化。在整个发育过程中有些细胞始终保持静默状态，这些细胞可能为以后组织的自我更新做准备。从发育中的胚胎和成体组织均可以获得干细胞，但是这些干细胞的分化能力受到很大的限制。近年来的研究发现，一些组织的干细胞能够产生其他组织的细胞。例如，神经干细胞能够产生血液系统细胞；骨髓基质细胞能够产生骨骼肌细胞、心肌细胞、肝细胞、胶质细胞和神经元样细胞。这些成体组织的干/祖细胞有足够的分化潜能，能为自体同源成体干细胞移植提供供体，以及为变性疾病、创伤后及遗传疾病的细胞移植治疗提供新的供体。

胚胎干细胞是目前研究最多也是最有希望的治疗神经系统疾病的细胞，但存在着诸多社会伦理及法律等问题。因此，许多学者努力寻找一种既能代替胚胎干细胞又不存在上述问题的材料，如近年来研究人员研究最多的非胚胎类型细胞像骨髓、皮肤、胎肝、脐带 Wharton's 凝胶和外周血液细胞等。有证据证明组织器官中存在着循环的或散在的原始细胞。这些细胞保持着原始的分化特性，能够根据周围的环境不同而分化出所需的细胞。一般而言，这种分化能力被生理条件所限制，如果在实验中给予外加条件，这些细胞就能够表现出它们的多分化潜能。

脐带血容易获得，且富含干细胞，不会引起社会及法律问题。在不同的条件下人脐带血干细胞能够转化为肝细胞、成肌细胞、成骨细胞等。脐带血细胞移植已经在造血和癌症治疗方面得到了应用。

Kadner 等人探讨了在心血管组织工程中应用脐带血细胞代替肌成纤维细胞的可行性。结果显示，分离、扩增并接种在生物可吸收异分子聚合体补片上诱导培养的脐带血细胞具有成纤维细胞样形态和较肌成纤维细胞更旺盛的细胞生长能力，表型分析检测到了 α-平滑肌肌动蛋白、结合蛋白及房肽素。显示了脐带血细胞极好的生长特性以及所构建组织接近于天然组织的生物机械特性。脐带血细胞作为心肌组织工程的另一细胞来源是可行的，并应用幼稚细胞的特别优势避免了对患者的侵入性伤害。Rosada 等人探讨了 HUCBCs 产生成骨细胞及脂肪形成细胞的可能性。将低密度的脐带血源性细胞在培养基中孵育数天可观察到有成纤维样克隆形成。用流氏细胞仪和免疫细胞化学的方法对细胞进行检测，发现细胞表达 HLA-ABC，CD9，房肽素，整合素 a1、a3、a5 及细胞因子 18。这些细胞还持续表达成骨细胞特异性标记物如 Cbfa1/Runx2、碱性磷酸酶及 I 型胶原，于体外培养还形成了骨样的片状结构。当加入马血清和地塞米松后这些细胞形成了脂肪细胞。结果显示，HUCBCs 有形成骨细胞及脂肪细胞的潜能，这又扩大了 HUCBCs 的应用领域。Danet 等人根据补体分子 Clq 受体（ClqRp）的表达，探索将 HUCBCs 在肝脏移植方面应用的可行性。将脐带血干细胞的应用领域扩展到了治疗肝脏疾病。

二、HUCBCs 向神经细胞的分化

脐带血干细胞蕴含着分化为神经系统细胞的潜能。将人脐带血细胞

置于培养板中，在 DMEM+10% 胎牛血清（FCS）中孵育 2 天，再分成两份，一份转至维甲酸（RA）+NGF 中，另一份继续在 DMED+FCS 中培养 4~7 天。于显微镜下观察发现，在 RA+NGF 中培养的细胞出现与大的扁平上皮细胞不同的小的、纺锤形的、有分支的细胞。在 RA+NGF 中培养所得的细胞总数少于在 DMEM 培养基中培养所得的细胞数。这种方法的培养增加了 Musashi-1（Musashi-1 是一种 RNA 结合蛋白，存在于蛙类、鸟类、啮齿类、人等发育中的和成体的中枢神经系统）阳性细胞的比例（约为 6.2%）。用 RA+NGF 培养还可增加 β-tubulin Ⅲ（β-微管蛋白Ⅲ）阳性细胞的比率（约为 18.7%）。以 DMEM 培养基培养的细胞只有 8%为 β-tubulin Ⅲ阳性细胞。用 DMEM 培养的 HUCBCs 有 34%为 GFAP（一种星形胶质细胞标记物）阳性细胞，而用 RA+NGF 培养的 HUCBCs 细胞有 66.2%为 GFAP 阳性。将用以上方法培养的细胞植入鼠脑后，这些细胞表现出良好的与周围环境相融合的能力，而且能够成长为神经细胞。将用 DMEM 和 RA+NGF 两种方法培养的脐带血细胞分别植入出生一天后的小狗的室管膜下区（SVZ）前部。移植后一个月灌注动物，进行组织冰冻切片后免疫细胞化学检测，发现两种方法培养的细胞均能在新生动物脑组织中存活。这些细胞主要集中在室管膜下区，有少部分散在于邻近的皮质和胼胝体。以 DMEM+FBS 培养的细胞分布较为分散。用上述两种方法培养的这些脐带血细胞源性细胞约有 2%为 GFAP 阳性，仅有<0.2%的细胞为神经元特异性标记物 β-tubulin Ⅲ阳性。那些存活的细胞表现出了典型的神经祖细胞的特性。这可能是因为宿主的脑组织为非免疫抑制的，只有极少数的 HUCBCs 存活并分化。如果将这些富含神经祖细胞的 HUCBCs 移植到免疫抑制的模型动物脑内，存活的细胞数目可能会大大增加。

人的某些基因也可能对 HUCBCs 的分化起调控作用。在一个 DNA 微阵技术研究中，用 Sanchez-Ramos 等人的方法孵育脐带血细胞，发现 12600 种人基因中的 322 种对 RA+NGF 培养的脐带血细胞有明显的影响。这些基因大部分对神经发生没有直接的作用，但其中至少有 20 种基因与神经元、胶质细胞的发生以及神经系统的发育有关，如某些基因在调控轴突生长的 mRNA 中的含量较其他高得多，其他与早期神经发生有关的转录因子如 glypican-4、neuronal pentraxin Ⅱ、neuronal PAS1、神经生长相关蛋白 43（GAP43）的含量也较高。神经祖细胞标志物

Musashi-1 的表达上调了 1.5 倍。标志物的表达增高提示神经在发育，但同时血细胞的标记物表达在减少。还有一些其他的神经细胞特异性基因在 RA+NGF 培养的脐带血细胞中表达增加。RT-PCR 和 Western 检测显示 pleiotrophin（轴突生长促进蛋白——一种加强轴突生长的细胞外基质相关蛋白）表达增加。

Ha 等人在体外进行人脐带血细胞诱导培养，所得的细胞经鉴定为神经细胞特异性抗体如 NeuN、neurofilament、MAP2 和 GFAP 阳性细胞。Y. K. Jang 用免疫磁珠法从 HUCBCs 中分选出的 $CD133^+$ 细胞在加有维甲酸（RA）的培养基中进行培养，结果，所得细胞充分表现了神经系统三种细胞的特性，说明 RA 在将 HUCBCs 诱导为神经细胞方面有一定的作用。此外，还有许多学者也证实了 HUCBCs 能够被诱导为神经细胞。

三、HUCBCs 在神经系统疾病中的应用

人脐带血细胞能够诱导分化成为神经细胞，脐带血来源丰富，干细胞含量丰富，为 HUCBCs 在神经系统疾病如卒中、变性、外伤等治疗方面带来了光明的前景。近年来，有关此方面的研究取得了较为满意的结果。

Willing AE 等人在动物损伤后 24 小时以股静脉注射和纹状体内直接移植两种途径，将 HUCBCs 移植给永久性大脑中动脉闭塞（MCAO）的大鼠。以 Digiscan 系统和被动回避试验对动物评价，发现接受 HUCBCs 治疗的动物评分明显高于未接受移植的动物，并证明细胞静脉注射与直接移植到纹状体的效果相当，且前者损伤小。

Lu D 等人在大鼠脑组织损伤后 24 小时将 HUCBCs 通过尾静脉注射，用 Rotarod 试验和神经损伤严重程度评估神经功能，28 天后处死动物。结果显示：输注 HUCBCs 治疗的动物神经缺失明显少于对照组；移植细胞迁移到了受损伤的脑内，并表达了神经元标记物 NeuN 和 MAP-2 及胶质细胞标记物 GFAP。

Garbuzova-Davis S 将 HUCBCs 由静脉输注到有明确的肌萎缩侧索硬化（ALS）的 G93A 鼠。给予 HUCBCs 后可以延缓疾病发展 2~3 周，提高了病鼠存活率。移植细胞在鼠脑和脊髓内能存活 10~12 周。这些细胞迁移到脑和脊髓实质，并且表达了神经细胞标志物如 nestin、β-tubulin Ⅲ和 GFAP。此外，研究发现，静脉输注细胞后，动物的外周组织尤其是脾脏中有移植的细胞，可能是由于输注的细胞提供了一种附加的细胞支持。观察到的表达细胞特异性标记物的神经细胞数目不是很多。综上所述，移植的 HUCBCs 替代受损的神经元可能不是治疗神经系统损伤的唯一机制。

Saporta 等人将人脐带血源性神经细胞移植到脊髓损伤的大鼠模型。将大鼠分为 5 组，分别为单纯椎板损伤—无脊髓损伤组；椎板损伤+脐带血细胞移植组；脊髓损伤—脐带血细胞移植 1 天组；脊髓损伤—脐带血细胞移植 5 天组；单纯脊髓损伤组。用开放电场试验的方法对模型鼠的行为学进行检测，发现人脐带血细胞移植 5 天组的大鼠行为学评分明显高于细胞移植 1 天组和未治疗组。经病理学检测发现，在模型动物脊髓受损部位有 HUCBCs，而在未损伤区域及脊髓未受损伤的大鼠脊髓未见 HUCBCs。实验表明，移植的人脐带血干细胞参与了神经创伤的组织修复。Li Hj 将 HUCBCs 直接移植于脊髓半切损伤的大鼠，也证实了脊髓功能的恢复。

Walczak 等人将 HUCBCs 移植到预先用环孢菌素处理过的成年及老龄鼠脑 SV 区。一周后，移植的 HUCBCs 存活，表现了一定的神经祖细胞的特性，并开始迁移。这些细胞的迁移途径是由 SV 区到嗅球，这种迁移在成年动物脑内已经减少，在老龄动物脑内则更少见。对移植细胞表面的 CD 抗原进行鉴定，发现它们仍保持着造血细胞的某些特性。

四、展望

外源性细胞移植给神经疾病的治疗带来了光明的前景。胚胎干细胞移植取得了较好的效果，但存在诸多问题。由人脐带血细胞替代胚胎来源的神经细胞治疗神经疾病，将是一个重大突破，且将这些细胞应用于临床治疗产生免疫排斥的概率很小。今后研究的重点应是将人脐带血细胞植入体后能否长期存活并发挥效力，对正常组织有无不良影响，以及这些细胞移植究竟能够用于何种神经系统疾病的治疗等，有待进一步研究。

第四节　成体神经干细胞的应用研究进展

一、概述

目前，干细胞被公认为是新的细胞和组织的来源，并且可以修复机体由于疾病或创伤而受损的组织，这对中枢神经系统（CNS）尤为重要，因为CHS一旦受到损害大多会影响到患者肌体其他方面的功能。以往人们普遍认为神经系统一旦受损，想恢复基本是不可能的。在近年的研究过程中，人们逐渐对干细胞中的一种——神经干细胞（NSCs）有了更加深入的认识。NSCs，是指在体内或体外都具有增殖能力，并且有分化为CNS三种主要细胞（神经元、星形胶质细胞和少突胶质细胞）潜能的细胞。研究显示，干细胞能够被移植到受损组织，分化成组织所需的细胞，并且整合到受体组织中。NSCs应用于神经系统损伤的原理可归纳为以下几点：首先，重建神经通路的功能，如在受损部位产生新的突触连接和神经传导通路，以代替受损的部分，还要使新建的连接与比邻的神经发生联系；其次，产生有活性的神经化学物质，如神经递质、生长因子、抗体等；最后，使轴突的髓鞘再生。基于此，人们对神经干细胞用于治疗神经系统疾病抱有很大的希望。

最初人们主要是从胚胎组织中分离或者由神经干细胞诱导而获得NSCs。近年来有文献报道成年哺乳动物脑内存在能够自我更新并分化成神经细胞的NSCs。此外，成体周围的组织干细胞如骨髓间质干细胞（MSCs）也能诱导产生NSCs。科学家们在将这些细胞应用于疾病治疗的可行性方面做了大量工作。

二、成体脑内内源性NSCs

长期以来，人们认为只有胚胎时期的神经干细胞才有神经再生的能力，成年脑组织的损伤是不可修复的。但是，近来越来越多的研究表明，成体脑组织中也存在神经干细胞，并在特定条件下可以自我更新。最早Altman和Das证实成年脑组织中存在与胚胎脑组织中相似的可分化的细胞，这些细胞表现出“干细胞样”特性，并且部分可分化成神经元和星形胶质细胞。其实在成年哺乳动物整个生命过程中，在脑内海马颗粒层下区（SGZ）以及室管膜下区（SVZ）都发现了神经干细胞（NSCs）。后来的研究也证实，这些 NSCs 是可以自我更新的，并且有分化成神经元、星形胶质细胞及少突胶质细胞的潜能。这种自我更新是和细胞凋亡相互平衡的，以保持稳定的细胞数目，维护脑的正常功能。这个过程是一个有序、协调的过程，这样才能精确地维持不同类型的细胞数目。在成年脑组织中，它们不断地为某些特定区域（如海马和嗅球）供应神经细胞。在体外，它们在特定的环境，如纤维生长因子-2（FGF-2）和（或）表皮生长因子（EGF）存在的情况下不断增殖。20 世纪 90 年代早期的研究证实，在成年鼠脑组织中可以获得可分化的细胞，并且这些细胞在体外有营养因子（EGF，bFGF）存在的条件下还可以增殖。值得注意的是，尽管从胚胎和成年脑中均可获得 NSCs，但意义不同。从胚胎获取 NSCs 有严格的时间限制，要在怀孕的适当时间才可获得。但成年脑内 NSCs 永久地存在自我更新的潜能。此外，成体脑内的 NSCs 不仅能够根据需要产生适合的神经细胞，而且这些细胞可以根据周围环境增殖。

损伤组织以及损伤组织周围的信号能刺激 CNS 的自我修复机制。不同的刺激如外伤、缺血缺氧、神经变性等都能刺激脑内不同区域的神经干细胞增殖，并使其分化为神经元。根据损伤性质的不同，内源性 NSCs 在神经发生区域以及非神经发生区域都有产生。有人利用 5-溴-2-脱氧尿苷（BrdU）对脑缺血大鼠脑损伤后的神经再生进行观察，发现大鼠缺血 3 天后脑内的 $BrdU^+$ 细胞数量明显增加，7 天后达到高峰。损伤后 4 周，这些细胞仍然维持在一个很高的水平。在大鼠脑缺血 3 天左右，大鼠脑内 SGZ 和 SVZ 区都有大量神经细胞发生，并能维持一定时间。Arvidsson 等人对成年脑缺血大鼠的情况进行了研究，发现大鼠缺血侧脑纹状体 NeuN（一种神经元特异性标志物）阳性细胞较未损伤侧纹状体及假手术组纹状体高出 31 倍，这证明成年脑组织损伤后有神经再生，并能分化成为神经元。

以上研究支持一种假说，即成年脑组织损伤后有产生内源性神经细胞的能力，并且这些细胞可以分化成为成熟神经元来弥补损伤。但在海马区，这些新产生的细胞只有 20%能够存活，仅有 0.2%能够替代损伤的神经细胞。说明内源性 NSCs 的产生是有限的，其数量不足以使损伤的组织完全恢复功能。成年脑组织自我更新的能力很差，可能是以下原因造成的：第一，成年脑中微环境的一些因素抑制了内源性 NSCs 的分化；第二，内源性 NSCs 的数量太少，以至于不能完全修复自体组织损伤。

某些环境因素及营养因子能够加强神经元的再生及修复能力。成年 CNS 的神经再生，尤其是海马齿状回的神经再生受到环境因素的调节。例如，加强由海马支配的功能训练（如眨眼和空间定位），能够增加海马区的神经再生，但对其他脑区的神经再生没有作用。跑步训练可以增加成年大鼠海马区的神经再生。相反，心理压力及吸毒会减少脑内神经再生。一些营养因子也对内源性 NSCs 的分化起调节作用。Notch 信号通路和一些生长因子如 EGF 和 FGF2 抑制其分化。一些因素促进 NSCs 的分化，如 gp130/JAK /Stat3 和 BMP 信号通路的协同作用能促进 NSCs 向星形胶质细胞分化，这一作用是由复合体 Stat3/CBP/Smad 介导的。

Macklis 及其同事证明，成年大鼠脑新皮质第 6 层的神经祖细胞能够分化为具有本层细胞特性的神经元。这一实验证明了成年脑内除海马和 SVZ 以外的其他区域也有神经再生。不过，这种神经再生仅出现在凋亡损伤中。因此，在远离海马和 SVZ 的脑区，其他类型的脑损伤（如缺血、慢性神经退行性病变等）是否能由内源性 NSCs 进行自我修复还不肯定。实际上，其他类型的 CNS 损伤也可以引起内源性 NSCs 的分化，但分化产生的细胞多是胶质细胞。例如，成年脊髓损伤后可引起脊髓中央管室管膜细胞增殖，这些多潜能 NSCs 能够迁移到病损部位，但是多数会分化为星形胶质细胞。许多成年脑组织中的内源性 NSCs 在组织外伤后自我修复的过程中也分化为星形胶质细胞。成年 CNS 中肯定存在一些诱导或调节内源性 NSCs 迁移及分化的机制，但人们对这些机制目前知之甚少。

三、成体外周组织分离的 NSCs

以前，人们用胚胎的 CNS 组织进行移植治疗神经变性疾病（如 Parkinson's 病等）取得了一定的效果。但每治疗一例需要大量的胚胎组织，且涉及诸多的伦理及社会问题。之后，研究者则逐渐转向利用胚胎源性 NSCs 进行神经系统疾病治疗的研究。移植的 NSCs 可以在脑内分化并代替受损的神经细胞，从而重建 CNS 的功能，这证明了 NSCs 移植治疗疾病有着光明的前景。然而从胚胎获得 NSCs 操作较为复杂，须首先获取胚胎，如果从人胚获取的话涉及诸多法律、社会及伦理问题；如果从动物胚胎获得则可能出现排异反应。近年来，研究人员发现成体外周神经组织中也存在干细胞，并可以诱导这些体外的神经干细胞分化产生神经元、星形胶质细胞和少突胶质细胞。如经大量研究发现骨髓间质干细胞可以分化为神经细胞。

如果将骨髓 MSCs 在特定的条件下培养，如在培养液中加入 EGF 和（或）bFGF，人骨髓 BMSCs（MSCs）可以产生表达神经细胞特异性标记物的细胞。Eglitis 和 Mezey 最早报道将骨髓干细胞移植到免疫缺陷大鼠，可以在大鼠脑内生成星形胶质细胞。此后，也有人证实了这种做法的可行性。Chopp 和他的同事将 BMSCs 移植到脑缺血 4 天的动物纹状体内，观察到细胞可以存活、迁移、分化，并表达胶质细胞标记物，但仅有 1%的 BMSCs 表达神经元的标记物。不过，在移植后 28 天，治疗组的动物行为功能较对照组有明显改善。有人用动脉结扎的方法建立缺血性脑卒中的动物模型，使动物的行为能力受到损害，然后将骨髓干细胞移植到这些模型中，发现动物损伤组织得到了一定的修复，行为功能也得到了明显的改善。近期的研究主要集中在骨髓 BMSCs 促进神经再生及减少神经缺失上。用加有特定诱导剂的培养基培养骨髓 BMSCs 可以产生 Schwann 细胞，并且可以在坐骨神经损伤的大鼠体内引起周围神经系统的再生。另外，有研究将未分化的 BMSCs 植入组织来减轻神经系统的损害。有人将骨髓基质细胞移植入脊髓挫伤的大鼠中，结果发现大鼠的脊髓功能有了明显的恢复，这首次证明了骨髓干细胞可以用于治疗脊髓损伤。移植 BMSCs 的实验更能够证明 BMSCs 的应用潜能及它们对受体微环境的反应。这些证据充分说明将骨髓 BMSCs 直接移植入神经系统组织的确可以修复脑或脊髓受损的功能。

如果将成年骨髓 BMSCs 由外周循环系统输入体内，并证明其同样能够迁移到损伤部位且发挥其修复功能，那样将大大减小直接注入对组织的损伤。将 BMSCs 在体外扩增后从大鼠尾静脉输注，观察到 BMSCs 迁移到大鼠多个脏器，其中包括 CNS。BMSCs 迁移到病灶处后同样能修复受损组织，改善动物的行为障碍。实验证明，无论是从静脉还是直接移植 BMSCs 到单侧颈动脉阻塞（MCAo）的动物中，都能够分别在第 35 天或第 14 天观察到动物行为能力的明显改善。

BMSCs 可以从自身组织获得，并在体外进行扩增。自身的 BMSCs

能够解决异体免疫排斥反应的问题，因此，可以作为自体治疗神经系统疾病的一种手段。然而，人们对于 BMSCs 移植后如何向神经细胞方向分化，分化数量的多少及长期影响还知之甚少，只是单纯靠动物短期内的表现来观察它的治疗作用。有学者认为，BMSCs 对损伤恢复的作用机制可能是 BMSCs 刺激了营养因子的释放。另外值得关注的就是细胞获取的问题，必须找到新的技术使有限的 BMSCs 在体外大量扩增，以供需要。

对于脑损伤（如缺血），人们对什么时间是移植治疗的最佳时间尚不清楚。在对动物的研究过程中，细胞移植的时间从 1 天到 1 个月不等。很少有关于损伤后不同时间进行细胞移植对细胞的增殖、分化、整合以及功能建立的不同的研究。对于有严重动脉梗死的急性脑缺血来说，细胞移植的效果可能不太明显，不适合的血流不支持细胞生长，移植到缺血半暗带的细胞靠侧支循环的血液营养，兴奋毒性神经递质、自由基、炎性介质将对新移植物产生影响。

另一个重要的问题就是细胞移植的部位。许多研究都是将细胞直接注入损伤部位，但是细胞是否能在这些部位生长还不确定。因为在损伤后的组织中原先适合细胞生长的环境可能发生了变化，产生了诸如致炎介质及一些其他的调节因子，使移植细胞不能正常发挥作用。Hadani 等人发现将胚胎皮质移植到缺血的脑组织，胚胎皮质在半暗带区可以存活，而在缺血中央区却不能存活。

很多因素可以对移植的 NSCs 的分化产生影响。外源性因子如血小板源性生长因子（PDGF）、神经营养因子-3（NT-3）和维甲酸（RA）在体外可加强细胞向神经元分化，在特定的情况下，在细胞内导入转录因子也有加强细胞向神经元分化的作用，然而，即使这样也不能在体外产生足够的纯神经元，或者有力地加强移植到体内的 NSCs 向神经元分化。还有一种移植方法是移植神经元限制性祖细胞（NRPs）。NRPs 是从胚胎组织、胚胎干细胞及多潜能 NSCs 分离而来的。尽管目前有很多关于移植 NSCs 或 NRPs 到 CNS 的研究报道，但是并没有确凿的证据说明这些移植细胞的生理作用。尽管很多报道表明这些移植细胞表达神经元特异性标志物如 NeuN、Tuj1 或 Map2，但仅有一例报道显示这些移植的细胞能建立神经连接并定向诱导神经突触的形成。

对这些移植细胞进行组织学观察发现，这些 BMSCs 可以分化成神经细胞，并表达神经细胞标志物，但是它们却很少产生突触，而且最初它们都以球形结构存在。此外，植入的骨髓 BMSCs 能促进室管膜区细胞的增殖。因此，我们认为外源性 BMSCs 能刺激缺血脑组织自身的细胞增殖。其实，有些研究者推测植入的骨髓干细胞并不能完全分化为神经细胞。而且，这些外源性细胞的修复功能还要依靠受体组织中细胞内、外的因素才能实现。如果此种观点成立的话，卒中后植入 BMSCs 可以作为一种刺激自体神经组织修复的方法。

四、问题及展望

对成年哺乳动物及人类脑内内源性 NSCs 以及外周组织干细胞诱导而来的 NSCs 应用研究表明，成体来源的 NSCs 有很大的应用潜力。与胚胎来源的干细胞相比，自体的成体 NSCs 在组织相容性方面有着明显的优势，而且利用成体的 NSCs 不存在伦理及法律上的限制，这为将来 NSCs 应用于临床治疗开辟了新的途径。但是到目前，还有许多重要的问题尚待解决，如是否 NSCs 在体内或体外都能无限制的自我更新、是否 NSCs 能够快速的增殖、NSCs 的分裂是对称的还是非对称的。如何获得足够数量的 NSCs，在体内是什么因素精确控制 NSCs 向神经元还是向神经胶质细胞分化，这些将成为今后 NSCs 应用的研究方向，也是摆在所有研究者面前的难题。相信随着研究的不断深入，这些问题都将解决，NSCs 用于临床治疗也将会为期不远。

附　　录

附录一　人胚胎干细胞研究伦理指导原则

中华人民共和国科学技术部，卫生部

（2003 年 12 月 24 日）

第一条　为了使我国生物医学领域人胚胎干细胞研究符合生命伦理规范，保证国际公认的生命伦理准则和我国的相关规定得到尊重和遵守，促进人胚胎干细胞研究的健康发展，制定本指导原则。

第二条　本指导原则所称的人胚胎干细胞包括人胚胎来源的干细胞、生殖细胞起源的干细胞和通过核移植所获得的干细胞。

第三条　凡在中华人民共和国境内从事涉及人胚胎干细胞的研究活动，必须遵守本指导原则。

第四条　禁止进行生殖性克隆人的任何研究。

第五条　用于研究的人胚胎干细胞只能通过下列方式获得：

（一）体外受精时多余的配子或囊胚；

（二）自然或自愿选择流产的胎儿细胞；

（三）体细胞核移植技术所获得的囊胚和单性分裂囊胚；

（四）自愿捐献的生殖细胞。

第六条　进行人胚胎干细胞研究，必须遵守以下行为规范：

（一）利用体外受精、体细胞核移植、单性复制技术或遗传修饰获得的囊胚，其体外培养期限自受精或核移植开始不得超过 14 天。

（二）不得将前款中获得的已用于研究的人囊胚植入人或任何其他动物的生殖系统。

（三）不得将人的生殖细胞与其他物种的生殖细胞结合。

第七条　禁止买卖人类配子、受精卵、胚胎或胎儿组织。

第八条　进行人胚胎干细胞研究，必须认真贯彻知情同意与知情选择原则，签署知情同意书，保护受试者的隐私。

前款所指的知情同意和知情选择是指研究人员应当在实验前，用准确、清晰、通俗的语言向受试者如实告知有关实验的预期目的和可能产生的后果和风险，获得他们的同意并签署知情同意书。

第九条 从事人胚胎干细胞的研究单位应成立包括生物学、医学、法律或社会学等有关方面的研究和管理人员组成的伦理委员会，其职责是对人胚胎干细胞研究的伦理学及科学性进行综合审查、咨询与监督。

第十条 从事人胚胎干细胞的研究单位应根据本指导原则制定本单位相应的实施细则或管理规程。

第十一条 本指导原则由国务院科学技术行政主管部门、卫生行政主管部门负责解释。

第十二条 本指导原则自发布之日起施行。

附录二　人类辅助生殖技术规范

中华人民共和国卫生部

（2003 年 9 月 30 日）

一、人工授精技术规范

人工授精根据精子来源分为丈夫精液人工授精（Artificial Insemination by Husband Semen，AIH）和供精人工授精（Artificial Insemination by Donor Semen，AID）。根据授精部位分为阴道内人工授精（Intravaginal Insemination，IVI）、宫颈内人工授精（Intracervical Insemination，ICI）、宫腔内人工授精（Intrauterine Insemination，IUI）和输卵管内人工授精（Intrambal Insemination，ITI）等。

（一）基本要求

1. 机构设置条件

（1）必须是具有执业许可证的综合性医院或专科医院。

（2）实施供精人工授精必须获得卫生部的批准证书，实施丈夫精液人工授精必须获得省、自治区、直辖市卫生行政部门的批准证书。

（3）实施供精人工授精，必须同获得《人类精子库批准证书》的人类精子库签有供精协议。

（4）具备法律或主管机关要求的其他条件。

2. 人员要求

（1）最少具有从事生殖医学专业的医师 2 名，实验室工作人员 2 名，护士 1 名，且均具备良好的职业道德。

（2）从业医师须具备执业医师资格，具有临床妇产科和生殖内分泌理论及实践经验，具备妇科超声经验。负责人须具备副高及其以上医学专业技术职称。实验室工作人员具有精液分析和精子处理能力。护士具备执业护士资格。

3. 场所要求

场所包含候诊室、诊室、检查室、B 超室、人工授精实验室、授精室和其他辅助区域。总面积不得少于 100 平方米，其中人工授精实验室和授精室的专用面积各不少于 20 平方米。另外，医疗机构须具备妇科内分泌测定、影像学检查、遗传学检查等相关检查条件。

4. 设备条件

（1）妇检床 2 张以上。

（2）B 超仪 1 台（配置阴道探头）。

（3）生物显微镜 1 台。

（4）小型离心机 1 台。

（5）百级超净工作台。

（6）二氧化碳恒温箱。

（7）液氮罐 2–3 个。

（8）冰箱。

以上设备要求运行良好，专业检验合格。

（二）管理

1. 实施授精前，不育夫妇必须签定《知情同意书》。

2. 供精人工授精只能从持有批准证书的精子库获得精源。

3. 医疗机构必须实时做好医疗记录、随访，供精人工授精的对象应向精子库反馈妊娠及子代情况。记录应永久保存。

4. 除司法机关出具公函和获得相关当事人同意外，其他任何查阅人在查阅档案时，授精医疗机构均应隐去受者夫妇的身份资料和详细地址。非相关人员一律谢绝查阅。

5. 人工授精必须具备完善、健全的规章制度和技术操作手册。

6. 必须按期对人工授精的情况进行自查，向卫生主管部门提供临床和技术资料。

（三）适应症与禁忌症

1. 适应症

（1）丈夫精液人工授精：

①男性因少精、弱精、液化异常不育。性功能障碍、生殖器畸形等。

②女性因宫颈黏液分泌异常、生殖道畸形及心理因素导致性交不能

等不育。

③免疫性不育。

④原因不明的不育。

（2）供精人工授精：

①无精子症、严重的少精症、弱精症和畸精症。

②输精管绝育术后期望生育而复通术失败者及射精障碍等。

③男方和/或家族有不宜生育的严重遗传性疾病。

④母儿血型不合不能得到存活新生儿。

⑤原因不明的不育。

2. 禁忌症

（1）女方因输卵管因素造成的精子和卵子结合障碍。

（2）女方患有生殖泌尿系统急性感染或性传播疾病。

（3）女方患有遗传病、严重躯体疾病、精神心理障碍。

（4）有先天缺陷婴儿出生史并证实为女方因素所致。

（5）女方接触致畸量的射线、毒物、药品并处于作用期。

（6）女方具有酗酒、吸毒等不良嗜好。

（四）技术程序与质量控制

1. 技术程序

（1）选择适应症并排除禁忌症。

（2）人工授精可以在自然周期或药物促排卵周期下进行，但禁止以多胎妊娠为目的应用促排卵药物。

（3）通过B超或有关激素水平监测卵泡的生长发育。

（4）在自然月经或药物促排卵周期掌握排卵时间，适时人工授精。

（5）人工授精可行阴道内人工授精（IVI）、宫颈内人工授精（ICI）、宫腔内人工授精（IUI）和输卵管内人工授精（ITI）。宫腔内人工授精（IUI）和输卵管内人工授精（ITI）精子必须经过洗涤处理后方可注入宫腔。

丈夫精液人工授精可使用新鲜精液，供精人工授精则必须采用冷冻精液。

（6）人工授精后可用药物支持黄体功能。

（7）人工授精后14－16天确立生化妊娠，5周后B超确认临床妊娠。

2. 质量标准

（1）丈夫精液人工授精中注入的前向运动的精子数以 100 万以上为好。

（2）用于供精人工授精的冷冻精子，复苏后活动率必须高于 35%。

（3）每周期临床妊娠率不低于 10%。

二、体外受精/胚胎移植及其衍生技术规范

体外受精/胚胎移植及其衍生技术目前主要包括体外受精/胚胎移植、配子/合子输卵管内移植或宫腔内移植、卵胞浆内单精子注射（Intracytoplasmic Sperm Injection，ICSI）、植入前胚胎遗传学诊断（Preimplantation Genetic Diagnosis，PGD）、卵子赠送、胚胎赠送等。

（一）基本要求

1. 机构设置条件

（1）由生殖专科临床（以下称临床）和体外受精实验室（以下称实验室）两部分组成。

（2）如同时建有精子库，必须分开管理。

（3）设总负责人、临床负责人和实验室负责人。

（4）生殖专业技术的在编人员不得少于 6 人，其中临床和实验室专业技术人员不少于 4 人，护理人员不少于 2 人。

（5）机构在编医技人员须接受专业技术培训。

（6）机构在编技术人员不得由本单位以外的人员兼任。

（7）一人只能在一个机构内具有在编人员资格。

（8）外国医师来华或中国台湾地区、香港、澳门特别行政区医师来内地从事人类辅助生殖诊疗活动须按有关外国医师来华行医管理规定或中国台湾地区、香港、澳门特别行政区医师来内地行医管理规定执行。

2. 在编人员要求

（1）医生。

①临床医生须具备医学本科以上学历，其中至少一名具备医学高级专业技术职称。

从事生殖专业的人员，须是中级以上专业技术职称的妇产科或泌尿外科专业的执业医师。

②临床负责人须由从事生殖专业具有高级技术职称的执业医师承担。

③至少一名医生具备以下方面的知识和工作能力：

掌握女性生殖内分泌学临床专业技术工作，特别是促排卵药品的使用和月经周期的激素控制。

掌握妇科超声技术，并具备卵泡超声监测及B超介导下阴道穿刺取卵的技术能力。

具备开腹手术的能力。

④医生每人每年主持体外受精—胚胎移植（IVF-ET）不得少于50个治疗周期。新人员须在上级医师督导下主持体外受精—胚胎移植（IVF-ET）临床工作20个周期，工作质量达到标准，由上级医师签字后方可独立工作。

⑤机构中应设有或指定男性生殖临床医生从事男性生殖工作。

（2）实验人员。

①实验室技术人员必须具备医学或生物学专业大专以上学历，其中至少一人具有医学或生物学硕士以上学位，并掌握系统的临床胚胎学知识和细胞培养技能。每人每年至少完成50个体外受精—胚胎移植（IVF-ET）治疗周期的实验操作。新人员须在上级医师督导下完成30个体外受精—胚胎移植（IVF-ET）周期的实验操作，上级医师签字合格后方可独立工作。

②实验室负责人须由医学或生物学专业高级技术职称人员或硕士以上学位人员担任。具备细胞生物学、胚胎学、遗传学等相关学科的理论及细胞培养技能；掌握人类辅助生殖技术的实验室技能；具有实验室管理能力。

③至少一人具有精液分析和处理的技能。

④开展冷冻胚胎的机构，至少一人受过配子、胚胎冷冻技术培训，掌握系统的低温冷冻生物学知识及配子、胚胎冷冻技能。

⑤开展卵胞浆内单精子注射（ICSI）的机构，至少一人具备熟练的显微操作及体外受精—胚胎移植（IVF-ET）实验室技能。

⑥开展植入前胚胎遗传学诊断（PGD）的机构，必须具备熟练的胚胎显微操作技能，至少一人掌握医学遗传学理论知识和单细胞遗传学诊断技术。

（3）护士。

护士须有护士执业证。

3. 场所要求

（1）机构专用面积不小于 200 平方米。用于体外受精实验室和取卵室的面积不小于 60 平方米。

（2）场所布局须合理，符合洁净要求，建筑和装修材料要求无毒，应避开对工作产生不良影响的化学源和放射源。

（3）工作场所须符合医院建筑安全要求和消防要求，保障水电供应，各工作间应具备空气消毒设施。

（4）超声室：面积不小于 10 平方米，环境符合卫生部医疗场所Ⅲ类标准。

（5）取精室：与精液处理工作区临近。

（6）取卵室：供 B 超介导下经阴道取卵用。面积不小于 15 平方米。环境符合卫生部医疗场所Ⅱ类标准。

（7）体外受精实验室：面积不小于 20 平方米，并具备缓冲区。环境符合卫生部医疗场所Ⅰ类标准，建议设置空气净化层流室，其中胚胎操作区达到百级标准，并具备温控条件。

（8）胚胎移植室：面积不小于 10 平方米，环境符合卫生部医疗场所Ⅱ类标准。

4. 设备条件

基本专用仪器总投资不少于 150 万元。

（1）B 超：2 台（配置阴道探头和穿刺引导装置）。

（2）负压吸引器：压力可调范围 0-0. 02mPa。

（3）妇检床。

（4）超净工作台：水平气流式和垂直气流式各 1 台，如果建立层流室达到百级标准，此设备可免。

（5）解剖显微镜。

（6）生物显微镜。

（7）倒置显微镜及显微操作系统（含恒温平台）。

（8）精液分析设备。

（9）至少 2 台二氧化碳培养箱（推荐使用红外线二氧化碳传感器培养箱）。

（10）恒温平台和保温试管架。

（11）冰箱。

（12）离心机。

（13）实验室常规仪器：纯水制作装置、天平、电热干燥箱等。

（14）配子/胚胎冷冻设备，包括：程序冷冻仪、液氮储存罐和液氮运输罐等。

5. 其他要求

开展体外受精/胚胎移植及其衍生技术的医疗机构必须具备以下条件：

（1）细胞/分子遗传检验条件。

（2）血液生殖激素检测条件。

（3）常规临床检验条件（包括常规生化、血尿常规、放射检查、生殖免疫学检查）。

（4）开腹手术条件。

（5）住院治疗条件。

（6）用品消毒和污物处理条件。

（二）管理

1. 规章制度

医疗机构应建立以下制度：

（1）工作人员分工责任制度。

（2）消毒隔离制度。

（3）材料管理制度。

（4）特殊药品管理制度。

（5）各项技术操作常规。

（6）仪器管理制度。

（7）病案管理制度：包括病人的身份资料、病史资料、治疗经过记录、结果和随访资料，并按要求上报。

2. 技术安全要求

（1）要求医疗机构具有基本急救条件，配备吸氧、气管插管用品和常用急救药品。

（2）建议使用体外受精—胚胎移植（IVF-ET）实验用人白蛋白或血清代用品，并须证实其安全性。

(3) 实验材料必须无毒、无尘、无菌，并符合相应的质量标准。

(4) 实验用水须用去离子超纯水。

(5) 每周期移植卵子、合子、胚胎总数不超过 3 个。

(三) 适应症与禁忌症

1. 适应症

(1) 体外受精—胚胎移植（IVF-ET）适应症。

①女方因输卵管因素造成精子与卵子遇合困难。

②排卵障碍。

③子宫内膜异位症。

④男方少、弱精子症。

⑤不明原因不育。

⑥女性免疫性不孕。

(2) 卵胞浆内单精子注射（ICSI）适应症。

①严重的少、弱、畸精子症。

②梗阻性无精子症。

③生精功能障碍。

④男性免疫性不育。

⑤体外受精—胚胎移植（IVF-ET）受精失败。

⑥精子无顶体或顶体功能异常。

(3) 植入前胚胎遗传学诊断（PGD）适应症。

凡是能够被诊断的遗传性疾病都可以适用于植入前胚胎遗传学诊断(PGD)。主要用于 X 连锁遗传病、单基因相关遗传病、染色体病及可能生育以上患儿的高风险人群等。

(4) 接受卵子赠送。

①丧失产生卵子的能力。

②女方是严重的遗传性疾病基因携带者或患者。

③具有明显的影响卵子数量和质量的因素。

(5) 接受胚胎赠送。

①夫妻双方同时丧失产生配子的能力。

②夫妻双方有严重的遗传性疾病或携带导致遗传性疾病的基因，不能产生功能正常的配子。

③不能获得发育潜能正常的胚胎。

3. 接受人类辅助生殖技术的夫妇在任何时候都有权提出中止该技术的实施，并且不会影响对其今后的治疗；

4. 医务人员必须告知接受人类辅助生殖技术的夫妇及其已出生的孩子随访的必要性；

5. 医务人员有义务告知捐赠者对其进行健康检查的必要性，并获取书面知情同意书。

（三）保护后代的原则

1. 医务人员有义务告知受者通过人类辅助生殖技术出生的后代与自然受孕分娩的后代享有同样的法律权利和义务，包括后代的继承权、受教育权、赡养父母的义务、父母离异时对孩子监护权的裁定等；

2. 医务人员有义务告知接受人类辅助生殖技术治疗的夫妇，他们通过对该技术出生的孩子（包括对有出生缺陷的孩子）负有伦理、道德和法律上的权利和义务；

3. 如果有证据表明实施人类辅助生殖技术将会对后代产生严重的生理、心理和社会损害，医务人员有义务停止该技术的实施；

4. 医务人员不得对近亲间及任何不符合伦理、道德原则的精子和卵子实施人类辅助生殖技术；

5. 医务人员不得实施代孕技术；

6. 医务人员不得实施胚胎赠送助孕技术；

7. 在尚未解决人卵胞浆移植和人卵核移植技术安全性问题之前，医务人员不得实施以治疗不育为目的的人卵胞浆移植和人卵核移植技术；

8. 同一供者的精子、卵子最多只能使5名妇女受孕；

9. 医务人员不得实施以生育为目的的嵌合体胚胎技术。

（四）社会公益原则

1. 医务人员必须严格贯彻国家人口和计划生育法律法规，不得对不符合国家人口和计划生育法规和条例规定的夫妇和单身妇女实施人类辅助生殖技术；

2. 根据《母婴保健法》，医务人员不得实施非医学需要的性别选择；

3. 医务人员不得实施生殖性克隆技术；

4. 医务人员不得将异种配子和胚胎用于人类辅助生殖技术；

5. 医务人员不得进行各种违反伦理、道德原则的配子和胚胎实验研究及临床工作。

（五）保密原则

1. 互盲原则：凡使用供精实施的人类辅助生殖技术，供方与受方夫妇应保持互盲、供方与实施人类辅助生殖技术的医务人员应保持互盲、供方与后代保持互盲；

2. 机构和医务人员对使用人类辅助生殖技术的所有参与者（如卵子捐赠者和受者）有实行匿名和保密的义务。匿名是藏匿供体的身份，保密是藏匿受体参与配子捐赠的事实以及对受者有关信息的保密；

3. 医务人员有义务告知捐赠者不可查询受者及其后代的一切信息，并签署书面知情同意书。

（六）严防商业化的原则

机构和医务人员对要求实施人类辅助生殖技术的夫妇，要严格掌握适应症，不能受经济利益驱动而滥用人类辅助生殖技术。供精、供卵只能是以捐赠助人为目的，禁止买卖，但是可以给予捐赠者必要的误工、交通和医疗补偿。

（七）伦理监督的原则

1. 为确保以上原则的实施，实施人类辅助生殖技术的机构应建立生殖医学伦理委员会，并接受其指导和监督；

2. 生殖医学伦理委员会应由医学伦理学、心理学、社会学、法学、生殖医学、护理学专家和群众代表等组成；

3. 生殖医学伦理委员会应依据上述原则对人类辅助生殖技术的全过程和有关研究进行监督，开展生殖医学伦理宣传教育，并对实施中遇到的伦理问题进行审查、咨询、论证和建议。

二、人类精子库的伦理原则

为了促进人类精子库安全、有效、合理地采集、保存和提供精子，保障供精者和受者个人、家庭、后代的健康和权益，维护社会公益，特制定以下伦理原则。

（一）有利于供受者的原则

1. 严格对供精者进行筛查、精液必须经过检疫方可使用，以避免或减少出生缺陷，防止性传播疾病的传播和蔓延；

2. 严禁用商业广告形式募集供精者，要采取社会能够接受、文明的形式和方法，应尽可能扩大供精者群体，建立完善的供精者体貌特征表，尊重受者夫妇的选择权；

3. 应配备相应的心理咨询服务，为供精者和自冻精者解决可能出现的心理障碍；

4. 应充分理解和尊重供精者和自冻精者在精液采集过程中可能遇到的困难，并给予最大可能的帮助。

（二）知情同意的原则

1. 供精者应是完全自愿地参加供精，并有权知道其精液的用途及限制供精次数的必要性（防止后代血亲通婚），应签署书面知情同意书；

2. 供精者在心理、生理不适或其他情况下，有权终止供精，同时在适当补偿精子库筛查和冷冻费用后，有权要求终止使用已被冷冻保存的精液；

3. 需进行自精冷冻保存者，也应在签署知情同意书后，方可实施自精冷冻保存。医务人员有义务告知自精冷冻保存者采用该项技术的必要性、目前的冷冻复苏率和最终可能的治疗结果；

4. 精子库不得采集、检测、保存和使用未签署知情同意书者的精液。

（三）保护后代的原则

1. 医务人员有义务告知供精者，对其供精出生的后代无任何的权利和义务；

2. 建立完善的供精使用管理体系，精子库有义务在匿名的情况下，为未来人工授精后代提供有关医学信息的婚姻咨询服务。

（四）社会公益原则

1. 建立完善的供精者管理机制，严禁同一供精者多处供精并使五名以上的妇女受孕；

2. 不得实施无医学指征的 X、Y 精子筛选。

（五）保密原则

1. 为保护供精者和受者夫妇及所出生后代的权益，供者和受者夫妇应保持互盲，供者和实施人类辅助生殖技术的医务人员应保持互盲，供者和后代应保持互盲；

2. 精子库的医务人员有义务为供者、受者及其后代保密，精子库应建立严格的保密制度并确保实施，包括冷冻精液被使用时应一律用代码表示，冷冻精液的受者身份对精子库隐匿等措施；

3. 受者夫妇以及实施人类辅助生殖技术机构的医务人员均无权查阅供精者证实身份的信息资料，供精者无权查阅受者及其后代的一切身份信息资料。

（六）严防商业化的原则

1. 禁止以盈利为目的的供精行为，供精是自愿的人道主义行为，精子库仅可以对供者给予必要的误工、交通和其所承担的医疗风险补偿；

2. 人类精子库只能向已经获得卫生部人类辅助生殖技术批准证书的机构提供符合国家技术规范要求的冷冻精液；

3. 禁止买卖精子，精子库的精子不得作为商品进行市场交易；

4. 人类精子库不得为追求高额回报降低供精质量。

（七）伦理监督的原则

1. 为确保以上原则的实施，精子库应接受由医学伦理学、心理学、社会学、法学和生殖医学、护理、群众代表等专家组成的生殖医学伦理委员会的指导、监督和审查；

2. 生殖医学伦理委员会应依据上述原则对精子库进行监督，并开展必要的伦理宣传和教育，对实施中遇到的伦理问题进行审查、咨询、论证和建议。

附录四　干细胞临床试验研究管理办法（试行）

（征求意见稿）

卫生部、国家食品药品监督管理局（2013 年 3 月）

第一章　总　　则

第一条　为保证干细胞临床试验研究过程规范，结果科学可靠，保护受试者的权益并保障其安全，根据《中华人民共和国药品管理法》、《医疗机构管理条例》和《药物临床试验质量管理规范》等相关法律法规，制定本办法。

第二条　本办法所指干细胞是一类具有不同分化潜能，并在非分化状态下自我更新的细胞。干细胞临床试验研究，是指在临床前研究基础上，应用人自体或异体来源的干细胞经体外操作后回输（或植入）人体，用于疾病预防和治疗的临床试验研究。这种体外操作包括干细胞在体外的分离、纯化、培养、扩增、修饰、干细胞（系）的建立、诱导分化、冻存及冻存后的复苏等过程。用于干细胞治疗的干细胞主要包括成体干细胞、胚胎干细胞以及诱导的多能性干细胞。成体干细胞包括自体或异体、胎儿或成人不同分化组织，以及发育相伴随的组织（如脐带、羊膜、胎盘等）来源的造血干细胞、间充质干细胞、各种类型的祖细胞或前体细胞等。

第三条　干细胞临床试验研究必须具备充分的科学依据，其预防和治疗疾病的预期优于现有的手段，或用于尚无有效干预措施的疾病，优先考虑威胁生命和严重影响生存质量的重大疾病，以及重大医疗卫生需求。

第四条　干细胞临床试验研究必须在干细胞临床研究基地进行，干细胞临床试验研究基地由卫生部和国家食品药品监督管理局组织进行遴选和确定。

第五条　干细胞临床试验研究基地（法人单位）是干细胞临床试验研究的责任主体。申报单位对干细胞制剂质量及相关研究活动负责。

第六条　干细胞临床试验研究应当按照《药物临床试验质量管理规范》要求，遵守以下原则：

（一）符合临床试验研究伦理原则，保护受试者、捐献者生命健康权益。

（二）符合技术安全性、有效性原则，即风险最小化。

（三）符合干细胞制剂质量要求的原则。

（四）认真履行有效知情同意的原则。

（五）有益于促进公众健康的原则。

（六）干细胞临床试验研究透明化原则。

（七）保护个人隐私的原则。

第七条　开展干细胞临床试验研究，不得向受试者收取费用，不得市场化运作，不得发布干细胞治疗广告。

第八条　在中华人民共和国境内从事干细胞临床试验研究，包括境外机构以合作或投资等形式在中国开展的干细胞临床试验研究，必须遵守本办法。

本办法不包括已有规定的造血干细胞移植和以产品注册为目的的临床试验。

中国干细胞研究机构或人员在境外以合作或投资形式开展干细胞临床试验研究，应当遵守当地政府制定的相关法律法规。

第二章　申报与备案

第九条　凡是在中华人民共和国境内合法登记并能独立承担民事责任的机构，均可提出干细胞临床试验研究申请。

第十条　申请进行干细胞临床试验研究，需提供以下材料：

（一）申请表。

（二）申请机构或/和委托临床研究机构的法人登记证书营业执照、

医疗机构执业许可证和资质证明。

（三）委托或合作合同样稿。

（四）研究人员的名单和简历（含干细胞研究工作经历）。

（五）供者筛选标准和供者知情同意书样稿。

（六）干细胞制剂制备和检定等符合《药品生产质量管理规范》（GMP）条件的相关材料。

（七）干细胞制剂的制备工艺和工艺过程中的质量控制标准，以及工艺稳定性的数据，并提供制造和检定规程以及自检报告。

（八）干细胞制剂的质控标准和标准制定依据，以及中国食品药品检定研究院质量标准复核报告。

（九）干细胞制备过程中的主要原辅料的标准。

（十）干细胞制备及检定的完整记录。

（十一）干细胞制剂的标签、储存、运输和使用追溯方案。

（十二）不合格和/或剩余干细胞制剂的处理措施。

（十三）临床前研究报告，包括细胞水平和动物水平的安全性和有效性评价实验。

（十四）临床研究的安全性评估及相应处理措施，提供风险分析及评估报告、风险控制方案及实施细则。

（十五）临床研究方案，应当包括以下内容：

1. 研究题目；

2. 研究目的；

3. 立题依据；

4. 预期效果；

5. 试验设计；

6. 受试者入选、排除和剔除标准，选择受试者的步骤和受试者分配入组方法；

7. 根据统计学原理计算要达到预期研究目的所需的病例数；

8. 干细胞制剂的使用方式、剂量、时间及疗程，如需通过特殊手术导入治疗制剂，须提供详细操作过程；

9. 中止和终止临床试验的标准；

10. 疗效评定标准；

11. 不良事件的记录要求和严重不良事件的报告方法、处理措施；

12. 病例记录；

13. 研究结果的统计分析；

14. 随访的计划及实施办法；

15. 病例报告表样稿。

（十六）临床研究进度计划。

（十七）资料记录与保存措施。

（十八）伦理委员会审查意见和伦理委员会成员签名表。

（十九）受试者知情同意书样稿。

（二十）研究者手册。

（二十一）其他相关材料。

第十一条 干细胞临床试验研究申报程序：

（一）申报单位应当将准备好的材料送所在地省级卫生行政和食品药品监管部门进行形式审查和真实性审查。

（二）卫生部和国家食品药品监督管理局依据省级卫生行政和食品药品监管部门的形式审查结果和材料真实性证明，受理申报材料，组织专家委员会进行评审。

（三）根据评审工作需要，卫生部和国家食品药品监督管理局组织专家对申报单位进行现场考察，并综合相关情况，对干细胞临床试验研究项目进行备案。

第三章　临床研究

第十二条 开展干细胞临床试验研究前，必须制定详细、完整、明确的研究方案，必须具有明确的适应症。研究方案必须遵照《药物临床试验质量管理规范》和《干细胞制剂质量控制及临床前研究指导原则（试行）》的相关规定，遵循风险最小化的原则，并经伦理委员会批准。

第十三条 干细胞临床试验研究必须按照药物研发规律推进，一般按照药品临床试验Ⅰ期、Ⅱ期、Ⅲ期的原则次序逐步进行。Ⅰ期临床试验（10-30例）主要确定干细胞治疗方案的安全性。Ⅱ期临床试验（>100例）检验干细胞治疗方案的有效性，并进一步评价其安全性。Ⅲ期临床试验是在大范围内（>300例）进一步明确干细胞治疗方案的有效性，监测其不良反应，评价其与现行的传统治疗方式比较的优势，收集更多的信息为其临床应用做准备。Ⅱ-Ⅲ期的临床研究中，病例数的设计必须符合统计学的要求。对于某些罕见性疾病，或目前尚无有效治疗手段的特殊疾病，可根据疾病临床特点在前述基础上酌情减少临床试验病例数。

第十四条 干细胞临床试验研究中，必须指明干细胞的类型和获取方式。其来源必须符合伦理原则和国家有关规定，符合临床使用的要求。供体必须按照《干细胞制剂质量控制及临床前研究指导原则》中的相关规定，进行相应的筛查。

第十五条 干细胞制备、检定及临床前研究应当符合《干细胞制剂质量控制及临床前研究指导原则（试行）》的相关要求，干细胞制备需符合《药品生产质量管理规范》（GMP）。如果干细胞的体外修饰涉及基因修饰，还应当符合《人基因治疗研究和制剂质量控制指导原则》的相关要求；若与其他生物材料联合使用，必须符合医疗器械的相关管理规定。

第十六条 必须对每一份干细胞制剂从其如何从供者获得，如何体外操作，到最后的丢弃、回输或植入到受试者体内等环节进行追踪。对于剩余的干细胞制剂和/或剩余的捐赠物如供者的胚胎、生殖细胞、骨髓、血液等，必须进行合法、妥善并符合社会伦理的处理。干细胞制剂的追踪资料从最后处理之日起必须保存至少 10 年。

第十七条 在进行干细胞临床试验研究过程中，所有关于供者和受试者的入选和检查，以及干细胞制剂制备和临床研究各个环节，必须由操作者同步记录，所有资料的原始记录必须做到准确、清晰、无涂改，所有资料应当有电子备份。研究机构必须将所有的原始资料从资料生成之日起保存至少 10 年。

第十八条 干细胞临床试验研究在纳入第一个自愿受试者之前，应当按照有关要求在我国临床研究登记备案信息系统进行网络登记备案。

干细胞临床试验结束后，应当对参与临床试验的受试者进行长期随访监测，以便更好地评价干细胞临床试验研究的安全性和有效性。

第四章　供者和受试者权益保障

第十九条　进行干细胞临床试验研究，必须认真贯彻受试者和供者的权益、安全和健康高于本试验研究的科学与社会利益的基本原则。伦理委员会和知情同意书是保障受试者和供者权益的必要措施。

第二十条　为保障受试者和供者的权益，临床研究基地必须成立相应的伦理委员会。该委员会必须由从事医学、药学、生物学、伦理学、社会学和法律学等专业的专家组成，其组成和工作不应当受任何参与研究者的影响，其职责是从保障受试者和供者权益的角度，严格审议干细胞临床试验研究方案并监督其执行。

第二十一条　若使用异体干细胞进行临床研究，研究人员必须用通俗、清晰、准确的语言向供者告知其可能用于临床研究的内容和目的意义，并获得其签字同意的知情同意书，以确保该来源的合伦理性和合法性。

第二十二条　在干细胞临床试验研究的过程中必须遵守《药物临床试验质量管理规范》中受试者权益保障的相关条款。

第五章　报　　告

第二十三条　严重不良事件报告

（一）如果受试者在干细胞临床试验研究过程中出现了由或可能由使用干细胞引起的严重不良事件，如传染性疾病、死亡、威胁生命的情况、造成人体功能或器官永久性损伤，或必须接受医疗抢救（包括手术和延长住院）的情况，应当立刻停止干细胞治疗及其相关临床试验研究，并且必须在 24 小时之内上报伦理委员会、卫生部和国家食品药品监督管理局。

（二）发生严重不良事件后，必须及时对受试者进行相应处理，在处理结束后 15 日内将后续工作报告上报伦理委员会、卫生部和国家食品药品监督管理局，以说明采取的措施和事件的原因。

（三）在调查事故原因时，应当从以下几方面进行考察：干细胞制剂的制备和质量控制、供者的筛查记录、供者的测试结果、任何违背操作规范的事件。

第二十四条 差错报告

（一）如果在操作过程中出现了违背操作规程或/和本办法要求的事件，并且这种事件可能与疾病传播或潜在性的传播有关，或可能导致干细胞制剂的污染，必须在事件发生后立即上报伦理委员会、卫生部和国家食品药品监督管理局。

（二）报告内容必须包括：对本事件的描述，与本事件相关的信息和干细胞制剂的制备流程，已经采取和将要采取的针对本事件的处理措施。

第二十五条 研究进度报告

（一）凡在卫生部和国家食品药品监督管理局备案的干细胞临床试验研究，应当于备案后每 12 个月向卫生部和国家食品药品监督管理局提交进度报告。

（二）报告内容应当包括阶段工作小结、已经完成的病例数和正在进行的病例数和不良反应的发生情况。

（三）批准备案后两年内未启动临床试验，其临床试验研究资格自动取消。

第二十六条 研究结果报告

（一）各期干细胞临床试验结束后，必须将研究结果进行统计分析，归纳总结，书写研究报告，并提交卫生部和国家食品药品监督管理局。

（二）研究报告应当包括以下内容：

1. 研究题目；
2. 研究申请单位和临床研究单位名称及研究人员名单；
3. 研究报告摘要；
4. 研究方法与步骤；
5. 研究结果；
6. 病例统计报告；
7. 失败病例的讨论；
8. 研究结论；
9. 下一步工作计划和试验方案。

第二十七条 在干细胞临床试验研究过程中，由研究机构自行中止或/和提前终止临床研究的，必须在30个工作日内，将中止或/和提前终止临床研究的报告上报卫生部和国家食品药品监督管理局，以说明中止或/和提前终止临床研究的原因和采取的善后措施。

第六章　监管与处罚

第二十八条　卫生部和国家食品药品监督管理局负责组织开展干细胞临床试验研究项目的申报、评价、备案和监管。

第二十九条　省级卫生行政和食品药品监管部门负责本地区干细胞临床试验研究申报材料的形式性和真实性审核；对已备案项目进行监管。

第三十条　干细胞临床试验研究申报单位应当保证研究用干细胞制剂的生产制备过程符合GMP要求，对干细胞临床试验研究过程中因干细胞制剂的质量引起的受试者损害负全部责任。

干细胞临床试验研究申报单位应当建立干细胞临床试验研究质量监督制度，委派专人或委托第三方对干细胞临床研究的质量进行监督，保证干细胞临床试验按照设计方案切实有效进行。

第三十一条　干细胞临床试验研究基地负责安排具有相应资格的研究人员承担干细胞临床试验研究，并承担干细胞临床试验研究项目的日常管理，监督研究人员按照药品临床试验管理规范（GCP）原则开展研究工作，对试验研究的真实性和科学性负责，最大限度地保障受试者的生命安全。

第三十二条　从事干细胞临床试验的研究人员应当严格遵守有关法律法规要求，认真按照经卫生部和国家食品药品监督管理局备案的项目研究方案进行临床试验研究，并将试验数据真实、准确、完整、及时、合法地记录；遵循科研诚信伦理原则，保护受试者、捐献者的生命健康权益、隐私和尊严。如发现有违规行为，依法予以处理。

第三十三条　未得到卫生部和国家食品药品监督管理局同意开展干细胞临床试验研究的，责令其停止研究活动并全国通报，违规收取费用的，没收其非法所得，并依法追究医疗机构主要负责人和直接责任人的责任，构成犯罪的，依法追究刑事责任。

第三十四条　已经得到卫生部和国家食品药品监督管理局同意开展

干细胞临床试验研究的，应当按照已同意申报项目要求开展临床试验研究活动。试验研究方案如有补充，内容必须得到所有试验参与方的同意，并由研究者和申办者共同签署并备案，在获得伦理委员会批准后方可按照补充的内容实施；研究方案如有重大变更，应当重新申报。擅自更改内容的，将取消项目资质，并予以通报。

第三十五条 开展干细胞临床试验研究的单位及个人违法发布干细胞治疗广告的，依法进行处理。

第七章 附 则

第三十六条 本办法由卫生部和国家食品药品监督管理局负责解释。

第三十七条 本办法自 2013 年 5 月 1 日起施行。

附录五　干细胞临床试验研究基地管理办法（试行）

（征求意见稿）

卫生部、国家食品药品监督管理局（2013年3月）

第一章　总　　则

第一条　为加强干细胞临床试验研究的监督管理，根据《药物临床试验质量管理规范》、《药物临床试验机构资格认定办法（试行）》和《干细胞临床试验研究管理办法（试行）》，制定本办法。

第二条　干细胞临床试验研究必须在干细胞临床试验研究基地进行。

第三条　干细胞临床试验研究应当符合《药物临床试验质量管理规范》、《干细胞临床试验研究管理办法（试行）》和《干细胞制剂质量控制及临床前研究指导原则（试行）》的规定。

第四条　卫生部和国家食品药品监督管理局负责干细胞临床试验研究基地的确定工作。各省级卫生厅局、食品药品监督管理局（药品监督管理局）负责干细胞临床研究基地的日常监督工作。

第二章　干细胞临床研究基地的任务和标准

第五条　干细胞临床试验研究基地接受干细胞临床试验研究申报单位的委托，开展干细胞的临床试验研究，提供研究报告。

第六条　申请成为干细胞临床试验研究基地，必须具备以下条件：

（一）三级甲等医院；

（二）已获得国家食品药品监督管理局颁发的《药物临床试验机构资格认定证书》及与开展临床试验相对应的证书认定的专业资格；

（三）临床研究主要负责人具备干细胞临床试验研究知识背景和工

作基础；

（四）医疗、教学和科研方面综合能力强，承担国家重要临床研究任务；

（五）具备与干细胞制品临床试验相适应的质量管理和保障能力。

第三章　干细胞临床研究基地的确定程序

第七条　凡符合本管理规范第二章第六条所列条件的医疗机构均可提出申请。

第八条　申请单位须提交下列申请材料：

（一）干细胞临床研究基地申请书；

（二）医疗机构执业许可证书复印件；

（三）药物临床试验机构资格认定证书复印件；

（四）主要临床研究人员简历；

（五）相关伦理委员会的名称及其组成人员；

（六）其他相关材料。

第九条　申请材料经所在省（区、市）卫生厅（局）和食品药品监督管理局（药品监督管理局）初审后报卫生部和国家食品药品监督管理局。

第十条　卫生部和国家食品药品监督管理局组织专家对申请单位进行考核和确定，并对外予以公布。

第四章　干细胞临床研究基地的管理

第十一条　干细胞临床试验研究基地的日常管理由所在医疗机构负责。医疗机构应当制订相应的规章制度保证干细胞临床试验研究符合科学和伦理原则，确保干细胞临床试验研究按照《药物临床试验质量管理规范》、《干细胞临床试验研究管理办法（试行）》和《干细胞制剂质量控制及临床前研究指导原则（试行）》进行。

第十二条　省级卫生厅局和食品药品监督管理局（药品监督管理局）负责干细胞临床试验研究基地的日常监督检查，及时发现问题，保证干细胞临床试验研究规范进行。

第十三条　卫生部和国家食品药品监督管理局对干细胞临床试验研

究基地实行定期检查和动态考评，考核不合格的，或已被取消三级甲等医院或药物临床试验机构资格的，取消其干细胞临床研究基地资格。

对于严重违反《干细胞临床研究管理办法（试行）》相关规定、向受试者收取费用的，取消其干细胞临床研究基地资格。同时依据《药品管理法》、《执业医师法》和《医疗机构管理条例》等相关法律法规，追究医疗机构主要负责人和直接责任人员责任。

第五章　监管与处罚

第十四条　未取得干细胞临床试验研究基地资格的单位，不得开展干细胞临床试验研究。擅自开展的，将依据《医疗机构管理条例》，责令其停止研究活动并全国通报，由省级卫生行政部门没收非法所得；情节严重的，依据《医疗机构管理条例》，吊销其《医疗机构执业许可证》；构成犯罪的，依法追究刑事责任。

第十五条　已经取得干细胞临床试验研究基地资格的单位，应当建立健全干细胞临床试验研究基地的管理制度，对于严重违反相关规定、向受试者收取费用的，取消其干细胞临床试验研究基地资格，并吊销其《药物临床试验机构资格认定证书》；情节严重的，将依据《药品管理法》、《执业医师法》和《医疗机构管理条例》等相关法律法规，追究医疗机构主要负责人和直接责任人员责任，并依法予以行政处分。构成犯罪的，依法追究相关人员的刑事责任。

第十六条　干细胞临床试验研究基地的研究人员，如违反诚信、伦理原则，发生故意损害受试者权益的行为，将取消其干细胞临床试验研究资格，并予以通报。构成犯罪的，依法追究刑事责任。

第十七条　干细胞临床试验研究基地违法发布干细胞治疗广告的，依法进行处理。

第六章　附　　则

第十八条　本管理办法由卫生部和国家食品药品监督管理局负责解释。

第十九条　本管理办法自2013年5月1日起施行。

附录六　干细胞制剂质量控制及临床前研究指导原则（试行）

（征求意见稿）

卫生部、国家食品药品监督管理局

（2013 年 3 月）

一、前言

干细胞是一类具有不同分化潜能，并在非分化状态下自我更新的细胞。干细胞治疗是指应用人自体或异体来源的干细胞经体外操作后输入（或植入）人体，用于疾病治疗的过程。这种体外操作包括干细胞的分离、纯化、扩增、修饰、干细胞（系）的建立、诱导分化、冻存和冻存后的复苏等过程。用于细胞治疗的干细胞主要包括成体干细胞、胚胎干细胞及诱导的多能性干细胞（iPSC）。成体干细胞包括自体或异体、胎儿或成人不同分化组织，以及发育相伴随的组织（如脐带、羊膜、胎盘等）来源的造血干细胞、间充质干细胞、各种类型的祖细胞或前体细胞等。

目前国内外已开展了多项干细胞（指非造血干细胞）临床应用研究，涉及多种干细胞类型及多种疾病类型。主要疾病类型包括骨关节疾病、肝硬化、移植物宿主排斥反应（GVHD）、脊髓损伤及退行性神经系统疾病和糖尿病等。其中许多干细胞类型，是从骨髓、脂肪组织、脐带血、脐带或胎盘组织来源的间充质干细胞，它们具有一定的多向分化潜能及抗炎和免疫调控能力等。

用于干细胞治疗的细胞制备技术和治疗方案，具有多样性、复杂性和特殊性。但作为一种新型的生物治疗产品，所有干细胞制剂都可遵循一个共同的研发过程，即从干细胞制剂的制备、体外试验、体内动物试验，到植入人体的临床研究及临床治疗的过程。整个过程的每一阶段，都须对所使用的干细胞制剂在细胞质量、安全性和生物学效应方面进行相关的研究和质量控制。

本指导原则提出了适用于各类可能应用到临床的干细胞（除已有规定的造血干细胞移植外）在制备和临床前研究阶段的基本原则。每个具体干细胞制剂的制备和使用过程，必须有严格的标准操作程序并按其执行，以确保干细胞制剂的质量可控性以及治疗的安全性和有效性。每一研究项目所涉及的具体干细胞制剂，应根据本指导原则对不同阶段的基本要求，结合各自干细胞制剂及适应症的特殊性，准备、申请并实施相关的干细胞临床前研究。

二、干细胞制剂的质量控制

（一）干细胞的采集、分离及干细胞（系）的建立

1. 对干细胞供者的要求

每一干细胞制剂都须具有包括供者信息在内的、明确的细胞制备及生物学性状信息。作为细胞制备信息中的重要内容之一，需提供干细胞的获取方式和途径以及相关的临床资料，包括供者的一般信息、既往病史、家族史等。既往史和家族史要对遗传病（单基因和多基因疾病，包括心血管疾病和肿瘤等）相关信息进行详细采集。对用于异体干细胞临床研究的供者，必须经过检验筛选证明无人源特定病毒（包括HIV、HBV、HCV、HTLV、EBV、CMV 等）的感染，无梅毒螺旋体感

染。必要时需要收集供者的ABO血型、HLA-Ⅰ类和Ⅱ类分型资料，以备追溯性查询。如使用体外授精术产生的多余胚胎作为建立人类胚胎干细胞系的主要来源，须能追溯配子的供体，并接受筛选和检测。不得使用既往史中患有严重的传染性疾病和家族史中有明确遗传性疾病的供者作为异体干细胞来源。

自体来源的干细胞供者，根据干细胞制剂的特性、来源的组织或器官，以及临床适应症，可对供体的质量要求和筛查标准及项目进行调整。

2. 干细胞采集、分离及干细胞（系）建立阶段质量控制的基本要求

应制定干细胞采集、分离和干细胞（系）建立的标准操作及管理程序，并在符合GMP要求基础上严格执行。标准操作程序应包括操作人员培训；材料、仪器、设备的使用和管理；干细胞的采集、分离、纯化、扩增和细胞（系）的建立；细胞保存、运输及相关保障措施，以及清洁环境的标准及常规维护和检测等。

为尽量减少不同批次细胞在研究过程中的变异性，研究者在干细胞制剂的制备阶段应对来源丰富的同一批特定代次的细胞建立多级的细胞库，如主细胞库（Master Cell Bank）和工作细胞库（Working Cell Bank）。细胞库中细胞基本的质量要求，是需有明确的细胞鉴别特征，无外源微生物污染。

在干细胞的采集、分离及干细胞（系）建立阶段，应对自体来源的、未经体外复杂操作的干细胞，进行细胞鉴别、成活率及生长活性、外源致病微生物，以及基本的干细胞特性检测。而对异体来源的干细胞，或经过复杂的体外培养和操作后的自体来源的干细胞，以及直接用于临床前及临床研究的细胞库（如工作库）中的细胞，除进行上述检测外，还应进行全面的内外源致病微生物、详细的干细胞特性检测，以及细胞纯度分析。干细胞特性包括特定细胞表面标志物群、表达产物和分化潜能等。

（二）干细胞制剂的制备

1. 培养基

干细胞制剂制备所用的培养基成分应有足够的纯度并符合无菌、无致病微生物及内毒素的质量标准，残留的培养基对受者应无不良影响；

在满足干细胞正常生长的情况下，不影响干细胞的生物学活性，即干细胞的“干性”及分化能力。在干细胞制剂制备过程中，应尽量避免使用抗生素。

若使用商业来源培养基，应选择有资质的生产商并由其提供培养基的组成成分资料及相关质量合格证明。必要时，应由专业检定机构对每批培养基进行质量检验，并出具检验报告。

除特殊情况外，应尽可能避免在干细胞培养过程中使用人源或动物源性血清，不得使用同种异体人血清或血浆。如必须使用动物血清，应确保其无特定动物源性病毒污染。严禁使用海绵体状脑病流行区来源的牛血清。

若培养基中含有人的血液成分，如白蛋白、转铁蛋白和各种细胞因子等，应明确其来源、批号、质量检定合格报告，并尽量采用国家已批准的可临床应用的产品。

2. 滋养层细胞

用于体外培养和建立胚胎干细胞及 iPS 细胞的人源或动物源的滋养层细胞，需根据外源性细胞在人体中使用所存在的相关风险因素，对细胞来源的供体、细胞建立过程引入外源致病微生物的风险等进行相关的检验和质量控制。建议建立滋养层细胞的细胞库，并按细胞库检验要求进行全面检验，特别是对人源或动物源特异病毒的检验。

3. 干细胞制剂的制备工艺

应制定干细胞制剂制备工艺的标准操作流程及每一过程的标准操作程序（SOP）并定期审核和修订；干细胞制剂的制备工艺包括干细胞的采集、分离、纯化、扩增和传代，干细胞（系）的建立、向功能性细胞定向分化，培养基、辅料和包材的选择标准及使用，细胞冻存、复苏、分装和标记，以及残余物去除等。从整个制剂的制备过程到输入（或植入）到受试者体内全过程，需要追踪观察并详细记录。对不合格并需要丢弃的干细胞制剂，需对丢弃过程进行标准管理和记录。对于剩余的干细胞制剂必须进行合法和符合伦理要求的处理，包括制定相关的 SOP 并严格执行。干细胞制剂的相关资料需建档并长期保存。

应对制剂制备的全过程，包括细胞收获、传代、操作、分装等，进行全面的工艺研究和验证，制定合适的工艺参数和质量标准，确保对每一过程的有效控制。

（三）干细胞制剂的检验

1. 干细胞制剂质量检验的基本要求

为确保干细胞治疗的安全性和有效性，每批干细胞制剂均须符合现有干细胞知识和技术条件下全面的质量要求。制剂的检验内容，须在本指导原则的基础上，参考国内外有关细胞基质和干细胞制剂的质量控制指导原则，从生物技术产品、细胞制品和治疗性干细胞产品三个层次综合考虑，进行全面的细胞质量、安全性和有效性的检验。同时，根据细胞来源及特点、体外处理程度和临床适应症等不同情况，对所需的检验内容做必要调整。另外，随着对干细胞知识和技术认识的不断增加，细胞检验内容也应随之不断更新。

针对不同类型的干细胞制剂，根据对输入或植入人体前诱导分化的需求，须对未分化细胞和终末分化细胞分别进行必要的检验。对胚胎干细胞和 iPS 细胞制剂制备过程中所使用的滋养细胞，根据其细胞来源，也需进行针对相关风险因素的质量控制和检验。

为确保制剂的质量及其可控性，干细胞制剂的检验可分为质量检验和放行检验。质量检验是为保证干细胞经特定体外处理后的安全性、有效性和质量可控性而进行的较全面质量检验。放行检验是在完成质量检验的基础上，对每一类型的每一批次干细胞制剂，在临床应用前所应进行的相对快速和简化的细胞检验。

为确保制剂工艺和质量的稳定性，须对多批次干细胞制剂进行质量检验；在制备工艺、场地或规模等发生变化时，需重新对多批次干细胞制剂进行质量检验。制剂的批次是指由同一供体、同一组织来源、同一时间、使用同一工艺采集和分离或建立的干细胞。对胚胎干细胞或 iPS 细胞制剂，应视一次诱导分化所获得的可供移植的细胞为同一批次制剂。对需要由多个供体混合使用的干细胞制剂，混合前应视每一独立供体或组织来源在相同时间采集的细胞为同一批次细胞。

对于由不同供体或组织来源的、需要混合使用的干细胞制剂，必须提供所有独立来源的细胞，在细胞质量、免疫原性和生物学活性等方面均一性资料，以尽可能避免混合细胞制剂可能具有的危险因素。

2. 细胞检验

2.1　质量检验

（1）细胞鉴别

应通过细胞形态、遗传学、代谢酶亚型谱分析、表面标志物及特定基因表达产物等检测，对不同供体及不同类型的干细胞进行综合的细胞鉴别。

（2）存活率及生长活性

采用不同的细胞生物学活性检测方法，如活细胞计数、细胞倍增时间、细胞周期、软琼脂糖胶内克隆形成率、端粒酶活性等，判断细胞活性及生长状况。

（3）纯度和均一性

通过检测细胞表面标志物、遗传多态性及特定生物学活性等，对制剂进行细胞纯度或均一性的检测。对胚胎干细胞及 iPS 细胞植入人体前的终末诱导分化产物，必须进行细胞纯度和/或分化均一性的检测。

对于需要混合使用的干细胞制剂，需提供各独立细胞来源之间细胞表面标志物、细胞活性、装量、纯度和生物学活性均一性的证据及标准。

（4）无菌试验和支原体检测

应依据现行版《中华人民共和国药典》中的生物制品无菌试验和支原体检测规程，对细菌、真菌及支原体污染进行检测。

（5）细胞内外源致病因子的检测

应结合体内和体外方法，根据每一细胞制剂的特性进行人源及动物源性特定致病因子的检测。人源特定病毒包括 HIV、HBV、HCV、EBV、CMV 等；如使用过牛血清，须进行牛源特定病毒的检测；如使用胰酶等猪源材料，应至少检测猪源细小病毒；如胚胎干细胞和 iPS 细胞在制备过程中使用动物源性滋养细胞，需进行细胞来源相关特定动物源性病毒的全面检测。另外还应检测逆转录病毒。

（6）内毒素检测

应依据现行版《中华人民共和国药典》中的内毒素检测规程，对内毒素进行检测。

（7）异常免疫学反应

检测异体来源干细胞制剂对人总淋巴细胞增殖和/或对不同淋巴细

胞亚群增殖能力的影响，或对相关细胞因子分泌的影响，以检测干细胞制剂可能引起的异常免疫反应。

（8）致瘤性

对于异体来源的干细胞制剂或经体外复杂操作的自体干细胞制剂，须通过免疫缺陷动物体内致瘤试验，检验细胞的致瘤性。

（9）生物学效力试验

可通过检测干细胞分化潜能、诱导分化细胞的结构和生理功能、对免疫细胞的调节能力、分泌特定细胞因子、表达特定基因和/或蛋白等功能，判断干细胞制剂与治疗相关的生物学有效性。

对间充质干细胞，无论何种来源，应进行体外多种类型细胞（如成脂肪细胞、成软骨细胞、成骨细胞等）分化能力的检测，以判断其细胞分化的多能性（multipotency）。对未分化的胚胎干细胞和 iPS 细胞，须通过体外拟胚胎体形成能力，或在 SCID 鼠体内形成畸胎瘤的能力，检测其细胞分化的多能性（pluripotency）。除此以外，作为特定生物学效应试验，项目申请者应提供与其治疗适应症相关的生物学效应检验内容及结果。

（10）培养基及其他添加成分残余量的检测

应对制剂制备过程中残余的、影响干细胞制剂质量和安全性的成分，如牛血清蛋白、抗生素、细胞因子等进行检测。

2.2　放行检验

项目申请者应根据上述质量检验各项目中所明确的检验内容及标准，针对每一类型干细胞制剂的特性，制定放行检验项目及标准。放行检验项目应能在相对短的时间内，反映细胞制剂的质量及安全信息。

3. 干细胞制剂的质量复核

细胞制剂的质量复核包括细胞检验和质量标准复核。由中国食品药品检定研究院进行细胞制剂的质量复核，并出具检验报告。为便于质量复核，项目申请者应向质量复核单位提供临床前干细胞制剂研究的综合报告，报告内容包括详细的干细胞制剂制备工艺、治疗适应症、所用辅料、包材，以及制备工艺各环节的质量标准。在进行放行检验时，项目申请者需提供以往质量检验的检验报告复印件。

（四）干细胞制剂的质量研究

在满足上述干细胞制剂质量检验要求的基础上，建议项目申请者在申报临床应用前的各阶段，利用不同的体外实验方法对干细胞制剂进行全面的安全性、有效性及稳定性研究。

1. 干细胞制剂的质量及特性研究

1.1　生长活性和状态

生长因子依赖性的检测：在培养生长因子依赖性的干细胞时，需对细胞生长行为进行连续检测，以判断不同代次的细胞对生长因子的依赖性。若细胞在传代过程中，特别是在接近高代次时，失去对生长因子的依赖，则不能再继续将其视为合格的干细胞而继续培养和使用。

1.2　致瘤性和促瘤性

由于大多数间充质干细胞制剂具有相对的弱致瘤性，建议项目申请者在动物致瘤性试验中，针对不同类型的干细胞，选择必要数量的细胞和必要长的观察期。

建议在动物致瘤性试验不能有效判断致瘤性时，有必要检测与致瘤性相关的生物学性状的改变，如细胞对生长因子依赖性的改变、基因组稳定性的改变、与致瘤性密切相关的蛋白（如癌变信号通路中的关键调控蛋白）表达水平或活性的改变、对凋亡诱导敏感性的改变等，以此来间接判断干细胞恶性转化的可能性。

目前，普遍认为间充质干细胞“不致瘤”或具有“弱致瘤性”，但不排除其对已存在肿瘤的“促瘤性”作用。因此，建议项目申请者根据各自间充质干细胞制剂的组织来源和临床适应症的不同，设计相应的试验方法，以判断其制剂的“促瘤性”。

1.3　生物学效应

随着研究的进展，建议项目申请者针对临床治疗的适应症，不断研究更新生物学效应检测方法。如研究介导临床治疗效应的关键基因或蛋白的表达，并以此为基础提出与预期的生物学效应相关的替代性生物标志物（surrogate biomarker）。

2. 干细胞制剂稳定性研究及有效期的确定

应进行干细胞制剂在储存（液氮冻存和细胞植入前的临时存放）和运输过程中的稳定性研究。检测项目应包括细胞活性、密度、纯度、无菌性等。

根据干细胞制剂稳定性试验结果，确定其制剂的保存液成分与配方、保存及运输条件、有效期，同时确定与有效期相适应的运输容器和工具，以及合格的细胞冻存设施和条件。

3. 快速检验方法的研发

项目申请者应根据新的干细胞基础及实验技术研究成果，针对各自干细胞制剂的特性、特定的临床适应症，研发新的反映干细胞制剂质量、安全性和有效性的快速检验方法。

三、干细胞制剂的临床前研究

应进行干细胞制剂的临床前研究，为治疗方案的安全性和有效性提供支持和依据。

在临床前研究方案中，项目申请者应设计和提出与适应症相关的疾病动物模型，用于预测干细胞在人体内可能的治疗效果、作用机制、不良反应、合理的输入或植入途径和剂量等临床研究所需的信息。

项目申请者应在合适的动物模型基础上，研究和建立干细胞有效标记技术和动物体内干细胞示踪技术，以便于研究上述内容，特别是干细胞的体内存活、分布、归巢、分化和组织整合等功能的研究。在综合动物模型研究基础上，项目申请者应对干细胞制剂的安全性和生物学效应进行合理评价。

（一）安全性评价

1. 毒性试验

可通过合适的动物试验模型观察干细胞制剂各种可能的毒性反应，如细胞植入时和植入后的局部和整体的毒性反应。

如难以采用相关动物评价人干细胞的毒性，可考虑尽可能模拟临床应用方式，采用动物来源相应的干细胞制剂，以高于临床应用剂量回输动物体内，观察其毒性反应。

2. 异常免疫反应

对干细胞制剂特别是异体来源、经体外传代培养和特殊处理的自体或异体来源的制剂，应通过体外及动物试验评价其异常免疫反应，包括对不同免疫细胞亚型及相关细胞因子的影响。对胚胎干细胞及 iPS 细胞，在体外诱导分化后重新表达供体的 HLA 抗原分子，植入体内后可能形成的免疫排斥反应，需进行有效评价。

3. 致瘤性

对高代次的或经过体外复杂处理和修饰的自体来源以及各种异体来

源的干细胞制剂，应进行临床前研究阶段动物致瘤性评估。建议项目申请者选择合适的动物模型，使用合适数量的干细胞、合理的植入途径和足够长的观察期，以有效评价制剂的致瘤性。

4. 非预期分化

非预期分化包括非靶细胞分化或非靶部位分化。建议项目申请者利用特定的检测技术，在体内动物试验中研究、评估和监控干细胞非预期分化的可能性。

（二）有效性评价

1. 细胞模型（见前述——干细胞制剂的质量研究）

2. 动物模型

用于观察植入的干细胞或其分化产物改变模型中疾病的病理进程；研究干细胞的归巢能力和免疫调节功能；通过分析干细胞植入后，特定细胞因子和/或特定基因表达情况，提出替代性生物学效应标志物。

若所申请的研究方案，因目前国际上干细胞生物学知识和技术方面的局限性，无法提出有效的体内动物模型研究内容，则应在立项依据中进行全面细致的说明。

名词解释：

干细胞制剂（Stem cell-based medicinal products）：是指用于治疗疾病或改善健康状况的、以不同类型干细胞为主要成分、符合相应质量及安全标准，且具有明确生物学效应的细胞制剂。

胚胎干细胞（Embryonic stem cell）：源自第5-7天的胚胎中内细胞团的初始（未分化）细胞，可在体外非分化状态下“无限制地”自我更新，并且具有向三个胚层所有细胞分化的潜力，但不具有形成胚外组织（如胎盘）的能力。

成体干细胞（Somatic stem cell）：位于各种分化组织中未分化的干细胞，这类干细胞具有有限的自我更新和分化潜力。

间充质干细胞（Mesenchymal stromal/stem cell，MSC）：一类存在于多种组织（如骨髓、脐带血和脐带组织、胎盘组织、脂肪组织等），具有多向分化潜力，非造血干细胞的成体干细胞。这类干细胞具有向多种间充质系列细胞（如成骨、成软骨及成脂肪细胞等）或非间充质系列细胞分化的潜能，并具有独特的细胞因子分泌功能。

祖细胞（Progenitors）：一类只能向特定细胞系列分化，并且只具备有限的分裂增殖能力的成体细胞。

前体细胞（Precursors）：一类只能向特定终末分化细胞分化的，较祖细胞更有限的增殖能力的成体细胞。

造血干细胞（Hematopoietic stem cell）：具有高度自我更新能力和多向分化潜能的造血前体细胞，可分化成红细胞、白细胞、血小板和淋巴细胞。

诱导的多能性干细胞（Induced pluripotent stem cell，iPS）：一类通过基因转染等细胞重编程技术人工诱导获得的，具有类似于胚胎干细胞多能性分化潜力的干细胞。

胚胎干细胞系（Embryonic stem cell line）：在体外培养的条件下，可保持未分化状态连续增殖的胚胎干细胞。

全能性（Totipotent）：是早期数天胚胎中，具有分化成机体所有类型细胞和形成完全胚胎能力的干细胞。

亚全能性（Pluripotent）：是具有形成机体各种类型细胞，即所有三胚层来源细胞的能力，但不具有形成胚外胎组织细胞的能力。

多能性（Multipotent）：是指具有形成机体内超过一种类型细胞的能力，但往往是针对特定细胞系列的。

滋养层细胞（Feeder layer）：是指通过细胞—细胞相互作用，或分泌蛋白或其他物质，位于胚胎干细胞和 iPS 细胞的培养底层，以支持这些干细胞生长的动物源性或人源性细胞。

畸胎瘤（Teratoma）：一种含有三个胚层组织细胞和分化的组织的良性肿瘤。

参考文献：

1. 《人体细胞治疗研究和制剂质量控制技术指导原则》（2003）。

2. 《中华人民共和国药典》2010 版，第三部。

3. 王军志等：《生物技术药物研究开发和质量控制》（第二版），科学出版社，2007.

4. European Pharmacopeia－Method 5. 2. 3－Cell substrates for the production of vaccines for human use.

5. WHO － Recommendations for the evaluation of animal cell cultures as

substrates for the manufacture of biological medicinal products and for the characterization of cell banks (2010) .

6. FDA Guidance for Industry–Characterization and Qualification of Cell Substrates and other Biological Materials Used in the Production of Viral Vaccines for Infectious Disease Indications (2010).

7. ICH Guidelines – Viral Safety Evaluation of Biotechnology Products Derived from Cell lines of Human or Animal Origin–Q5A (R1) –1999.

8. ICH Guidelines – Derivation and Characterization of Cell Substrates Used for Production of Biotechnological/Biological Products–Q5D–1997.

9. Dominici M. , et al. . Minimum criteria for defining multipotent stem cells–The ISCT position statement. 2006; 8 (4): 315–317 (2006).

10. ISSCR Guidelines for clinical translation of stem cells (2008).

11. FDA Guidance for human somatic cell therapy and gene therapy (1998).

12. FDAGuidance – Content and review of CMC information for human somatic cell therapy IND application (2008).

13. FDA Guidance – Potency Tests for Cellular and Gene Therapy (2011).

14. FDA Guidance for Industry–Current Good Tissue Practice (CGTP) and Additional Requirements for Manufactures of Human Cells, Tissues, and Cellular and Tissue–Based Products (HCT/Ps).

15. EMA Guideline on human cell–based medicinal products (2007).

参考文献

［1］石玉秀：《组织学与胚胎学》，高等教育出版社 2008 年版。

［2］王延华、李力燕：《干细胞理论与技术》，科学出版社 2009 年版。

［3］肇旭：《人类胚胎干细胞研究的法律规则》，人民出版社 2011 年版。

［4］梁慧星：《中国民法典草案建议稿附理由》，法律出版社 2004 年版。

［5］王利明：《中国民法曲学者建议稿及立法理由（总则编）》，法律出版社 2004 年版。

［6］邱仁宗：《生命伦理学》，上海人民出版社 1987 年版。

［7］方舟子：《基因时代的恐慌与真相》，广西师范大学出版社 2005 年版。

［8］关鑫、樊民胜：《我国伦理委员会建设和发展的若干思考》，载《医学与哲学（人文社会医学版）》2007 年第 12 期。

［9］肇旭：《英国人类胚胎干细胞研究法律规制述评》，载《东北师大学报（哲学社会科学版）》2011 年第 1 期。

［10］肇旭：《解读美国人类胚胎干细胞研究现行法律与政策》，载《武汉科技大学学报（社会科学版）》2010 年第 5 期。

［11］杜珍媛：《人类胚胎干细胞研究的伦理准则与法律监管政策研究》，载《科技管理研究》2011 年第 17 期。

［12］吴秀云：《人类胚胎干细胞研究的法律监管探究》，载《辽宁医学院学报》2014 年第 4 期。

［13］徐国彤：《中国干细胞研究的现状、挑战和机遇》，载《前沿科学》2007 年第 4 期。

［14］张耕、唐弦：《脐带血的相关法律问题思考》，载《医疗法

律》2003 年第 3 期。

[15] 刘小鹏:《脐带血血库的法律思考》,载《法律与医学杂志》2002 年第 4 期。

[16] 夏瑜:《脐带血的法律问题思考》,载《广西政法管理干部学院学报》2005 年第 4 期。

[17] 李芳兰:《脐带血干细胞的基础与临床应用进展》,载《中国组织工程研究与临床康复》2008 年第 43 期。

[18] 鲁斌、王岩松:《脐带血干细胞的研究进展》,载《实用医学杂志》2016 年第 7 期。

[19] 尹再欣:《干细胞技术滥用行为的刑法规制》,山东大学 2014 年硕士学位论文。

[20] 孟安明、张思光:《干细胞研究中的伦理、法律、社会问题及科学共同体的责任》,载《科学与社会》2013 年第 3 期。

[21] 裴钢:《中国干细胞研究大有希望》,载《生命科学》2009 年第 5 期。

[22] 丘祥兴、张春美、高志炎等:《治疗性克隆和人类胚胎管理伦理问题的调查和研究》,载《中国医学伦理学》2005 年第 6 期。

[23] 雷文玫:《人类胚胎的法律地位:为何人类胚胎不应该是法律主体》,载《人文及社会科学集刊》1996 年第 3 期。

[24] 刘明祥:《伤害胎儿行为之定性探究》,载《法商研究》2006 年第 5 期。

[25] 麦庆云、周灿权:《人类胚胎干细胞的研究近况》,载《中国实用妇科与产科杂志》2007 年第 1 期。

[26] 林志文:《全球科研之首——干细胞研究的回顾与展望》,载《人民日报》2002 年。

[27] 裴雪涛、刘大庆:《干细胞应用中的伦理学问题》,载《中华医学杂志》2005 年第 27 期。

[28] 沈铭贤、林志新:《胚胎干细胞研究能否得到伦理辩护》,载《上海交通大学学报(哲学社会科学版)》2005 年第 13 期。

[29] 李瑞全:《生殖性复制与治疗性复制之伦理区分》,载《医学与哲学》2006 年第 2 期。

[30] 黄丽英:《科学家道德与干细胞研究》,载《中国医学伦理

学》2003 年第 1 期。

[31] 奇云：《克隆人类胚胎》，载《国外医学情报》2002 年第 3 期。

[32] 陈大元：《克隆技术及其应用》，载《中国科学院院刊》2002 年第 3 期。

[33] 沈铭贤、林志新：《胚胎干细胞研究能否得到伦理辩护》，载《上海交通大学学报（哲学社会科学版）》2005 年第 13 期。

[34] 邱仁宗：《生物医学前沿中的伦理问题》，载《基础医学与临床》2006 年第 5 期。

[35] 江洪波、陈大明、于建荣：《世界各国干细胞治疗相关政策与规划分析》，载《生物产业技术》2009 年第 1 期。

[36] 谭篆丽：《干细胞研究与应用的伦理思考》，天津医科大学 2013 年硕士学位论文。

[37] 宋微、李彩霞、史琳：《我国干细胞产业发展态势及其对策研究》，载《创新科技》2015 年第 1 期。

[38] 刁佳飞、王韫芳、裴雪涛：《成体干细胞及其在再生医学中的应用》，载《生命科学》2006 年第 4 期。

[39] 赵蓓、吴岩：《骨髓干细胞治疗心肌梗死临床应用现状与前景》，载《中国组织工程研究与临床康复》2008 年第 3 期。

[40] 杨勇琴、张步振、潘兴华：《骨髓干细胞的可塑性及其在疾病治疗中的应用》，载《中国临床康复》2006 年第 5 期。

[41] 黄海霞、汤雪明：《成体干细胞多能性研究进展》，载《生命科学》2002 年第 3 期。

[42] 冯飞：《万用细胞的尴尬》，载《中国医院院长》2015 年第 5 期。

[43] 杨晓晶：《骨髓干细胞潜在致病性研究进展》，载《中国实用儿科杂志》2010 年第 11 期。

[44] 杨勇琴、庞荣清等：《骨髓干细胞的可塑性研究进展》，载《生命科学研究》2005 年第 4 期。

[45] 李朝中：《骨髓干细胞移植治疗在心血管疾病的研究进展》，载《心血管病学进展》2011 年第 1 期。

[46] 孟云超、姜海行、张君红：《骨髓干细胞治疗肝脏疾病的临

床应用进展》，载《世界华人消化杂志》2011 年第 27 期。

[47] 王宏娟、许芳等：《干细胞移植与神经系统疾病的研究进展》，载《航空航天医学杂志》2014 年第 3 期。

[48] 邓志峰、汪泱等：《自体骨髓间充质干细胞移植治疗中枢神经系统损伤性疾病》，载《实用临床医学》2007 年第 6 期。

[49] 张成：《骨髓干细胞移植在神经疾病中的应用前景》，载《医学文选》2003 年第 1 期。

[50] 佟铸、谷涌泉等：《骨髓刺激后骨髓干细胞移植治疗下肢缺血的研究进展》，载《现代生物医学进展》2009 年第 14 期。

[51] International society for stem cell research (ISSCR). Guidelines for the clinical translation of stem cells, 2009.

[52] Indian council of medical research department of health research and department of biotechnology. Guidelines for stem cell research (Draft), 2012.

[53] XIONG YY, FAN Q, HUANG F. Mesenchymal stem cells versus mesenchymal stem cells combined with cord blood for engraftment failure after autologous hematopoietic stem cell transplantation : a pilot prospective, open-label, randomized trial, biology of blood & marrow transplantation, 2014.

[54] XU ZJ, SHENG LX, OUYANG GF. Effect of umbilical cord blood mesenchymal stem cells on peripheral blood lymphocyte subsets, Zhongguo shi yan xue ye xue za zhi, 2015.

[55] BIELEC B, STOJKO R. Stem cells of umbilical blood cord-therapeutic use, Postepy Higieny I Medycyny Doswiadczalnej, 2015.

[56] AZZA MI, NESRINE ME, MANAL MM. Chondrogenic differentiation of human umbilical cord blood-derived mesenchymal stem cells in vitro, Microscopy Research &Technique, 2015.

[57] JEONG SY, HA J, LEE M. Autocrine Action of Thrombospondin-2 Determines the Chondrogenic Differentiation Potential and Suppresses Hypertrophic Maturation of Human Umbilical Cord Blood-Derived Mesenchymal Stem Cells, Stem Cells, 2015.

[58] BATISTA CE, MARIANO ED, MARIE SK. Stem cells in neu-

rology-current perspectives, Arquivos de Neuro-Psiquiatria, 2014.

[59] ZHU JQ, LU HK, CUI ZQ. Therapeutic potential of human umbilical cord blood mesenchymal stem cells on erectile function in rats with cavernous nerve injury, Biotechnology Letters, 2015.

[60] Skirboll LR, Kirschstein R, Stem cell. Scientific progress and future research. NIReport, 2001.

[61] Robertson JA. Human embryonic stem cell research: ethical and legal issues, Nat Rev Genet, 2001.

[62] HUGO Ethics Committee. Statement on cloning. Eubios Journal of Asian and International Bioethics, 1999.